实用森田疗法系列丛书

强迫症与恐惧症
实用森田疗法

李江波　编著

北京大学医学出版社

QIANGPOZHENG YU KONGJUZHENG SHIYONG SENTIAN LIAOFA

图书在版编目（CIP）数据

强迫症与恐惧症实用森田疗法 / 李江波编著. —北京：
北京大学医学出版社，2024.4
ISBN 978-7-5659-3087-4

Ⅰ. ①强… Ⅱ. ①李… Ⅲ. ①强迫症－精神疗法②恐
怖症－精神疗法 Ⅳ. ① R749.990.5

中国国家版本馆 CIP 数据核字（2024）第 038283 号

强迫症与恐惧症实用森田疗法

编　　著：李江波
出版发行：北京大学医学出版社
地　　址：（100191）北京市海淀区学院路 38 号　北京大学医学部院内
电　　话：发行部 010-82802230；图书邮购 010-82802495
网　　址：http：//www.pumpress.com.cn
E-mail：booksale@bjmu.edu.cn
印　　刷：中煤（北京）印务有限公司
经　　销：新华书店
策划编辑：药　蓉　袁帅军
责任编辑：袁帅军　　责任校对：靳新强　　责任印制：李　啸
开　　本：710 mm×1000 mm　1/16　印张：16.25　字数：280 千字
版　　次：2024 年 4 月第 1 版　2024 年 4 月第 1 次印刷
书　　号：ISBN 978-7-5659-3087-4
定　　价：78.00 元

丛书编委会

丛书主编　李江波

丛书编委　（按姓名汉语拼音排序）

大住诚　李江波　马秀清　曲韦杰　徐骁霏

张建军　张　玲　张勤峰　钟庆芳

作者简介

李江波，医学博士，简阳市人民医院特聘专家，日本保健医疗大学客座教授，国际森田疗法学术委员会委员，中国心理卫生协会森田疗法应用专业委员会主任委员，中国心理卫生协会常务理事。2013—2018年连续5次担任森田疗法中日论坛大会主席，担任第十一届中国森田疗法学术大会与第十国际森田疗法学术大会主席。1982年自齐齐哈尔医学院毕业后从事精神科临床工作，1993年受国家卫生部公派到日本著名的精神医学、老年医学医院浅井病院研修。1999年开始，作为访问研究员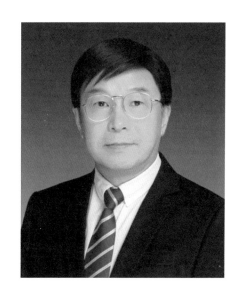在日本东京慈惠会医科大学从事森田疗法与精神医学研究工作4年余。此后，在日本鹿儿岛大学取得医学博士学位。2011年回国到华东师范大学附属芜湖医院工作，2022年至今在简阳市人民医院工作。

丛 书 序

2019 年 9 月我在北京大学医学出版社出版了第一部专著《森田心理疗法解析》。这是我花了十余年的心血创作出来的关于森田疗法系统的专业书。完成以后我如释重负，倍感欣慰。森田疗法自创立以来已有百年历史。它所治愈的疑难心理疾病患者不计其数。但是，作为一种非常有效的心理治疗方法，它到目前为止在精神医学界、心理学界还不能说广为人知，在民间仍没有被广泛应用。森田疗法学派的心理治疗、心理咨询、精神科工作者只占心理学领域中的少数。宣传和推广森田疗法，使广大医务工作者、心理学工作者广泛应用森田疗法治疗心理疾病，造福广大心理疾病患者是我们的使命。《森田心理疗法解析》的撰写，打开了我希望广泛宣传和普及森田疗法的欲望之门。《森田心理疗法解析》系统、全面地介绍了森田疗法的理论基础、体系、治疗方法及技巧。接下来我想撰写森田疗法在具体疾病中具体应用的细节。我首先想到撰写《抑郁症实用森田疗法》。近年来抑郁症患者逐渐增多，综合医院心理科就诊患者几乎一半左右是抑郁症。抑郁症单靠药物治疗，往往不能达到比较满意的效果，给部分患者和家属带来极大痛苦。森田疗法联合应用在抑郁症治疗中可以大大地提高其治疗效果，减少药物的应用，受到多数抑郁症患者的欢迎，其应用方法值得及时总结。在此期间我经常被邀请进行神经症疑难案例督导活动，深刻体会到森田疗法的实际操作问题是困扰心理咨询师、心理治疗师、基层精神科医师的重要问题，因此我又计划撰写一本《森田疗法实践案例详解》。2018 年日本同朋大学的大住诚教授曾经邀请我编写一本有关冥想、沙盘与森田疗法整合与实践的书。2019 年 2 月我到日本大阪参加日本冈本财团成立 30 周年纪念活动之余，特地与大住诚教授会面。我们详细讨论了这本书的构想。我觉得这本书思路不错就欣然答应了合作出书的事。此后，我一直在空闲时间与大住诚教授和他的弟子徐骁霏女士讨论写作事宜。这样算来已经有 3 本书计划编写。此时，我突然萌生一个想法，与其一本一本地单独出版发行，还不如出一套"实用森田疗法系列丛书"。从实用的角度出发来编写这套丛书，对于读者学习和应用森田疗法会比较实际。于是，根据临床常用森田疗法治疗的疾病，我又计划编写《强迫症与恐惧症实用森田疗法》《躯体不适障碍实用森田疗法》。此计划得到北京大学医学出版社的大力支持。出版社给予我极大的勇气和力量，药蓉编审给予我一些具体的指导，使这个计划得以顺利实现。

精神分析和认知行为疗法是世界心理学领域中颇具影响力的两大学派。之所以这两个学派能够有如此大的影响力，不仅因为其应用广泛和疗效快速，更是因为它们都总结出各自独特的心理学理论体系。其心理学理论基础完备，奠定了大家学派的坚实基础，便于人们学习、研究和推广。森田疗法已经问世 100 多年，它早于认知行为疗法，几乎与精神分析同一时代问鼎于世。在这 100 多年的时间里有无数的心理疾病患者受惠于森田疗法的治疗，神奇地摆脱了以往多种治疗方法都无法治愈的疾病的困扰。森田疗法对于神经症、抑郁症、心身疾病等疑难疾病治疗的有效性受到大多数心理学和精神医学工作者以及广大患者的认可，但由于其理论体系不够完备，心理学理论基础不够坚实，没有构建起比较完整的心理学理论体系，所以其学术地位远不如精神分析和认知行为疗法，没有得到广泛推崇和应用。但是我坚信，任何有效的心理治疗方法都应该有其心理学理论基础，只是需要不断总结和提炼。我从 1999 年到日本东京慈惠会医科大学进行深入研究、实践森田疗法以来，不断探索和挖掘森田疗法的心理学理论。在 2019 年出版的《森田心理疗法解析》一书中，我首次提出了对森田疗法心理学原理的思考，挖掘森田疗法心理学基础的精神方向性理论、精神能量理论、情感法则、注意与其他精神活动、行动方式等理论。本套丛书将进一步充实其理论基础，介绍精神主导理论、精神力学理论、精神条件反射理论。希望这些理论在一定程度上能奠定森田疗法心理学理论基础，使森田疗法的整体理论体系得到进一步健全和完善。同时，这套丛书还进一步完善了森田疗法在各种心理疾病中的操作技巧，详细介绍了森田疗法技术在心理疾病治疗中的灵活应用。本套丛书的出版旨在为森田疗法的研究、学习、应用、推广和发展尽微薄之力。

李江波

前　言

　　笔者 2011 年开始到综合医院从事心理科临床医疗工作，工作中遇到很多强迫症和恐惧症患者，其治疗十分棘手。很多这类患者都是经过许多医院、许多专家的治疗，使用过多种抗抑郁药物、抗焦虑药物、抗精神病药物治疗，经过多位心理咨询师的咨询和心理治疗师的治疗，花费大量钱财，却仍无法解除痛苦。面对这样的患者，笔者使用森田疗法治疗，不断摸索治疗经验，发现森田疗法对强迫症与恐惧症的治疗效果十分突出，不仅可以加快患者症状改善，还可以促进患者社会功能恢复。可以说，森田疗法改变了这类患者的治疗结局。

　　2019 年笔者在北京大学医学出版社出版了《森田心理疗法解析》一书，实现了森田疗法本土化、理论系统化的构想。以往森田疗法的理论体系中缺乏系统的心理学理论，给学习森田疗法的人带来困惑。森田疗法从开发到现在虽经历了 100 多年，但在这方面还是有些遗憾的。《森田心理疗法解析》一书大胆地提出了森田疗法心理学原理的思考，在这方面打开一个入口，试图为今后进一步深入研究、探讨森田疗法心理学理论开辟一条蹊径。

　　强迫症与恐惧症在森田疗法的理论中被并为同一种疾病类型，其森田疗法的治疗方法基本一致，因此一并纳入本书。这两种疾病是神经症中最难治疗的疾病，怎样灵活地运用森田疗法治疗各种类型的强迫症和恐惧症，是森田疗法学派的专家、心理咨询师、心理治疗师、精神科医生等关心的问题，也是笔者重点介绍的内容。笔者根据自己多年学习、研究、临床实践的经验和对森田疗法的深入理解，以森田疗法的心理学理论、神经症发病机制、精神病理等理论为基础，从森田疗法需要解决的问题入手，深入浅出地解读了森田疗法在治疗强迫症与恐惧症的实践应用方法，使每一位心理相关学科学习者、患者、家属通过认真阅读本书，就可以了解森田疗法对于强迫症与恐惧症的治疗原理、方法和一些技巧。如果本书能为患者解决强迫症与恐惧症困扰时提供一点帮助，对心理咨询师、心理治疗师、心理学教师，以及精神科、心身医学科医生和医学生在学习和应用森田疗法治疗疑难强迫症与恐惧症方面有所裨益，我将无比欣慰和十分荣幸。

李江波

2024 年 4 月于简阳

目　录

第一章　强迫症与恐惧症概述

第一节　强迫症概述

一、强迫症概念

强迫症又叫强迫障碍、强迫性神经症，是具有神经质性格和神经症特征，并以强迫症状（包括强迫观念和强迫行为）为主要临床表现的神经症，以往的国际疾病分类（International Classification of Diseases）的《疾病和有关健康问题的国际统计分类（第十次修订本）》（ICD-10）精神行为障碍的分类中，强迫症归类于神经症性、应激相关的及躯体形式障碍。但是在 2018 年发表的 ICD-11 中，强迫症又被归类于强迫性或相关障碍，从以往的神经症性障碍中被独立出来了。临床上所见强迫症状不仅在神经症中可以出现，在一些其他精神疾病中，例如抑郁症、精神分裂症等疾病中也可以出现类似强迫症状，而强迫症或强迫障碍具有神经质性格、神经症特征，鉴别出不同疾病的强迫症状，对治疗强迫症状具有重要意义。

二、强迫症患病率

强迫症在精神科、心理科临床上并不是罕见的疾病。1982 年我国曾经做过一次 12 个地区的调查，结果显示强迫症的患病率为 0.3‰。实际上，这个数字远远低于实际的患病率。2018 年发表在《柳叶刀·精神病学》杂志的一篇中国大规模精神疾病流行病调查显示，焦虑障碍患病率为 7.6%，其中强迫症终生患病率为 2.4%。这是一个极其惊人的数字，这么多患者遭受过这种难治的神经症的煎熬，不得不说精神科医生、心理科医生和心理工作者肩上的担子很重，任重道远。

第二节　恐惧症概述

一、恐惧症概念

恐惧症又叫恐惧障碍、恐惧神经症，是具有神经质性格和神经症特征，以恐惧为主要临床表现的神经症。以往的 ICD-10 中，恐惧症归类于神经症性、应激相关的及躯体形式障碍，但是在 2018 年发表的 ICD-11 中，以往的恐惧障碍归类于焦虑或恐惧相关障碍，被从神经症性障碍中独立出来了。恐惧症状不仅在神经症中可以出现，在一些其他的精神疾病（如精神分裂症、抑郁症、焦虑症等）中也可以出现类似的恐惧症状，因此具有神经质性格、神经症特征是恐惧症的先决条件，恐惧症状为恐惧症的主要表现。《中国精神障碍分类与诊断标准》将本病分为场所恐惧症、社交恐惧症和特定的恐惧症三种类型。

二、恐惧症患病率

不同时期国内各地流行病学数据差异较大，2018 年发表在《柳叶刀·精神病学》杂志的一篇中国大规模精神疾病流行病调查显示，焦虑障碍患病率为 7.6%，其中恐惧障碍终生患病率为 2.6%。由这一数据推测，国内有 3000 万以上的人在一生中患过不同程度的恐惧症。

第三节　森田疗法对强迫症与恐惧症的分类

一、何谓森田疗法

森田疗法是一门心理治疗技术和方法。森田疗法是通过引导患者去进行有建设性意义的行动，激活生的欲望，打破适应证患者被束缚的状态，改变其精神能量错误的运行方向，从而达到改善患者的焦虑、强迫、恐惧、抑郁、躯体不适等心理症状，解决其心理问题，恢复其社会功能的目的。它适合于神经症（强迫症、恐惧症、焦虑症、躯体痛苦障碍、神经衰弱等）、抑郁症、康复期精神分裂症、心身疾病等心理疾病和各种心理问题的心理治疗。临床运用森田疗法的目的不仅是治好病症，还要治好人（改善不良性格、不良生活习惯和不良体质等）。

二、森田疗法对强迫症与恐惧症的分类

在 ICD-10 精神与行为障碍分类中，强迫性障碍、恐惧性焦虑障碍同属于神经症性障碍，即两者属于同类疾病。而最新版 ICD-11 中，强迫症属于强迫性或相关障碍，强迫症被单独列出一类，而特定的恐惧、广场恐怖、社交焦虑障碍属于焦虑或恐惧相关性障碍，也就是说，ICD 11 把强迫症和恐惧症分别隶属于不同类别的疾病。

森田疗法把神经症分为三类。第一类：发作性神经症，如惊恐障碍；第二类：普通神经症，如神经衰弱、焦虑症、疑病症；第三类：强迫症、恐惧症。森田把强迫症和恐惧症归为同一类。作者专门研究了强迫症、恐惧症的被束缚精神病理，探讨了在这两种病中被束缚精神病理有何不同，结果显示，两者无明显差异，证明从森田疗法进行心理治疗角度把两者归为一类，用相同森田疗法技术治疗这两种疾病是合理的、可行的。强迫症状的背后有恐惧，比如：由于怕脏，才反复清洗；由于怕错，才反复确认；由于怕丢东西，出门时才反复锁门；由于怕煤气没有关好而失火，才反复检查煤气开关；由于怕有些事情没有想明白而耽误大事，才反复回想。而恐惧症因为怕才回避怕的对象，所以两个病的背后本质上都是围绕着"怕"在做事，最终目的是想缓解或消灭"怕"，所以森田在分类时把它们归为一类，治疗时用同样的森田疗法是可行的。本书基于这个原则把这两种疾病的治疗方法放在一起，详细介绍了森田疗法治疗强迫症与恐惧症的理论和技术。

第四节　强迫症与恐惧症常见临床表现

一、强迫症常见临床表现

临床上强迫症具有神经症的特点，在此基础上以强迫症状为主。其特点是有

意识地自我强迫又反感强迫，二者强烈冲突使患者感到焦虑和痛苦；患者能意识到强迫症状不合理或不正常，但无法自控，因此导致社会功能受损。

比如，患者常因怕脏而反复洗手、洗衣服、清洁家里卫生，即使已经知道很干净了还是不放心，怕万一不干净，所以还是不停地洗，甚至把手洗脱了皮还不罢手，或者别人1周（每天1次）的洗澡时间不如他一个人1次的洗澡时间长；患者因怕不安全而反复检查门窗、煤气是否关好，明知已经没有问题了，还是不停地检查；患者反复思考毫无意义的问题或事，或者回忆以往的事情，即使想到头痛而影响了工作和学习，还是无法停下来去干其他事情；患者怕一些事情搞错而反复追问自认为很重要的问题，对方如果不好好回答就不甘心；患者怕不吉利就反复做各种仪式性动作，如走路一定要先迈左脚，要是忘记了不管走多远都要重新回来重走。如果患者控制自己不去做，就会难受、心慌等，为了避免焦虑，患者只好被动地去想、去做上述的事。强迫症状的表现繁多，表现形式因人而异，明知这些强迫症状（如反复洗手、反复检查门窗、反复检查煤气开关、反复思考、反复数数等）没有必要却无法控制，十分痛苦、无奈，严重时甚至无法正常工作和生活。

二、其他精神疾病伴随的强迫症状

（一）抑郁症伴随的强迫症状

抑郁症患者也会出现一些强迫症状，比如强迫思维，表现为患者极端地不爱动，每天躺着或呆坐着，但很多患者的大脑却停不下来，经常情不自禁地胡思乱想，想的多是负面的事情。抑郁症患者不像强迫症患者那样想去控制却控制不住，而是不主动去控制胡思乱想，但这是在抑郁情绪基础上的症状，以抑郁情绪为背景，还会有抑郁症的其他表现，如厌世，食欲、性欲差，乏力，行动、思维缓慢等，经过抗抑郁药物治疗，随着抑郁症状的改善，强迫思维的症状也会好转或消失。抑郁症患者虽然也会有神经质特征，但一般不具备强迫症患者那样循规蹈矩、刻板、过分细致的性格，这种强迫症状的治疗难度也比强迫症相对低些。

（二）精神分裂症伴随的强迫症状

部分精神分裂症患者也会出现强迫症状，但是这些强迫症状是在精神病性症状（幻觉、妄想、行为紊乱等）基础上出现的强迫症状。比如，患者反复说同一句话、重复某个动作，但是不像强迫症那样想控制却控制不了，而是不为重复的话和动作而焦虑，没有觉得这样做有什么问题，也没有想治疗的意愿。如果遇到这种情况下的强迫症状，应按照精神分裂症来治疗，而不是按照强迫症治疗。经过治疗，精神病性症状改善了，往往强迫症状也会随之改善。

（三）重大应激状态下的强迫症状

有些人遇到重大刺激时，反反复复地思考，控制不住地去想所遇到的这件事，满脑子里都是这件事，甩都甩不掉，且伴有睡眠障碍、焦虑情绪等，一旦这件事过去了，这种症状自然缓解。缓解期间基本没有强迫症状。

（四）惯性状态下的强迫症状

有些人每天长时间、不间断地听歌、打麻将、打扑克、看书、学习等，久而久之形成了习惯，即使是在休息时，上述内容还是在脑子里回想、盘旋，越想控制住不想，越是控制不住。如果及时改变了上述的生活方式，过一段时间，上述症状可能会逐渐自行消失；如果出现了上述症状，但仍然持续上述生活方式，那么这种状态下的上述症状就很难缓解，甚至越来越严重。

三、恐惧症常见临床表现

恐惧症以往被认为是一种神经症，在神经症的特征基础上以恐惧症状为主要表现。患者回避恐惧对象，社会功能受到影响。常见的恐惧症有以下三种类型。

（一）场所恐惧症

多起病于 25 岁左右或 35 岁左右，女性多于男性。主要表现为对某些特定环境的恐惧，如害怕空旷的地方、密闭的环境和拥挤的公共场所或患者认为通风不好的地方等。患者害怕离家，害怕进入商店、剧场、车站或乘坐公共交通工具，或者害怕一个人外出或独处，担心在这些场所出现恐惧感而得不到帮助或无法逃避，因而回避这些场所，有人陪伴时也许可以减轻外出时的恐惧。有些患者在家中也要人陪伴。因而影响正常社交、工作和学习。

（二）社交恐惧症

常发病于青少年期，男女发病率相差不大。患者恐惧的对象是社交场合和与人接触。主要表现为害怕别人注视自己或害怕自己当众出丑，非常在意别人是否关注自己；发现别人注意自己就不自然，不敢抬头、不敢与人对视，严重时就迫切希望没有人注视自己，只要有人在身边就难过；害怕当众说话或表演，害怕去公共厕所解小便，甚至有别人在同一间厕所时无法小便；当众写字时控制不住手发抖；有的患者害怕脸红，为此无法出现在人多的地方；有的患者认为自己眼睛的余光在窥视别人，可能已被人发现，自己无法控制，因而惶恐不安，旁边有人时就无法安心做事，而回避这种场面。患者尽量避免与他人交往，可伴有自我评价低和害怕批评，可有手抖、恶心或尿频等症状，可伴有惊恐发作，影响正常社交、工作和学习。

（三）特定的恐惧症

女性患者多于男性患者，部分严重患者可持续到成年。患者恐惧的对象是特定的物体或情景，如害怕动物（虫、鼠、蛇等）、特殊的环境（高处、黑暗、雷电、飞行、封闭空间、在厕所大小便等）、血液、注射、损伤、吃某些食物、牙科治疗等。某些患者还有性交恐惧，有的甚至结婚几年还是以各种理由拒绝性交；一旦性交则心慌气短、极端恐惧。有的患者不敢接触尖锐物品，害怕会用这种物品伤人；有的患者不敢过桥，害怕桥会坍塌，自己掉下去；有的患者害怕接触特定的疾病，如艾滋病、性病；有的患者极度怕见到血液，一见到血液就会心跳缓慢或心动过速，甚至出现晕厥。患者往往回避害怕的对象，担心接触之后会产生可怕的后果。

（四）恐惧症的共同特点

1. 患者对某些物体或环境有强烈的恐惧，恐惧的程度与实际危险不相称；

2. 恐惧时有焦虑和自主神经紊乱的症状（呼吸系统、心血管系统、胃肠道系统、泌尿系统等功能紊乱）；

3. 有反复或持续的回避恐惧对象的行为，尽管这样做会影响工作、学习和社交，还是要坚持回避；

4. 知道恐惧过分、不合理或不必要，但无法自控；

5. 恐惧症状带有强迫性，有时明知道恐惧对象没有那么严重的威胁，可以不需要那么害怕，却控制不住地恐惧、躲避。

四、其他精神疾病伴随的恐惧症状

（一）精神分裂症伴随的恐惧症状

有的精神分裂症患者也具有恐惧症状。如果单纯看其恐惧症状（比如不敢见人，回避社交），而没有注意到其他精神病性症状，有时很容易误诊为恐惧症。如果详细追问病史，纵观整个发病经过，往往可以看出精神分裂症患者的恐惧症状是在精神病性症状背景下出现的恐惧症状，也就是说恐惧症状的同时还具有精神病性症状（幻觉、妄想、怪异行为等），不具备神经症的特征，无自知力，没有求治欲望。这只要在诊断时注意，不难鉴别。

（二）抑郁症伴随的恐惧症状

有些抑郁症患者不愿意见人，回避社交活动，不愿意在人多的地方抛头露面，害怕与人交流，不愿意出门。但是详细追问病史还会发现其自卑、食欲和性欲减退，不爱活动，情绪低沉，悲观厌世等症状。可以根据上述表现予以鉴别。

第五节　强迫症与恐惧症药物治疗和物理治疗

森田正马时代的森田疗法的原法主要是用于治疗神经症的。在那个年代，还没有开发出有效的精神药物来治疗神经症，因此心理疗法就显得更加重要。随着科学技术的发展，各种精神药物不断被研发出来，抗焦虑、抗抑郁、改善睡眠的药物不断推向市场，改变了对神经症等心理疾病的治疗格局，使神经症的治疗变得比过去容易。药物治疗也改善了患者所关注的症状，很多患者所期盼的疗效也比从前更容易实现。这是所有人都期望的结果，所以现代森田疗法并不排斥精神药物治疗。无论是日本还是我国各大医院的森田疗法专家一般也都是药物治疗与心理治疗合并应用的，但是不提倡大剂量用药，用药剂量和药物种类因人而异。要知道药物虽然可以改善部分强迫、恐惧症状，但是不能改变患者的性格、不良习惯、行为方式和患者生活环境等，而如果这些性格、不良习惯、不良的行为方式不改变，就很难解决强迫症和恐惧症的根本问题。有些患者的治疗药物不断增加而效果不一定越来越好，而一旦停药症状就容易复发，部分患者还会感到药物作用越来越弱，不得不增加药物剂量和种类来取得疗效，这些都说明药物控制了症状的同时，对患者的负面影响因素还没有从根本上改善。因此，在药物治疗过程中，一边进行药物治疗，一边进行心理治疗，积极去改善不良生活习惯、生活方式以及不良的行为方式、生活环境，提高自身素质以适应环境，积极锻炼身体，以最大限度地减少复发。

一、强迫症与恐惧症的药物治疗

（一）常用抗抑郁药

截至目前，治疗强迫症和恐惧症仍没有专用的药物，基本是用抗抑郁药。近几十年来，抗抑郁药发展得很快，比较早应用于强迫症和恐惧症的常用抗抑郁药有氯米帕明、多塞平等。这些药物对强迫症和恐惧症有一定效果，价格便宜，缺点是副作用相对较大，用药剂量范围比较宽，也就是说药物最低剂量与最高剂量相差很大。患者每天最高用药剂量可达十几片才可以出现疗效，有个别人需要更大剂量才可以出现效果。近 20 多年来，老一代抗抑郁药的应用逐渐减少，新一代抗抑郁药相继问世，比较常用的抗抑郁药有氟西汀（百优解）、帕罗西汀、舍曲林、氟哌噻吨、美利曲辛（黛力新）、氟伏沙明、西酞普兰、艾司西酞普兰、文拉法辛、度洛西汀、阿戈美拉汀、米氮平、曲唑酮、托莫西汀、瑞波西汀等。这些药物都对强迫、恐惧症状有一定疗效。其中比较肯定的是舍曲林和氟伏沙明对强迫症的疗效相对较好，帕罗西汀对恐惧症的治疗效果相对较好，这些药物相对来说副作用比较小，药效强，较容易把握药物剂量，起效时间也相对快。

用药原则：从小剂量开始，逐渐加到有效剂量，药物达到最好疗效以后，用有效治疗剂量巩固 1～3 个月，之后可以减至治疗剂量的 3/4（例如，原来最高治疗剂量是每日 2 片，减掉半片）；继续服药 2～3 个月以后，如果疗效能够维持可以减至最初有效治疗剂量的 1/2（比如原来最高剂量是每日 2 片，减掉 1 片），有些恢复得特别好的患者可以酌情减至 1/3，长期维持 2 年左右；期间如果病情经常波动，还需要延长维持时间。如果患者一直情绪稳定，效果很好，希望尝试停药，那么每日维持剂量再减半，服药 2～3 个月再考虑停药，如果减药以后就出现症状反复，说明病情还没有彻底缓解，那么维持治疗时间还要延长，期间还要坚持身体锻炼。

（二）常用辅助用药

1. **抗焦虑药** 如地西泮（安定）、阿普唑仑、艾司唑仑、劳拉西泮、氯硝西泮、丁螺环酮、坦度螺酮等，这些药物具有抗焦虑、促睡眠的效果，副作用小，价格便宜，与抗抑郁药合用可以提高恐惧症的疗效。一旦焦虑、睡眠改善，建议逐渐减少剂量，不建议长期服用。

2. **安眠药物** 一些强迫症和恐惧症患者伴有失眠，即使应用具有抗焦虑、促睡眠作用的药物也无法改善失眠，那么可以考虑合并应用安眠药佐匹克隆、右佐匹克隆、唑吡坦（思诺思）等药物，但是上述药物一定要在医生的指导下应用。

3. **抗精神病药** 部分强迫症和恐惧症患者伴有人格问题，经常为所欲为，或者存在严重的认知方面的问题（严重的思想矛盾）。这些问题对于心理治疗具有阻碍作用，患者对心理治疗的配合度也较差。有时适当配合小剂量抗精神病药治疗，如奥氮平、利培酮、阿立哌唑、氨磺必利、氯氮平、喹硫平等，可以改善认知、睡眠，改善情绪，见效后可以适当减少药物剂量，长期维持。这类患者适当合并小剂量抗精神病药往往可以起到提高疗效的作用。

4. **抗焦虑药、抗精神病药和安眠药物应用时的注意事项** 服用上述药物时，注意调节好患者的生活习惯、睡眠习惯，不能饮酒，不能晚上饮茶和咖啡；最好不驾驶汽车、摩托车、电动车，特殊职业如飞机、轮船、火车、高铁驾驶员以及操作精密仪器等人员应该暂停职业，从事比较安全的工作；晚上不能上床或睡得太早，最好晚上 10 点左右上床，早上不能赖床，7 点之前起床，晚上睡眠 8 小时左右即可；白天不能总是躺在床上，中午可以午睡，但不能睡太多，如果午睡超过 1 小时，就可能影响晚上入睡。

二、强迫症与恐惧症的物理治疗

（一）经颅磁刺激治疗

经颅磁刺激（transcranial magnetic stimulation，TMS）治疗是一种无痛、无创伤的治疗方法，磁信号可以透过颅骨而刺激到脑神经。经颅磁刺激治疗已经应用于强迫症和恐惧症的临床治疗中，而且很多研究报告显示有一定的效果，可以与抗抑郁药一起使用加快治疗效果。其主要原理是基于电磁感应理论，将刺激线圈置于头皮表面，脉冲电流通过线圈时会产生随时间变化的磁场，磁场穿过头皮、颅骨并在大脑皮质神经组织中产生感应电流，使大脑皮质神经细胞兴奋性发生改变。它主要通过不同的频率来达到治疗目的，高频（10 ~ 20 Hz）使皮质兴奋性增加，低频重复 TMS（rTMS）（1 ~ 5 Hz）有抑制局部神经元活动的作用，使皮质兴奋性下降，但是磁场作用会随距离的增加而衰减。近年来发现经颅磁刺激不同的皮质区域可以兴奋大脑深部的神经核团，引起神经递质、激素、脑源性神经营养因子、血流量及代谢的变化，通过多种机制调节大脑功能。

（二）强迫症的电休克治疗

电休克治疗指以一定量电流通过强迫症患者头部来达到治疗强迫症状的目的，适用于特别严重而难治的强迫症患者，以及药物治疗无效或对药物不能耐受而心理治疗也无法配合者。进行电休克治疗前，要详尽做好躯体和神经系统检查，如胸部 X 线、心电图、脑电图、脑 CT 等，排除脑部等疾病，掌握适应证和禁忌证，掌握正确的操作程序。电休克治疗见效快，需要的次数多少往往根据具体情况而定。目前多采用无抽搐电休克治疗，这种方法虽然操作比较麻烦，但是痛苦少，相对容易被患者接受。电休克治疗的适应证需要医生把关，符合适应证者，经过个人和家属同意后才可以实施治疗。

第二章　森田疗法关于强迫症与恐惧症发病的相关理论

　　任何疾病都是由某些病因所致，产生某些病理和病症。患者、家属和医生多关注病症，特别想要治好病症、消除病症，但是如果病因不去除、病理不改善，病症就很难治好。生物医学认为强迫症和恐惧症是 5- 羟色胺等神经递质代谢异常等因素导致的，改善这些神经递质的代谢异常就可以改善部分强迫症和恐惧症患者的症状。但是目前的药物治疗结果是，强迫和恐惧症状被药物改善的程度有限，多数患者疗效欠佳，说明强迫症和恐惧症还存在其他病理，还有一些其他影响因素没有被去除，其中心理因素在强迫症和恐惧症的发病中具有一定的负面影响。各心理学派对于心理疾病的病因、病理的理解不同，治疗方法也不同。森田疗法不是以强迫、恐惧等病症为主要治疗目标，而是重点针对疾病发生的心理因素和精神病理进行治疗。那么，详细了解发病的心理因素和病症的精神病理极其重要，所有森田疗法的治疗操作都是围绕着改善心理因素和精神病理来进行的。所以在具体的患者治疗过程中，特别是在治疗的进一步实施阶段，深入挖掘发病的各种心理因素，可以为后期的心理治疗提供可操作的方法和治疗方向。

第一节　强迫症与恐惧症发病的心理因素

　　任何疾病的治疗，如果能直接针对病因治疗，往往是最有效的，但是很多疾病往往病因不明。所以西医治病时，对症治疗是非常重要、常用的治疗方法。而森田疗法治疗强迫症和恐惧症不是使用对症治疗，而是旨在打破患者的"被束缚"状态的精神病理，改善社会功能，去除发病相关的心理因素；治疗过程中不断挖掘与疾病可能相关的心理因素，详细了解患者这些心理因素在起病中的作用，不断努力改善这些问题，尽可能地设法去改变和消除这些发病因素。有人说森田疗法可操作性的方法少。其实，森田疗法提倡具有建设性意义的行动只有一个原则，即森田疗法为什么重视发病相关的心理因素。其实在治疗过程中，森田疗法通过挖掘这些因素，不断去纠正这些对疾病的发生和发展具有负面影响的因素，原有的症状会得到明显改善。

一、人格因素

强迫症和恐惧症患者发病前多具有完美主义人格，对不完美极其在意，对缺点、问题、毛病过分关注，过于关注负面信息。而世界上的一切事物都有两面性，既有优点又有缺点，既有好又有不好，完美很难达到，任何人和事物总能找到问题和不完美之处。万事达到完美往往很难实现，如果不能接受这样的结果，就容易导致排斥行为出现。

强迫症的人格特点：其人格特点好的一面是办事认真、细致，有板有眼，一般不出错；为人多正直，很少说谎。但不好的一面是过分追求完美、精确，常有不完善感，会过分强调细节。行为上要求按部就班，过分循规蹈矩，办事拘泥于形式、章程，对一些事情细节也要求程序化、仪式化，为人比较古板，忽视大环境、时间等因素，不容易适应环境变化。常有强烈的不安全感，害怕批评、出错，过分自我关注、自我克制，遇事犹豫不决。情绪方面不苟言笑，缺乏幽默感。

恐惧症的人格特点：除了完美主义以外，还比较谨小慎微、胆小怕事，有些患者具有疑病素质。

上述人格因素是强迫症和恐惧症发病的基础。一旦强迫症、恐惧症发病，那么这种性格倾向就会成为强迫和恐惧症状逐渐加重的动力，也是症状难以治愈的障碍。

二、精神刺激因素

生活中失败、挫折、痛苦和困难随时发生，这些都可以构成对当事人的考验。正向思维的人把这些失败当作"成功之母"，当作成长过程中生活对自己的考验；而负向思维的人把这些失败当作心理打击、刺激，并且说："我最怕受刺激""我不能受刺激"，遇到刺激就会构成沉重的精神刺激和压力。精神刺激因素作用在不同的人身上会出现不同的反应，作用在具有上述恐惧症人格特征的人时，就容易起到一个扳机或导火索作用，从而引发其情绪改变，一旦引发情绪改变，这些精神刺激因素、人格因素又会成为使强迫、恐惧症状加重、慢性化和难以治愈的影响因素。还有一部分人对于日常生活、工作、学习过程中发生的生活事件极其敏感，遇到一点点小事，不论好事还是坏事，在别人看来不算什么问题，可是这部分人就因此失眠、坐卧不安、紧张恐惧、胡思乱想。生活中各种事情往往不断发生，那么这类人的状态就一直不好。与其说是精神刺激导致了强迫、恐惧等症状发生，不如说这类人承受精神刺激的能力极低、韧性极差才会出现这样的结果。

三、思维因素

（一）负向思维模式

多数强迫症和恐惧症患者有负向思维模式的倾向，遇到的不管是好事还是坏事，总是往负面或者坏的方面去想。比如，很多人都会觉得小狗很可爱，而有些人马上想到的是狂犬病；考试名次后退了几名，有些人认为是别人成绩上升了，可是许多人认为是自己成绩下降了；别人批评自己时，有些人认为是看不起自己；有些人学习新知识一次两次没学会，就认为自己笨；工资高的工作嫌太累，清闲的工作嫌工资低；别人看到自己有缺点但未告知，有些人则认为别人明知不对也故意不说，是希望他犯错，想看他的笑话，而别人指出了自己的缺点，又会说人家吹毛求疵，鸡蛋里面挑骨头等。

（二）缺乏多维、立体的思维

每个人的生活环境、成长历程不一样，那么思维方式也会不一样。有些人对事物进行思考时，只是考虑这件事的当时状态就得出结论，并付诸行动，这就比较主观，缺乏主观与客观的统一（主观与客观应该是既对立又统一），这种思维方式维度少，缺乏立体思维。而有些人遇到同样的事，不仅考虑当前，还考虑过去、现在和未来的因素以及处理这件事对横向和纵向的影响后，才采取应对行动，思考的方式不同，那么得出的结论就不同，采取的应对行为也不同。例如，有的人因害怕脏就反复洗手、长时间洗澡，即使因此上学、上班迟到也在所不惜，因而耽误时间，影响学习、工作效率，影响家庭其他人的生活。而有的人即使怕脏，也只是适当地洗手、洗澡、打扫卫生，身体并没有出现什么问题。有的人被批评了以后，只关注被批评以后的不适感觉，反复地思考此事，外加生活中类似的事很多，因此各种各样的思考无穷无尽地持续下去，影响了学习、生活和工作；而另一部分人遇到同样的批评时，考虑到批评者过去一直对自己不错，这次指出的错误如果改正了，对自己有利，因而不会抵触、生气和过分烦恼，这件事对自己的不良影响不会持续很久，那么自己就不会出现反反复复多余的思考。一部分人担心、害怕的事很多，于是就做出种种行动去排斥担心和害怕的事，比如不愿意见人，不愿意到人多的地方，以减少人际交往中的种种矛盾、争执；而另一部分人担心和害怕的事虽然也不少，但是想到过去自己担心、害怕的事大都没有发生，即使发生了也没有大的影响，想到自己虽然有担心和害怕的事，但是眼前的事情如果不去做可能对自己现在和今后的影响更大，因而他们就会带着那些担心和害怕的事去做现在更需要做的事，结果担心和害怕的事情并没有像以前想的那么糟，反而逐渐减少了。这两种人的区别是思考维度不同：前者思考维度单一，缺乏立体思维；后者思考维度多，有立体思维，因此遇到相同事物会产生不同的处理方式。

（三）缺乏纠偏机制

人在判断事物时需要知识、经验、事实来作为参考依据，看待别人时也需要从各种角度观察，并且收集各种信息，综合起来才能做出正确的判断。在某些情况下，由于获得的知识和信息等不一定十分完整和准确，特别是儿童、青少年具有的知识和信息面相对更窄。如果以这样不完整的知识和信息作为基础，来判断事物和人，经常会出现判断失误或思想偏差，甚至是错误。如果能够及时发现并纠正这些偏差和错误，则不会出现大的问题。但是如果缺乏思想偏差的纠正机制，或者没有纠偏的意识，那么遇到判断失误时总是找各种理由来为自己辩解。即使别人指出了问题所在，也不肯承认和接受，继续坚持自己不正确的观点，将所有失败都归咎于别人，认为这都是别人的错，都是客观因素导致的，而认为自己都是对的，很难意识到自己存在思维偏差；也有的人明知道自己的问题所在，就是不改正，因此如果出现症状很难纠正。例如，手脏了或者吃饭前、排便后洗手没有错，可是整天大部分时间都在洗手，自己明明知道是错的，可就是不改；见人就恐惧、躲避，明明知道不需要这么害怕，可还是无法和正常人一样去面对别人。这些人知道自己哪些是对的，哪些是错的，可是不知道怎么纠正，甚至别人告诉他们怎样纠正，也不能正确地纠正过来。

四、情感因素

人可能会遇到一些可怕的事情，而感到心惊肉跳或紧张、恐惧，这是与事件相对应的、理所当然的反应。在这种情况下，如果对这些相应的情感反应不加以任何干预、排斥，那么这些情感反应就会随着时间的流逝，慢慢地减弱并且逐渐消失，因为在令人恐惧的情况下产生的情绪反应是正常的。根据森田疗法的情绪自然升降法则，不加干预的情绪反应会从开始的不断增强到一定程度以后会自然减弱，并逐渐消失，也就是说不管遇到什么事情，只要不去刻意在意它、干预它、排斥它，上述情绪反应就会逐渐消失。比如，被一条狗吓到而心跳加速，十分紧张，这都是正常反应，如果不在意，慢慢就过去了。可是如果从此高度关注有没有狗出现，狗会不会咬自己，这样一来就会容易陷入对狗的恐惧之中。再比如，偶尔一次失误导致考试成绩不理想，丢了不该丢的分，如果不在意这件事，以后考试注意点就是了，那么这样对自己不会有什么负面影响；可是如果此后干什么事都十分小心，不管大事小事都反复多次检查，即使因此而耽误时间，影响考试，影响做事效率也在所不惜，那么违背了情绪自然升降法则，过度干预了负性情绪，使负性情绪随着时间不断加强，不能自然回落，就容易形成病症而影响工作、生活和学习。

五、注意因素

注意（attention）是精神活动的窗口。人的注意关注到哪，精神活动就会在哪个范围内展开。往往人的注意与感觉是成正比的，注意越集中在某种感觉上，这种感觉就会越强烈，反之就越弱。注意和感觉或者认知之间就像有一种相乘的关系，对一种感觉或认知加以注意，就会感觉到这种感觉，或者就会关注这种认知，你不注意它的时候（注意是零），感觉就会消失，认知也不被在意。比如，有的人突然看到汽车过来马上就要撞到身边的人了，他快速地把这个人救出来脱离危险以后，才注意到刚才是多么危险，差点连自己都撞到了，注意到这一点以后才吓出一身冷汗。也就是说，没注意到自己的危险时，恐惧感是零，还救了别人，注意到自己的危险时，恐惧感一下子增大，才会吓出一身冷汗。再比如，原来没有认为狗那么可怕，可是听说某人被狗咬了以后患了狂犬病而丧命，因此对狗有了新的认识，越是关注狗的可怕性，就越怕狗，这种对狗的恐惧就越强，相反如果没有怎么关注这个信息，也就不会产生对狗的上述认知。

注意因素的另一种形式是过分注重某事。人的注意力在单位时间内是有限的资源，注意到某些地方，就会忽略其他地方。因此往往重视了某件事，却忽视了另一件或几件事，如果重视和忽视两者平衡关系没有掌握好，就容易出现该重视的事情被忽视，不该重视的事情当大事来重视。但是重视往往受思维模式影响很大。多维度思维的人考虑问题全面周到，而缺乏多维度思维或者缺乏立体思维的人，考虑问题就比较局限，看似想的有道理，可是多从几个维度思考就不那么有道理了。比如，重视卫生是很有道理的，但是如果过度重视卫生，就可能忽视工作、生活中整体的事情，以至于因为别人碰了一下自己的物品而认为其弄脏了自己的东西，反反复复清洗、整理，或者与人发生争吵，造成人际关系紧张。由于过分注重卫生，每天不停地清洗，即使工作被耽误、生活受到影响也不在乎，反而因此患了强迫症。

注意问题是引起强迫症和恐惧症的重要因素。注意资源的使用不合理，长期关注一个固定的方面，会导致注意固着，注意不能随意转移到更应该关注的方面，甚至越来越严重，以上都容易导致强迫或恐惧症状。

六、教育因素

现代人都注重文化知识的教育，文盲已少见。人们逐渐获得初中、高中、大学，甚至博士教育，会自信于自己拥有的知识。但是生活常识、心理学知识、健康相关常识的教育几乎只是靠日常的接触和平日的经验积累。这几乎完全不够，在应对生活中的各种困难和问题时仍可能束手无策，特别是可能不会正确应对压力，不知道什么是需要排斥的、什么是需要接纳的。很多人并没有意识到这些问题的重要性，从很小的时候开始就认为自己已经具备了做人应有的素质，而面对现实生活中的困难、挫折、失败等健康问题和心理问题时，却经常束手无策。有些人由于缺乏常识，经常分不清什么是正常的，什么是异常的，因而把正常当作异常。例如，当看到死人时会害怕，这明明是很正常的事（当然不害怕也是正常的）；但有人把害怕当作异常，安慰自己别害怕、别害怕，可越是这样越害怕，结果导致不敢再看到死人，甚至看到战争电视剧里死人的场面都会害怕。有时正常人也会有一些胡思乱想，只不过想的事不同罢了，不在意的话往往不影响生活；可是有的人就认为不应该胡思乱想，于是越是告诉自己别乱想、别乱想，越是胡思乱想，这样就形成恶性循环，反而使这种胡思乱想逐渐加重，变成一种强迫思维。

　　教育因素还包括生活环境因素。未成年人的父母、祖父母是其周围接触最多的人，这些人的生活方式、性格、行为方式对未成年人的成长具有重要影响。如果周围人具有神经质倾向、疑病素质、不良生活习惯和他们处理事物的方式有问题，那么会潜移默化地影响到未成年人，使他们逐渐变成具有这样的性格和处事方式的人。有人以为这是因为遗传，而这在很大程度上还包含环境对自己的影响。父母胆小，往往孩子也会胆小；父母洁癖，往往孩子也会洁癖。孩子的父母和周围人就像老师一样用他们的行为、性格、做事方式在影响着孩子，对儿童性格成长和行为方式的建立具有重要的示范作用和教育作用，而性格因素在抑郁症、强迫症和恐惧症的发生发展中起着重要作用。

七、行为因素

（一）排除症状行动

　　很多情况下有神经质倾向的人对某件事物产生一种判断时，如果这种判断导致其产生了痛苦或是不愉快的感觉，就会为此产生反感情绪。他们采用各种方法和行动去排除这种不愉快的感觉，却往往不能实现其目的，于是更加不甘心，又采取新的方法和行动去排斥不愉快的感觉，结果自己的目的没有达到，反而影响了工作、生活和学习。例如，某男生考试成绩很不好，不该错的题错了，被老师批评，心里感觉很不好受，很窝火，这本来是正常反应，是不需要关注和排斥的；可是他并不知道这种心里难受是正常反应，反而认为完全是老师批评的结果，于是害怕再被老师批评，尽量躲避老师，尽量不正面看老师，可是这样做就能消除对考试成绩不理想引起的反应和带来的烦恼吗？显然不行。反而越是这样越难过，下次考试时反反复复地检查会不会有错。由于检查耽误时间太长，影响考试时间的整体分配，因而成绩还是不好，又再怕被批评，形成了恶性循环。

（二）消极行动的奖惩效应

　　生活中很多情况下，人们遇到某些不愉快事件时会自然产生郁闷情绪。有些人用另一种方法去消除这种不愉快。比如，有的人偶尔一次干活把手弄得很脏，反复清洗还是觉得没有洗干净，就多洗了几次，因为手经常接触物品，洗了以后就安心了、舒服了。有的人如果不反复洗手就不舒服，反复洗后才会安心，这样一来反复洗手就变成了一种奖励，甚至有其他不愉快的事情发生时，都用反复洗澡、反复洗手来换取一时的安心、舒服。

比如，有些人开会早早入场，专门挑后排位置坐，觉得避开领导的视线很舒服；这样舒服的感觉就好像受到了奖励，久而久之，干什么事都喜欢躲着人，躲开了人群就舒服，形成了一种奖励机制，使躲避人的行为逐渐固定了下来。

八、能力因素

人在社会上生存，为了能够适应社会生活，完成学业和工作，会完成各种任务，实现各种目标等，因而需要具备各种各样的能力，如生活自理能力、学习能力、工作能力、社交能力、处理和应对挫折及失败的能力、应对各种危机的能力、选择能力等。这些能力中的任何一种或几种的不足都会影响生活质量，引发相应的问题，因而对情绪产生不利影响。

（一）能力不足

1. 学习能力不足　学生在学校读书需要学习能力。学习能力强者的学习效率高，成绩好，学习也相对轻松；相反，学习能力差者会感到学习很累，学习效率低，成绩就会不理想。如果不会总结经验，不善于从生活经验或从新闻、书报等各种渠道获得知识信息，就会导致学习成绩差、生活屡遭挫折等情况出现。此时，如果不去想办法提高自己的学习能力，不去改善学习方法，而是把成绩不好的原因归咎于考试紧张、受同桌或同学的影响、躯体不适等，当然就无法改变现状，于是出现恶性循环，导致各种情绪异常。不仅学生需要学习能力，生活中的每个人都或多或少地需要学习各种知识、生活常识，这些过程都需要学习能力的支持。不善于学习、不善于总结经验的人往往缺乏学习能力，就容易因此遭遇挫折、失败，出现情绪问题。一旦出现这种情况，很多人无法接受，用各种办法去排斥情绪问题，比如反复检查、反复确认或者不敢上学、不敢参加考试等。

2. 生活自理能力不足　生活自理能力是我们在长期生活中自然习得的一种能力。可是很多家长由于溺爱孩子或是为了节省孩子的时间，想让孩子取得好成绩等原因，代替孩子承担一切家务和必要的事务，孩子一点家务都不做，一点自己管理生活的锻炼机会和时间都没有，生活自理能力没有随着时间的推移而增强。一旦遇到特定环境或情况（比如上寄宿学校、外出工作、结婚独立生活等），就会出现适应不良；一旦患上强迫症或恐惧症，就会把精力集中在消除强迫或者恐惧症状方面，没有多余精力来处理生活，症状就会严重而难以治愈。

3．工作能力不足　工作能力是在工作中不断学习、逐渐习得的能力。即使上了初中、高中、大学，甚至是读了博士学位，掌握了一定的知识、技术，在真正的工作中也是需要经过重新学习、锻炼和培养才可以胜任。这种能力需要在工作中建立并不断加强，如果不能及时培养和增强工作能力，导致工作能力低下，就不能适应工作。有些人反复调转工作，有些人感到压力大而无法胜任工作，却不知原因何在，不能及时增强工作能力，往往工作受挫，他们就把时间和精力放在胡思乱想上，然后又去排斥胡思乱想或者反复重复一些无意义的事情，越来越难以自拔。

4．社交能力不足　社交能力是与周围人交往的能力，是在生活中逐渐形成的一种能力。很多人的社交能力不足，人际关系不好，不能适应社会生活。他们与周围人关系紧张，经常发生矛盾，却不知是自己社交能力差造成的，把人际关系紧张的原因归咎于他人，或者采取回避交往、转学、换班、调转工作等方法解决社交的问题。由于没有真正解决社交能力不足的问题，因此其学校生活、工作，甚至恋爱、婚姻都在不同程度上受到影响。在此情况下，这类人往往纠结生活中的一些细节，惧怕和回避人际交往等。

5．受容能力不足　生活中一定有挫折和失败，甚至还会遇到危险，出现这些情况就需要处理和应对，有时还需要接受和面对挫折和失败。如果缺乏这种能力就不能很好地、有效地解决问题，脱离困境。他们往往不知自己缺乏这种能力会带来什么影响，因而遇到挫折、失败或无法接受的事情时，感到恐惧、惊慌失措，又不知道该怎样消除恐惧，于是尝试了各种方法，比如，见人怕脸红就躲避见人，考试不及格就不敢上学，可这样应对挫折、失败是无法处理好问题的。生活中遇到挫折在所难免，有些人遇到负面事情时，很快或过些天就好了，恢复了往日正常的生活；而有些人遇到负面事情时，就陷入了深深的困扰，而且无休止地烦恼下去。很多人认为这是应激因素导致的结果，但是为什么有些人遇到同一个应激因素就能很快恢复平静？说明一遇到应激就陷入无休止烦恼的人承受应激的能力差，或者说受容性低下，即接受、承受失败挫折的能力差。提高受容性或者受容能力是这些人改善应激反应的最佳方法。

6．选择能力不足　我们在生活和工作中会面临很多选择，可是有时会左右为难，或者无论如何选择，都可能会付出一定代价。所以，有时选择对我们来说是很重要却又是很难的。可是无论多难，还是需要做出选择。如果不选择，这样无休止地犹豫下去，那么其结果可能令人更难以接受。缺乏选择能力的人遇到大事小事都觉得难以抉择，不仅为小事纠结，遇见大一点的事更加犹豫不决，以至于干什么事都十分慢、拖延、效率低，而且结果越来越差。例如，买东西时反复挑选，这也可以理解；但好不容易把东西买到手了，很快又后悔了，经常地、千方百计地退货或者换其他商品。再比如，选择学校、专业、职业、结婚对象等时，怎样选择都无法满意，因此绞尽脑汁地、不停地换学校、专业、职业，迟迟地不能确定恋爱对象，不能结婚。

每天的时间安排和所做的事情都需要选择。根据事情的轻重缓急加以选择，哪些需要优先去做，哪些需要缓一缓再做，哪些需要放下。即使不甘心放下，也必须做出正确的选择。选择正确，人就更容易走向成功，选择错误，就可能失败。

每个人在做事前，在多数情况下是需要经过思考的。一些事想好了就要去做，比如学习、工作等；而想好了但不做，往往一事无成。但是，有些事想了也不能去做，有些事想了就去做是错的，还可能会违纪、违规、违法犯罪。比如，想不上班就不上班，想不上学就不上学，想贪财就把别人的钱物据为己有等。而有些特殊情况下，来不及想也要立即做出行动上的回应，比如突然孩子爬向开着窗户的窗台，马上就有掉下去的危险，遇到这种情况来不及想是救还是不救，就冲上去抓住孩子，避免灾难发生。

想与做的搭配和选择对一些事的结果影响极大，有时想了就去做是对的，结果就会成功；既没有想，也没有做，就不可能成功；而过分注重想而忽视做，往往不对，甚至是心理异常的表现（比如想确认就反反复复询问，反反复复检查，反反复复纠缠某件事等），此时**"想归想，做归做"**才是对的，这种选择能力不足很容易导致行为问题。

7. 有效利用时间的能力不足　会有效利用时间的人往往人生目标明确。他们每天的时间利用往往是有计划的，用多少时间做什么事，时间基本都用在有用的事情上，也就是说干什么都是有计划和目的的。例如，一位工程师，每天上班是为了工作、事业，休息时看书是为了获得更多知识，看电视是为了休息和消遣，与家人、同事聊天是为了增进感情等。而很多人根本没有时间的概念，想怎么过就怎么过，想把时间花在什么地方就花在什么地方，毫无计划、目的可言，从来没有考虑过时间需要管理，也没有能力管理时间。比如，有些人工作、学习、做事时拖拖拉拉；休息时不知在那里想什么，无休止地发呆；吃饭、干事都是磨磨蹭蹭的；办点小事纠结得没完没了；与人发生一点小摩擦时，斤斤计较，没完没了。好像时间消费在这些人眼里根本就不重要，他们根本就不懂白白消费时间就等于浪费生命。这种时间管控能力不足的人一旦陷入强迫症状之中，往往容易使症状加重而难以自拔，不知其所以然。

8．**耐力、毅力不足**　生活中会有艰难困苦，需要人们吃苦耐劳，靠耐力、毅力来克服。任何成功、胜利都是建立在这个基础之上的。做任何事情都不容易成功，但如果缺乏承受失败、挫折的能力，耐力和毅力不足，难免出现情绪障碍。遇到同样应激因素时，承受能力强的人即使一时出现情绪反应，也会很快平复下来。另外，做任何事情都需要毅力和耐力，如果没有足够的坚持，往往难以获得成功。有时不能依靠坚强的毅力继续努力，目标的实现则遥遥无期，承受的压力就会成倍增长，甚至退缩下来，行动也转变了方向。

（二）情商低

情商是指情绪商数、情绪智力，是人在情绪、意志、耐受挫折等方面的品质。情商低，即情绪商数、情绪智力低，就是情绪、意志、耐受挫折等方面的品质差。情商低的人有以下特点。

1．情商低的人缺乏理性，不懂得收敛自己的感性，容易感情用事。

2．情商低的人心理不成熟。心理成熟程度与情商成正比，即心理越不成熟，情商越低。

3．情商低的人对行为的调控能力较弱。

4．情商低的人不善于反省自己的错误，往往把错误归因于他人或者外界因素。

5．情商低的人处事不圆滑，办事不周全，待人不热情，往往会因为一些小事斤斤计较，人际交往能力差。

第二节　强迫症与恐惧症的精神病理

森田疗法在对强迫症和恐惧症的治疗过程中，不是直接针对强迫或者恐惧症状进行治疗，而是去除与发病可能相关的心理因素，针对其精神病理进行治疗。所以在本节中，重点介绍强迫症和恐惧症的精神病理，最重要的是"被束缚"病理，这是其核心病理，不打破"被束缚"的精神病理，就无法彻底改善强迫或恐惧症状。而神经质以及其他常见的精神病理在治疗过程中也具有阻碍治疗的作用，也需要引起足够重视。森田疗法的所有技术操作除了围绕解决相关发病因素，关键就是围绕打破其精神病理。森田疗法的一些经典治疗方法（如卧床疗法、作业疗法、不问技法、顺其自然、为所当为等）都是为了解决其精神病理因素。但上述方法依然不够，打破精神病理是目标，顺其自然、为所当为是原则，而实践操作时就要具体情况具体对待，只要原则和目标正确，具体操作就可以灵活掌握。

一、强迫症与恐惧症"被束缚"状态的精神病理

日本东京慈惠会医科大学第一代精神科教授森田正马博士首先观察到神经质症的"被束缚"状态的精神病理现象，其主要内容可以理解为"被束缚"状态的病理。森田正马认为："被束缚"状态是由精神交互作用和思想矛盾相互作用而形成的。"被束缚"状态是神经质症治疗中需要打破的关键的精神病理状态。森田的弟子高良武久教授对神经质症"被束缚"状态的特征是这样描述的：①患者有强烈的想要克服症状的欲望；②对自己的状态有反省、批判的能力；③症状发生机制清楚；④有疑病性素质，它是由精神交互作用、自我暗示、精神拮抗、思想矛盾发展并固定下来的；⑤症状带有主观虚构性，从症状可以看出"防卫单纯化"的机制。近藤章久教授认为森田神经质症的"被束缚"是由欲望的心像化和观念的固定化而来，因此表现为意识方面病态的过敏性、狭窄性、固执性。河合博教授观察了神经质症"被束缚"状态的精神病理现象，指出在患者的注意范围方面，患者对注意的中心意识性增强，同时对注意的周围显示出意识性相对下降，因此注意随意识的流动性低下以致"注意固着"。可见神经质症"被束缚"状态确实是一种比较复杂的精神病理现象，有必要深入研究和探讨。作者在日本东京慈惠会医科大学研究工作期间（1999—2003 年），与中村敬教授（日本森田疗法学会前任理事长）、牛岛定信教授（日本森田疗法学会前任理事长）、久保田干子教授（日本森田疗法学会副理事长）、黄举坤博士组成研究组，共同总结了以往学者对"被束缚"状态的认识，进行了一系列研究，提出了神经质症"被束缚"状态的精神病理假说。森田疗法所说的"被束缚"与我们日常理解的这个词不完全相同。词典上"被束缚"的意思：①被抓住；②被某种观念束缚。无论在

日本还是在我国，似乎大家都懂该词的含义，因此没有多少人对其深入探讨。但是事实上，森田疗法理论已经给这个词赋予了特殊的含义，因此它已大大超过了我们日常理解的这个词意的范畴。森田疗法理论的"被束缚"包含了纠结、执迷、心里问题放不下、心里疙瘩解不开、思想被束缚、被困扰等多个含义。我们深入研究"被束缚"状态的精神病理后认为：神经质症（包括强迫症、恐惧症）"被束缚"状态的精神病理具有以下内容：精神交互作用、思想矛盾、注意固着、身体社会功能低下、症状受容性低下、完善欲增强。经过多年的临床经验和深入研究，笔者发现神经质症具有的"被束缚"状态可以通过"被束缚"量表检查证明，其精神病理包含如下内容。

（一）精神交互作用

精神交互作用是注意与某种感觉或观念的互相作用所形成循环状态，是使上述感觉或观念增强的过程。森田理论主要是研究神经质症的精神病理，因此注重心理方面的注意和感觉之间的恶性循环。强迫症和恐惧症在发病过程中都具有精神交互作用，如越想越怕，越怕越不敢出门、不敢见人，越洗越想洗等。精神交互作用一旦发动起来，在很多情况下很难控制，这个时候常是旁观者清，旁观者对当事人进行劝说：你别去想，转移注意就好了。其实，当事者何尝不知道这个道理，但常常是越想控制就越控制不住。因为精神交互作用这个动力系统是需要精神能量支持的，这种精神能量的来源就是注意的关注和思想矛盾，两者不改善，精神交互作用也很难得到改善。

（二）思想矛盾

思想矛盾是指思维（包括认知）方面出现的偏差，包括思想偏差、思想歪曲、思想矛盾、思想错误（日语的矛盾除了指矛盾的一般含义外，还有偏差和错误的意思）。思想矛盾原意主要指"应该如此"和"事实如此"之间的矛盾。生活中理想与现实、主观与客观、理论与事实经常互相矛盾或不一致。两者一致是正常的，但不一致也有它的道理。而如果不承认这种差距，只承认一致是对的，不一致就是不对的，这就是思想矛盾。如果没有察觉到自己思想中的问题，没有察觉到思维偏差、歪曲或矛盾的存在，仍然用这种"问题思维或偏态思维"指导自己行动和情感而导致出现心理问题甚至心理障碍，那么这种"问题思维或偏态思维"称为思想矛盾。生活中的一些判断经常是错误的、歪曲的或有偏差的，但是一般不能马上被发现，直到出现问题时才有可能被发现。正常人对于这种不正确的判断无论感到多么痛苦、尴尬，都会及时修正。但是由于家庭教育、文化水平、性格特点、个人经验等方面的不同，一些人没有形成很有效的思维调整、监护、修正机制，又很难及时发现自己的问题，即使周围很多人已经指出了自己的问题所在，也不认为自己思维是错误的、歪曲或有偏差的（又加一层思想矛盾），而将问题根源归结于他人、客观和外界因素，这样他的思想矛盾总是得不到修正，形成一种不正确的思维模式。因此，思想矛盾一方面直接影响心身健康、人际关系、工作、学习、生活等，使其患某些躯体或心理疾病，处理不好家庭、邻里、单位同事之间的人际关系，不能发挥自己的才能，不能干好工作等；另一方面导致人遇到某种契机就容易发动精神交互作用。例如，学生考试总分和以前差不多，但是名次却下降了几名，因此被自己、家长和老师误认为自己成绩下降（思想矛盾，名次下降还有可能是因为别人成绩上升了），于是被老师、家长批评，自己也不能原谅自己，认为自己都这么努力了还是考不好，自己太笨了（思想矛盾）。越是这样想，越难过，学习也进行不下去，注意不集中，胡思乱想，自己对这样状态不满意，越想排斥这种状态，但越排斥不了，形成恶性循环。

1. 思想矛盾的表现形式

（1）主观与客观、理想与现实和理论与事实之间的矛盾：世间多数情况下，上述两者之间都不完全一致，只有少数情况下是一致的，其实各有道理。只承认一致而否认不一致就是思想矛盾或思想偏差。例如，开始走路时，先迈左脚是对的，先迈右脚也没有错；而如果认为先迈左脚不对，或先迈右脚不对，而无法接受，就是思想矛盾。在台上讲话时，大家都望着台上是对的，低头记笔记也是对的，不接受前者或后者就是思想矛盾。出门时锁门，然后确认一下是否锁好是对的，多确认两次也没什么错，但不接受这个事实，就是思想矛盾。

（2）应该主义：世间一些情况是按照我们想象发展的，也就是说你认为事件应该那样，实际上确实是那样，这说明你的判断力很好；但是事实上还有许多情况不是按照我们想象的那样发展的，即使这样也是有道理的，也是正常现象。你认为事件应该是这样的，但是实际上却是那样的，如果你只承认这样的结果是对的，而否认那样的结果，认为那样是不对的，这就是思想矛盾。例如，一个人大脑经常有杂念，他认为做事时应该注意力集中，应该没有杂念，但是有时大脑里有杂念也不一定是错的；有的人不管走到哪里，经常想着升官发财、金钱美女，只要他不在意，不被其干扰，想法就可以慢慢淡化、消失，可他认为不应该想这些，不应该想到这些就脸红，可无论怎样排斥这些想法都排除不了，这种"应该主义"常常是错的，是思想矛盾的一个表现形式。

有些人做什么事都想当然、理想化，"这件事应该这样，不应该那样"，或者"只有这样才行，那样绝对不行"等，否则就无法接受，无法安心。可现实世界往往不是按照我们想象的或者一成不变的规律去发展的。如果不能理解这一点，固执地按自己的理想化思维去行事，而拒绝接受客观事实，就容易陷入矛盾冲突和烦恼之中，陷入错误的判断之中。例如，某学生认为自己学习得很努力，应该能考上好大学，可是事实上却没有实现自己的理想，他不接受这个事实，因而容易增加烦恼。"应该这样，不应该那样"往往是想当然的，但理想和现实、主观和客观、想象和事实都是有差距的。有时这种差距比较微妙，不容易被察觉，或者如果不变换角度确实难以发现。如果是这样，由于没有察觉就不接受这种差距，不愿意接受现实、客观、事实，那么就容易产生心理冲突。

（3）把正常当作异常：世间很多事这样想或这样做是对的，但是那样想或那样做也是对的。对一件事感觉这样是对的，那样也是有道理的，而只承认这样是对的，只认为那样就错了就是思想矛盾。例如，每天洗 1 次澡是对的，洗 2 次也不一定错，2 天洗 1 次澡也没有错，根据自己的实际情况来确定洗澡次数即可；但如果认为必须每天洗几次澡，其他都是错的，就存在思想偏差，就是思想矛盾。再例如，你口腔里面有口水被自己咽下去了是正常的，没有咽下去而吐出来了也是正常的，而认为只有咽下去是正常的，不咽下去就是不正常的（其实各有道理），就是思想矛盾。

（4）固执于主观判断：每个人对事物都有自己的主观判断，不一定都错，但也不一定都对。不论认为自己全对还是全错，总是过于固执于自己的观点，就属于思想矛盾，用这种主观判断指导自己的一切行动就很容易出现错误。还有一种情况是过分地关注别人的缺点，而对自己的缺点视而不见，因此经常与别人发生矛盾。

2．思想矛盾表现特点　思想矛盾的人在说话时常常一开始就说：我认为、我估计、我想、我推测、没想到、不可能、不一定、肯定、一定，等等。他们从不说自己是最正确的，但从不愿接受别人的劝说和建议，别人说的话即使再中肯，也总强调"我认为"，似乎自己想的才是最正确的。他们的判断常带有主观性。他们说脏，其实并没有很脏；他们说一点力气都没有，其实并不是那样无力；

他们说整夜失眠，自己一夜没有睡着，其实没有那么严重，别人都听到他们夜间打呼噜的声音了。

（三）注意固着

注意固着是在精神交互作用下使注意长期固着在某种感觉、观念或事件时的一种状态。其特点是注意的焦点或者在意的核心感觉极度增强，而对其周围事物的感觉相对明显减弱，注意的流动性减退，就是对关注的事件以外的事情不感兴趣，视而不见、听而不闻。在大家看来这样做一定会失败，但在注意固着的人看来没有什么不好；不论别人怎么劝说，他们都听不进去。他们对关注的事情时时刻刻放在心上，放在精神活动的中心，注意轻易不容易被其他事物所转移。这种状态轻者一般只是表现为对关注以外的事情不容易集中注意力，干什么事都没耐心，注意涣散，而对关注的中心极其敏感，有一点细微的变化都能强烈地感觉到。比如，有的人每天时时刻刻都关注哪里脏、哪里不干净，好像生活中只有这件事最重要；或者时时刻刻都关注安全不安全，一天到晚都是战战兢兢，越想越怕。注意固着严重时，注意不能像平时一样随意转向别处，除了关注的事以外，什么事也做不了，就好像自己已经不是自己的司令官了，指挥不了自己了；或者注意转移比平时感到费力或不能随意转移注意，有时注意不由自主地又回到所关注的感觉或观念上来。

这像一种强迫性关注，而对于自己更为重要的生活、社交、工作却注意涣散、记忆减退，使当事者十分烦恼，便想极力摆脱这种状态，却陷入更深的烦恼中，难以自拔。对于周围人的劝说，当事者似乎都听懂了，可就是记不住，好像故意在做抵抗。例如，有的人以往被别人欺负过，十分害怕再被欺负，一直以来时时刻刻关注别人对自己的态度，时时刻刻准备逃避与人接触，免得再被人欺负，对人十分戒备，对别人的友好不轻易相信；还有人认为自己长得丑，一刻不停地关注自己的长相；当别人说自己长得好时，他们认为是假话，而当别人挑出自己长相方面的毛病时，他们就更相信自己丑。

注意固着能够一直持续下去的精神动力来源是：①思想矛盾；②完善欲过强；③极力想排除这种状态的愿望。注意固着有以下表现形式。

1. 注意范围狭窄　注意固着于某件事上，导致对周围事物的注意范围狭窄，对周围事物的注意涣散，对自己高度关注的"脏还是不脏"和"怎样排除脏"等事情以外的事情难以集中注意；有时对很重要的事情都予以忽视，导致对其他事情漠不关心，无心思去做其他事情，听不进去其他人的忠告等。有时高度关注为一件事讲理，认为别人不应该打自己、骂自己、批评自己等，自己不停地辨理的同时仇恨对方，却忽略了对方是自己父母、祖父母，忽略了自己所犯错误，即注重了"理"忽视了"情"，过了很久以后已经不记得对方为了教育自己、纠正自己的错误而打骂自己的原因了，但打骂自己这件事却记忆犹新，为此不停地回忆这些不愉快的事情。

不同程度的注意固着往往表现为只注重局部，而忽视整体或全局，只注重眼前，而忽视长远，只注重眼前小事，而忽视周围的大事。比如，某男子认为干净太重要了，他的东西谁也不能碰，碰了就不干净了，就有被细菌或病毒感染的可能，于是每天花很多时间非常详细地整理自己的物品，做好记号，每天无数次地检查是不是有人碰过自己的物品，一旦自己的物品被碰了，便要彻底调查，不论"嫌疑人"是谁，不论人家有意还是无意，都要对其大发雷霆，之后再次长时间地整理、收藏自己的物品。由于时间、精力大部分用于这些事情，导致其工作、学习、人际关系等重要的方面受到了严重影响。

2．局部注意增强　由于高度关注极少数事物，精神能量大量聚集在这些事物上，导致被关注的事物感觉增强。比如，某人对余光恐惧，对余光的感觉就成倍地加强，使得正面的注意反而被影响，所以特别讨厌余光，又无法摆脱余光，精力都集中在恐惧余光和摆脱余光方面。

3．注意的调动或者流动性下降　注意不能像正常人那样随时转移、流动。例如，某人时时刻刻关注着自己是不是说错了话，办错了事，对自己说的每一句话、办的每一件事都记得十分清楚，而对其他事物不感兴趣、做不下去，精力就无法转移到其他事情上，注意就难以从关注的事情上主动或被动地转向其他事情。对某些感兴趣的事物观察得极其细致，而当需要去做其他事时，却无法专心，不关注细节，因此他们的学习、生活、工作很容易出现错误。

（四）症状受容性低下

这里的症状既包括失眠、焦虑、恐惧、强迫等心理症状，也包括身体疼痛、头痛、乏力、食欲减退等躯体症状，还包括引起症状的烦恼、压力、挫折、失败、损失等方面。症状受容性低下其实也是在思想矛盾和对症状的反感情绪的基础上发生对这些症状以及引起症状的上述压力、挫折、失败、损失的排斥和容忍度的低下。其表现形式是对焦虑、恐惧、杂念、强迫、烦恼、躯体不适等症状和压力、挫折、失败、损失等事实的强烈排斥、对抗、抵制，通过不停地关注、反复地查阅资料、到处就医、请求检查、休息（不去工作或上学）、反复述说、回避、不去做过去喜欢做的事等方法来试图达到消除上述症状的目的。这种态度和做法一般不可能达到目的，因为这些症状起初不一定都是异常的，正常人在某种情况下也会出现上述症状，而企图用个人的努力把正常情况下也可以出现的现象全当作异常来排斥、消除，这本身就是思想矛盾，很容易发动精神交互作用，结果反而使这些症状更加严重。而过去的挫折、失败、损失已经发生，无论怎么后悔、排斥都已无法改变现状。对于无法改变的事还要企图去改变，不仅改变不了事实，还会增加烦恼，陷入更深的窘境之中。所以，症状受容性低下本身就会加重"被束缚"状态，进而加重上述症状。比如，无法接受一点点不干净，于是反复清洗，反复检查是否有不洁；无法接受一点点失误，就反复检查、询问、确认自己做过的事是不是有错误；不肯接受一点点杂念，为此不断排斥，越排斥杂念越影响自己。

症状受容性低下的另一种表现形式是对难受或者痛苦的感觉极其敏感。遇到同一件事，有些人没有什么不适感觉，而另一些人就感到痛苦，甚至极其痛苦。生活中在很多情况下，人都会产生比较难受甚至痛苦的感觉。比如，有的人对恐惧、尴尬、紧张等特别敏感；有的人对听到坏消息、别人脸色不好、说话态度蛮横等特别敏感，有的人对脸红特别敏感，因此遇到自己敏感的事就容易感到难受。如果这些敏感的人又同时存在感觉本位，用感觉主导行动，进而对敏感的事难以接受，极端排斥，就会出现一系列恐惧、焦虑、强迫症状。其实，如果对上述的事不在意，就没有那么严重的不适感、不快感，就不会出现那些精神症状，而且很快就过去了。可是上述敏感的人一旦遇到自己敏感的事情就感觉十分难受，一难受就在意，越在意就越关注，越关注就越难受，于是极力想排除，可是不论怎么做也排除不了，难受不断增加并慢慢变成了痛苦。这种对事物感受的不同，在意程度的不同，其所产生的对这些难受的感觉的受容性也不同，难受的感觉越强烈，就越想排斥，其受容性就越低下（即越接纳不了这个敏感的事，就越放不下这件事）。每个人排除这种感觉所用的方法不一样，有的人躲避，有的人消极怠工，有的人休息在家，不工作、不做家务、不出门，以躲避敏感的事情。有的人反复检查、反复确认，以达到减少难受感或减少痛苦的目的，然而这样的做法顶多只是暂时获得安慰或让自己安心，不能彻底消灭这些感觉，结果上述症状会越来越重，共同点就是事情已经过去很久了，仍然耿耿于怀，仍然高度关注敏感的事情，以至于上述难受的感觉会持续出现，无法消除。

（五）身体社会功能下降

身体机能下降表现在血压、呼吸、心率、记忆、注意、情绪、体力等多方面异常，如血压升高、呼吸困难、心率加快、记忆力减退、注意集中困难、睡眠障碍、食欲减退、性欲障碍等。在多数情况下，以上都是机能性的障碍。社会机能下降则表现在工作、社交、家庭等方面能力下降。比如，工作常出错，感到工作任务难以胜任，因此频繁换工作或不能上班；学生的成绩下降；处理不好人际关系，与家人、同事或邻居经常吵架；不愿意见人，不与其他人交往；不能做家务等。以上表现说明可能出现社会机能下降。身体社会功能下降时，虽然身体检查没有发现异常或明显异常，但工作能力、社交能力下降，身体不能适应正常工作、不能料理家务，不能完成自己的角色（如不能尽到丈夫、妻子、父亲、母亲、子女等角色义务）。这种身体社会功能下降会进一步加重"被束缚"状态。

（六）完善欲过强

完善欲过强是指人有完美主义性格倾向。这种性格倾向会使人产生一种行为模式。缺点是常常对日常生活中正确的、好的、优秀的方面不以为然，认为自己努力了，这是应该的结果，只要把错误、失败、问题解决就行了，因此把精力都放在了关注负面事物，即使发现的只是一个细枝末节的问题，也对错误、缺点、失败、挫折极其敏感，极力排斥。例如，家里卫生已经挺干净了，但仍对此感觉不到，认为不够干净，不停地打扫家里卫生，不停地洗涤；有一点不如意就生气，为家人偶尔不讲卫生而生气、吵架。另外，还有一种倾向，不论什么事不做到完美就不满足，非要持续地做下去直至满意为止。这样当然有好的一面，会使一些事情做得很好，领导高兴，家人开心，大家都满意。但是，实际上并不是所有的事都需要那样仔细，否则事事那样仔细、事事自己伸手，就让自己容易处于一种疲于奔命之中。好像这个单位、这个岗位、这个家离开自己就玩不转了一样。完善欲过强容易使自己焦虑、恐惧、强迫、紧张。

二、神经质

神经质是人的一种性格特征。一旦具有神经质性格的人患了强迫症、恐惧症，这种性格特征就变成了其精神病理的一部分，因为患者这种性格特征是其强迫或恐惧症状持续存在的精神动力和难治的原因之一。理解这些特征，把它纳入治疗的体系中，通过建设性行动，不断陶冶神经质性格，对强迫症、恐惧症心理治疗具有重要意义。

（一）疑病素质

森田认为，神经质发生的基础是某种共同的心理素质倾向，称为疑病素质。所谓疑病素质是指内心总是怀疑自己有病的倾向，其表现如下。

1. 精神内向性 经常把活动目标拘泥于自身，偏重于自我内省，特别关注自己躯体方面和精神方面的不快、异常、疾病等感觉，容易关注负面的事情而忽视正面的事情，并为此而忧虑和担心，以自我为中心，被自我内省所束缚，受负面信息限制行动。

2. 疑病素质 疑病素质即是一种担心患病的倾向。具有疑病素质的人精神活动内向，内省力强，对自己心身状态、不适感觉很敏感，身体出现一点小毛病就容易往最坏的方面去想，总担心自己的心身健康，过分担心自身状况，则产生消极作用。

（二）完美主义人格

1. 苛求完美 一件事做得不完美，不合自己的要求、愿望、理想，就放不下，就不能安心做其他事。苛求完美的人有时做事容易分不清主次，所以做事效率很低，一方面会陷入疲劳的境地，另一方面总是不满足，烦恼也会无止境。世间的事不完美，不如意事常八九。如果事事苛求完美，则容易陷于不安、不快、不满之中，对什么都看不顺眼，什么事都不尽如人意，为此会容易处理不好人际关系（包括家庭、邻里、单位）。过高的自我要求会导致过劳、工作效率下降。为什么追求完美会容易陷入如此境地？因为追求完美的人往往十分在意不完美，无法容忍哪怕小缺点、小不足、小错误、小失败。他们把这些细枝末节的小问题当作大事件来对待。在他们看来，解决、克服、改善了这些缺点、不足、问题，事情就会好起来，把这些问题看得特别重要，因而才特别烦恼、生气、纠结，而忽略了其他更重要的、更关键的事，结果事情反而被越搞越差、越搞越糟。

2. 生的欲望过强但相应行动不足 生的欲望越强烈，那么为实现欲望所需要的行动就需要越努力，才有可能实现自己生的欲望，否则欲望很强而行动不足就无法实现自己生的欲望。另外，更多的可能是不知道应该怎样努力来实现生的欲望，不知怎样围绕生的欲望来行动，这等于目标不清、行动方向不明，其结果是实现不了生的欲望，一旦患病，行动力会进一步受到负面因素的影响而下降，这样势必影响治疗效果，成为治疗的障碍。

三、强迫症与恐惧症的其他常见精神病理

（一）精神拮抗作用失调

人的精神活动有一种对应和调节心理平衡的现象，这种现象类似于人体中作用相反、彼此制约、相互调节的拮抗肌的作用，因此被称为精神拮抗作用。例如，遇到别人批评自己时，会出现"这怎么能怨我呢"的相反心理；被表扬时则谦虚起来说："不行，不行，过奖了。"这些所谓的相对观念是精神领域中的一种自我防卫、自我调节机制，常常无法随意自行消除。适度的精神拮抗作用可以保持我们的欲望和抑制之间的平衡，保证人的精神和行为的安全。这项功能如果正常，可以保证人不至于过于激进，也不至于过于消极，但是这种精神拮抗作用过弱和过强都会引起精神活动、行为的异常。

如果精神拮抗作用减弱，那么就容易出现做事节制能力减弱，抑制冲动的能力减弱，导致容易发脾气、冲动性购物、酗酒、暴饮暴食、强迫行为等。如果缺乏精神拮抗作用，那么做事的节制力完全丧失，想做什么就做什么，想怎么做就怎么做，抑制冲动行为的能力就会缺乏，人往往极易冲动。例如，有的人吃饭时想知道摔碗是什么感觉，还没有体验过，就真的摔碗，想知道扎手是什么感觉，就真的去扎手，以至于家里不敢使用瓷碗，不敢使用刀具等；还有的人想发脾气就发脾气，想洗手多长时间就洗多长时间，想不上班就不上班，想不上学就不上学，想去反复检查身体就马上去检查身体，想反复说什么就反复说什么，想去反复确认就马上去反复确认。以上都是精神拮抗作用减弱的表现。精神拮抗作用太弱可能是强迫症逐渐加重的一个重要因素。

若精神拮抗作用过强，则容易丧失精神活动的自由，就像肌肉的拮抗作用过强而导致肌肉强直或肌肉痉挛一样。例如，站在高楼顶上往下看时，任何人都有害怕跌落下去的心理，同时产生别害怕的想法也是正常的；但是想用别害怕的想法去除掉害怕的心理是徒劳的，反而会更害怕，甚至吓得两腿发抖，这是因为拮抗作用过强所致。精神拮抗作用过强在强迫症、恐惧症治疗中往往起到"绊脚石"的作用，一种表现为患者一开始积极求治，可是每当医生提到一种治疗建议，患者便马上提出相反的想法，好像故意与医生作对似的。比如，医生说你这

病需要吃药治疗，患者会说那不行，受不了副作用，如果医生说需要每天到外面走走，不能每天老待在家里，患者会说不想运动。这些都是精神拮抗作用过强的表现。

（二）情绪或感觉左右行为

1. 情绪本位 情绪左右行为也叫情绪本位，是指不是根据自己的思想判断决定自己应该怎样行动，应该怎样做事，而是根据自己的情绪（喜欢不喜欢、愿意不愿意、好意思不好意思、害怕不害怕）好坏来决定自己行为。正常人在大多数情况下都是以认知主导行为的，也或多或少地有少量的情绪本位，即只是某一两个方面比较情绪化或者容易受情绪左右，如饮食方面、爱好方面等，一旦这样做遇到了问题，可以不断加以纠正。而强迫症、恐惧症患者的情绪本位是用情绪左右行动，这是一种不健康、幼稚的行动方式或生活态度；也可以认为，这是一种精神病理。常常表现为愿意做的事不分好坏都去做，不愿意做的事不分该做不该做，都不去做；不好意思做的事、害怕的事就回避而不管该不该回避。比如，有些人喜欢玩电子游戏，就整天沉浸在游戏中，不管谁的劝阻都不听；有些人不喜欢上学就不去，不喜欢社交活动就不参加；不喜欢运动，不管为了身体健康需不需要运动，都不去运动，结果身体体质越来越弱，也在所不惜；对不喜欢的人和事就回避，不管是否需要交往；不愿意和人打招呼，见熟人就不吱声，就低头走过去；见异性就不好意思，不看异性，尽量躲避社交；不喊别人的称呼；害怕某种场面就尽量躲避，不管是否需要到这种场合。

情绪本位的行为准则会导致不良习惯、不良行为的形成和持续，而不利于良好习惯的养成。人一旦患了强迫症或恐惧症也很容易坚持自己不健康的行为方式和生活方式。例如，整天在家不出门，很少与人接触，家里人劝其到外面走走也无果，这样就有充分的时间去做强迫行为，或者越不见人就越害怕见人，这种情绪本位容易促使强迫症、恐惧症发生，而且一旦患病就变得难治。

2. 感觉本位 感觉本位是指用感觉的好坏来左右行动，它是情绪本位的延续，是笔者提出的一个新概念。一些人往往根据自己对事物感觉的好坏去行动，感觉好就去做，感觉不好就不去做，这样做在一些事情上是可以的，比如感觉这道菜好吃就吃了，感觉不好吃就不吃，感觉这个人好就交朋友了，感觉不好就不交朋友。但并不是所有用感觉左右行动所做的事都是对的，比如与某人交往感觉不错，可是没想到他是骗子；感觉这个酒比较好喝，可是喝多了酒，不仅醉了，还伤害身体；感觉反复检查或确认以后心里舒服一些，就更喜欢反复检查、反复确认；感觉走路多了比较累，就不愿意走路，这样就更走不动路，身体更弱；见人就紧张，就不愿意见人，感觉不见人比见人舒服，于是就更不想见人，而到真正需要社交时往往产生社交困难。所以，感觉本位即感觉左右行动，往往是治疗强迫症和恐惧症时的一种阻碍。

3．过敏感　过敏是一个专业名词，是机体对某物质的一种非正常的应激反应。某种物质对非过敏体质者不会引起异常过敏反应，对过敏体质者会引起过敏反应，出现皮疹、休克、红肿、红斑、哮喘等过敏反应，那么这种物质（如花粉、粉尘、异体蛋白、化学物质、紫外线等）就成为过敏原。

过敏感不是指对某种物质的异常反应，而是指对某种听到的语言、遇到的环境、看到的特别物体或某种动物、吃到的某种食物等产生异乎寻常的强烈反应。一般很多事情、现象、物品、环境、语言等对多数人不会引起异常强烈的反应，但是少数人可能由于过去的某些特殊经历等，遇到上述某种情景时产生呕吐、心慌、血压升高、大呼小叫甚至昏倒等超出寻常的强烈反应，则称为**过敏感**。就像某些物质会引起过敏体质的人产生身体过敏反应一样，过敏感的人对某些事情、物品、自然现象等产生超出寻常的反应，或者加上心理生理的双重异常反应，往往使人不可思议。比如，有的人对冷过敏感，遇冷极其反感、难过甚至痛苦，因而极其恐惧冷，怕吃凉食物，食物温度低一点都不能吃，怕吹凉风，夏天也穿很多衣服等；有的人对光或者声音极其敏感，遇光或者稍大一点的声音时极其恐惧，不戴墨镜无法出门，或者不关窗帘就难以安静下来，经常需要带耳塞；有的人对某种气味过敏感，一旦闻到这种气味就非常难过，怀疑自己有体臭或者怀疑有人故意用特殊气味害自己；有的人对批评过敏感，别人稍有埋怨、不满，就极其反感，暴跳如雷，以至于不敢再见到批评自己的人，如果受到再次严厉批评则可能痛不欲生；有的人看到血会昏过去，有的人看到虫子会吓得血压升高，惊恐万状；有的人对楼上一点点声音就可以感觉到，认为是楼上的人故意干扰自己。过敏感反应的特点是容易产生超出常人的异常心理或身体反应，如紧张、恐惧、躯体不适、疼痛、恶心、呕吐、头昏，甚至昏倒等。这些反应会使人产生厌恶、恐惧的感觉，这种感觉会左右行动，产生回避行为，使过敏感者经常恐惧和躲避过敏感反应原（某些事情、现象、物品、自然现象等），如不敢坐车、不敢见风、不敢见光、不敢吃某些食物、不敢去某些地方、不敢见人，不敢上学、不敢住在自己家而频繁搬家等。但是在不知道的情况下，则不会产生过敏感反应，比如坐车时晕车，但自己开车或者在车上睡觉就不晕车了；不敢吃某种食物，而把这种食物包进饺子里，看不到饺子是什么馅就被吃进去了，也没有不适感。这说明这种过敏感反应是心因性，而不是物质所引起的。

（三）为所欲为

这里所说的"为所欲为"是指即使是负能量的事、没有意义的事或者不好的事，甚至影响身体健康、违反道德、纪律和法规的事，也想干就干，不达到目的就难过，就不罢休，缺乏精神拮抗的调节作用，比如，暴饮暴食、好吃懒做、拼命玩乐。这种行为方式很容易出现坏的甚至是无法接受的结果，一旦出现强迫、恐惧症状，这种为所欲为的行为方式就成为强迫和恐惧症状难以治愈的精神病理。

（四）负向思维

负向思维是一种遇事总往坏处想、往负面想的思维模式。例如，有的人给朋友打电话，对方没接，其实未接电话的原因有很多，可能手机不在身边、开会不便接、静音没有听到、手机没电了等，但他（她）偏认为是"特意不理睬我"或"看不起我，对我有意见"；有的人生活中出了一点小差错，把责任想得过大，后果想得过于严重；有的人生病虽然治疗了一段时间，症状减轻了不少，可是却认为都治疗这么长时间了，花了这么多钱了，还有这么多症状没治好。这种人只能看到事情负的、美中不足的一面，看不到其正的、好的一面。负向思维也是一种自我防卫的思维方式，本意是使自己避免被骗、生病、事故、受损失等，但总是这样想问题的负向思维倾向就容易导致情绪改变。这类人只能看到坏的或负面，而看不到好的或正面，是怎么回事呢？这就是大脑思维方式和看问题角度的问题了。固执地从一个角度看问题，从单方面想问题，自然会产生对事物错误的判断，进而导致错误的行动。

（五）负性情绪

它是相对正性情绪而言的，负性不仅带有负的意思，还带有可以进一步向负的、消极的方向发展的含义，以至于负性情绪越来越严重。死的恐惧既是一种消极的防卫本能，也是一种负性情绪，表现为以下几个方面。

1. 怕得病、怕死、怕脏；

2. 怕被人瞧不起，怕被人贬低、批评，怕被笑话、欺负、欺骗、玩弄；

3．怕被说坏话，怕被说成是无知或傻瓜；

4．怕丢人现眼，怕丢面子，怕失败、挫折、困难；

5．怕退步，怕财产损失。

死的恐惧伴有负的精神能量的注入，产生消极的精神动力，因为这种精神动力会产生消极的防卫行动。死的恐惧越强烈，在死的恐惧中所消耗的精神能量也越多，所产生的消极行动对人的负面影响也就越大，因而正性情绪所需的精神能量就不足，那么积极的行动缺乏精神能量的支持就会减少，而负性情绪和消极行动就占据了精神活动的主要地位。

死的恐惧的反面是生的欲望，这是一个事物的两个方面，两种不同的表现形式。死的恐惧越强烈，说明生的欲望也相应越强烈，这种本能的情绪是不能被消除的，但可以互相转化。正常情况下，人类表现出生的欲望，并围绕生的欲望来进行具有建设性意义的行为和生活。具有建设性意义的行为和生活收获的成果越大，与生的欲望相对的死的恐惧所怕的结果就越不容易出现。因此，生的欲望就像一个数学公式，我们如果能够灵活地掌握它，灵活地运用它去化解人们生活中遇到的各种难题，就会发现百试不爽。如果我们生活中遇到难题没办法解决，不知如何是好，那么说明我们还没有真正掌握这个公式（围绕生的欲望展开有建设性意义的行为）。这并不奇怪。当我们学会一种数学公式时，也许我们用这个公式可以解很多过去不会做的题，但100分并不那么容易得到，有时还是会出现错误，这时回头再去重新理解这个公式，也许你会有新的发现、新的理解。

具有神经质倾向的人或疑病体验者在遇到挫折、失败、痛苦、打击等时，就容易发动负向精神交互作用，情绪容易由正向转为负向，围绕生的欲望的行动转变为围着死的恐惧的行动，使伴随围绕生的欲望的行动中倾注的精神能量转向围绕死的恐惧的行动中，后者在其强大的精神能量的作用下占了上风，围绕死的恐惧的行动会不断增加。那么死的恐惧也会越来越强烈，它会成为治疗强迫症和恐惧症的障碍。

（六）负性信息注意偏向

具有神经质倾向的人经常选择性地关注负性信息，这种注意偏向的结果是对正性信息相对的关注减少，负性信息关注较多，精神能量流向负性信息的关注增多，导致对负性信息感觉增强，产生负性情感，引发相应的思维和行为方面的变化，比如过分反复地思考，反复地检查或询问，反复地洗涤等。

（七）负性信息记忆偏向

具有神经质倾向的人具有负性信息注意偏向，关注负性信息较多，因此对负性信息记忆深刻，而对正性信息关注较少，如对过去的失败、挫折、被批评、嘲笑、欺辱等记忆深刻，时时刻刻防备着不要再发生上述事件，以至于反复地检查自己做过的事情，反复回忆自己说过的话，或者恐惧做某事、恐惧见某人、恐惧去某地等。

（八）思维监督和修正机制不健全

由于思维活动的信息来源、本人知识面、生活经验多少等原因，思维在多数情况下不可能达到十分准确无误。有时思维出现偏差、歪曲、错误也是在所难免的。正常情况下人们会根据事实、生活经验、亲友的意见、新闻媒体信息，对自己的思维不断修正，纠正那些偏差和错误。而一部分人缺乏这种思维监督和修正机制，轻易不会信任事实、别人的经验、亲友的意见、电视广播书刊杂志等媒体信息，不管遇到什么问题也不去修正自己的思维，而总是寻找外界的原因，愿意相信那些自己认为是对的或者是错的信息，从不承认自己的思维、判断可能存在问题或偏差。因此，他们在偏差或错误的思维基础上很容易又出现新的问题，即使再次出现问题，还是不愿意从主观上、从自身找原因。那么这种思维监督的问题就无法发现，也得不到修正，思维偏差、歪曲、错误就会不断影响自己的情绪、行为，因而明知道自己是错的，就是不知道怎么改，不停地围绕强迫或者恐惧症状行动。

第三节　强迫症与恐惧症发病的"被束缚"心理机制

由于某种契机产生了思想矛盾（一种认知歪曲、错误或思想偏差），以致于使人的注意更加集中指向某处的感觉、思想、观念或事件，越是注意这些负性信息，就越是使自己的某种感觉过分敏锐或某种观念被确定，对事件更关注。更加使注意被强烈地吸引到这些方面来，并使自己不由自主地关注这些不适感觉或事件，使自己的注意不能像以前一样根据需要随意集中指向别处，这就使注意狭窄或固着。森田疗法把这种"注意集中 - 感觉过敏 - 注意狭窄或固着"的循环过程叫作精神交互作用，其作用的结果是形成"被束缚"状态，这种"被束缚"状态形成的过程就叫"被束缚"机制（图2-3-1）。例如，一个具有神经质性格的人，平素就拘泥于小节、有洁癖，谁要是碰了她的东西就会十分反感、生气，因而反复清洗；一次到医院回来，还看到了一个人呕吐，认为医院不干净，很容易带回来细菌（这是思想矛盾，医院会有很多患者，但不一定就不干净，不一定带回来细菌），于是回家后换掉所有衣物，反复洗澡2小时，之后每天都仔细闻一闻身上还有没有医院的味道（注意不由自主地集中在相关事情），每天必须换几次衣服，洗几次澡，越这样做，就越关注这件事（注意集中），类似事情就做得越多（精神交互作用），其他事情就做得越少（注意狭窄）；时间久了，每天要是不洗几次澡、不换几次衣服，就无法安心。

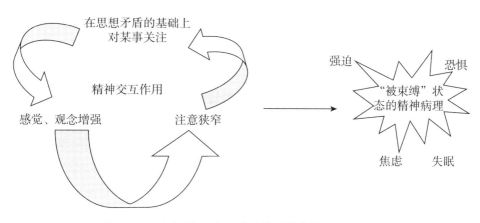

图 2-3-1　强迫症与恐惧症发病的"被束缚"心理机制

森田正马教授认为"被束缚"机制的形成至少包括两个要素：一是思想矛盾（包括思想偏差、思想歪曲、思想错误）；二是精神交互作用。由于一些人缺乏常识，常常把正常的现象当成异常，搞不清楚理想与现实、想象与事实的差距，使一些人的判断常常出现偏差，但并不一定能及时发现和纠正这些问题。在这种思想矛盾的作用下，通过某种契机使人的注意向某处集中，于是引起了精神交互作用，这种作用机制称为"被束缚"机制。在"被束缚"精神病理状态中，不仅存在思想矛盾和精神交互作用，还包含症状受容性低下、注意固着、身体社会功能低下、完善欲过强等精神病理内容，几乎所有的强迫症和恐惧症患者都存在这种"被束缚"精神病理状态。比如，某男性中学生既往性格有完美主义倾向，有一天上课忘带水杯，上午没喝水，上厕所时尿了老半天也没有尿出来多少尿，他觉得很丢人，觉得自己没有用、有什么毛病（思想矛盾），以后每次在学校上厕所总是紧张，越紧张排尿越费力，就越觉得自己有毛病，因此越来越害怕自己在别人面前排不出来尿（精神交互作用），他无法接受这种状况发生，于是少喝水，减少上厕所次数，或上厕所时躲着别人，假装排便（受容性低下），每当快下课时就想去不去厕所、能不能尿出来（注意固着），为此影响学习成绩（身体社会功能减退），形成"被束缚"状态和排尿恐惧的症状。

第四节　强迫症与恐惧症的森田疗法治疗机制

　　有人说森田疗法很简单，因为用不了多少时间就可以把其理论从头到尾学一遍，也就是说森田疗法理论内容不多。但有些人又说森田疗法很难，难就难在不容易真正理解森田疗法理论的实质，即为什么森田疗法有时会那么神奇地治好强迫症和恐惧症这样的疑难病例？森田疗法怎样理解强迫症和恐惧症的发病机制？患者来求医是想请医生帮助消除其迫切想要消除的症状，为什么医生采用顺其自然、为所当为的治疗原则呢？为什么采取"不问"的治疗技法呢？为什么推崇作业疗法让患者去干活、劳动、运动呢？似乎很多人不得要领，为此有人对森田疗法不以为然，半信半疑，甚至根本不信，还有人说："治好了也是巧合，没有代表性。"看来没有真正理解森田疗法的实质还大有人在，因此笔者必须从强迫症和恐惧症的发病和治疗机制开始加以详细解析。

　　森田疗法与其他疗法不同的是，它不是以直接分析症状、消除症状为主要目标，而是通过灵活地运用森田疗法的各种治疗方法（如作业疗法、运动疗法、日记疗法、综合治疗等）未达到打破"被束缚"状态、恢复身体社会功能、改变精神能量运行方向、改变负性思维模式、改变负性情感和负性行动的主要治疗目标。通过上述方法提高患者对症状、对那些已经无法改变的事实的受容性，放下无法改变的事。这样一来，以往无法接受的症状和那些已经无法改变的事实不再作为关注和被排斥的对象，这样有利于切断关注症状和那些已经无法改变的事实产生的精神交互作用，就有益于打破注意固着于某些事物的症状、固着于那些无法接受也无法改变的事实上的状态，改善思想矛盾，使精神能量供应给这些有建设性意义的行动，如此生的欲望和围绕它的行动得到精神能量的支持而被激活、扩展，并从所进行的各种有意义活动中获得成就感，同时死的恐惧以及各种精神症状则失去精神能量的支持而失去动力，这样精神能量新的运行方向和新的行动的结果打破了患者的"被束缚"状态，逐渐降低了"被束缚"程度。由于强迫症和恐惧症的"被束缚"程度与其症状的严重程度呈正相关，所以"被束缚"状态越降低，那么相应的强迫和恐惧症状就会越减轻，甚至消失。

另外，通过提高受容性，排斥症状所导致的反作用力就会消失，对症状的关注也会减少，更有益于切断精神交互作用。上述这些就是森田疗法对强迫症、恐惧症的治疗机制。

第三章 森田疗法的心理学理论探索

森田疗法提倡的首先是通过森田疗法理论的学习和进行有建设性意义的行动，把患者的负向思维、情感、行动模式转向正负向思维、情感、行动平衡模式，喜静行为模式转为动静平衡行为模式，对负性信息的被束缚转向对建设性意义行动的热衷，负的精神交互作用转向正的精神交互作用，消极的行为模式转为积极的行为模式，负的精神能量转为正的精神能量，进而转变成以正的精神活动为主，正负有机结合、灵活机动、互相平衡的精神活动状态。

第一节 森田疗法的心理学基础及与其他心理学派的关联

一、森田疗法的心理学理论基础

既然森田疗法治疗神经症等心理疾病有效，那么其治疗理论和方法一定有其心理学理论基础，但是既往的森田疗法学派更重视心理治疗实践，对其心理学理论似乎总结和重视不够。森田疗法多数是精神科医生、心理治疗师和心理咨询师应用较多，实践家应用较多，而理论家研究相对较少。另外，森田疗法的心理学基础涉及很深的哲学原理，对于很多人来说比较难懂，影响了森田疗法心理学理论的研究和发展，既往的森田疗法理论很少被提升到森田疗法心理学的高度加以深入研究、探讨和发展，然而这是一个不能回避的课题。森田疗法之所以有效是因为它有科学道理，有心理学基础，需要森田疗法专家去深入挖掘、提高和发展。

（一）森田疗法的哲学理论

1. **逆向思维理论**　人生哲学涉及范围甚广，森田疗法许多重要理论都是以逆向思维作为基础。逆向思维是大智慧，中国古代道家思想的无为而治理论就是逆向思维的典范。古今许多经典战役（例如空城计、草船借箭、围魏救赵等）中都有逆向思维作为其指导思想的影子。森田疗法理论的核心思想——顺其自然，为所当为——是逆向思维产物，是道家思想无为而治理论的翻版。森田疗法的一些重要治疗理论和方法是逆向思维的产物，如：不问疗法；治疗负性情感、行动时使用激活生的欲望方法；主观认为有病时，不休息反而用劳动作业方法；主观认为有病时不排斥、不消除所谓的"病"，反而使用受容和接纳方法；想改变神经质性格，却用改变行动方法。激活生的欲望时，使用卧床疗法，彻底隔离患者与外界的接触，经过1周左右的彻底卧床和与外界隔离，与一切活动隔离，反而激发患者参加各种活动的欲望和与外界接触的欲望。想治疗紧张、焦虑时，反而让其接受紧张、焦虑，因为它是每个人都可能产生的一种正常情绪。既然是正常情绪，无论你多讨厌它、抵抗它，都不要与之对抗，这样就会慢慢适应它，不被它所影响。想治疗乏力时，反而建议多出去活动（如走路），做力所能及的事情，通过多次反复的训练，达到增加体力的目的。

2. **整体思维理论**　整体思维理论是从大局、大环境、全方位、多角度看待人和事物的一种方法，把事物看成统一的、立体的整体。整体思维是观察事物、解决问题能着眼于全局的一种心理能力。

整体思维不一定是先天就具有的，大多是生活中逐渐习得的，因此就存在个人的生活环境、文化修养、个人经验的不同，整体思维能力也不同。缺乏整体思维能力的人，非常容易看人看事比较主观、局限、片面、狭窄、短浅，对判断事物所得出的结论也不全面，甚至错误，就容易出现思想矛盾、思想认识方面的错误，容易失败、挫折，也容易发生心理障碍。比如，喜欢讲卫生从局部看是对的，可是从整体的宏观角度来看，过度地关注和从事清洁卫生的事情往往容易让人忽视整体的事物，如忽视营养、运动、人际关系、心理健康等；重视安全是对的，可是过度地担心安全问题，每天战战兢兢地生活，反而容易出现心理健康问题；被批评了产生不愉快也是正常的，过分关注这种不愉快感觉就容易忽视人家批评你是希望你改正错误的总体好意。所以，森田疗法治疗一些症状，经常选择放弃从局部看问题、判断事物、对待事物的方法，而用改善全局、完善整体的方法去解决局部问题，比如，森田疗法治疗胆小、恐惧的问题时，不是去努力说教、反复给其壮胆，试图增强其胆量，不是努力去消除其恐惧心理，而是通过锻炼身体的方法去增强体力、强大体魄，通过各种方法去提高各种能力，使自己可以解决各种困难，受人尊敬，这样往往对于缓解恐惧心理起到积极作用。

3. 对立统一理论　事物内部或事物之间存在既对立又统一的辩证规律，有时事物之间既有区别又有共同之处，比如事物或人既有优点又有缺点，既有长处又有短处，优点与缺点、长处与短处既对立又统一。对立统一可以同时出现在某件事或某个人身上，这是客观规律。因此，看待人、问题、事物需要运用对立统一的方法，既能看到事物内部或事物之间对立的一面、有区别的一面，又能看到统一的一面、共同的一面，就能更全面地看待事物、分析事物和判断事物。例如，有生就有死，用这样的观点看待事物，那么面对亲友死亡时，就不至于过度悲伤；有爱就有恨，懂此道理就不难理解，面对自己最信任的人的背叛，为什么会这么怨恨；有优点就有缺点，真正懂得此道理的人就不会因为别人一点点缺点而与之翻脸；事物既对立又统一，对立存在，事物往往此消彼长，比如优点多些，那么缺点就会少些，活得长些；那么死的就会晚些，没有必要怕死的早，而有必要去通过各种科学方法争取长寿。人的这种对立统一观不是与生俱来的，往往是后天习得的，用这种方法立体地去看待人和事物，就容易看清事物的本质，辨别事物的规律，辨别对错。缺乏这种对立统一观，看事物就容易片面，产生思想偏差、思想矛盾，以至于产生心理障碍，比如有的人总想消除死的恐惧，不断围绕死的恐惧行动，却无法实现这一目的。而森田疗法认为，死的恐惧与生的欲望是对立统一的，既然想消除死的恐惧，不断围绕消除死的恐惧行动而不能实现目的，但是激活生的欲望，围着生的欲望去行动，可以达到减缓和消除恐惧症状的目的。通过这种方法可以把精神能量引到生的欲望和实现生的欲望的行动方面，这样就巧妙地改变过分围绕死的恐惧的行动，减少对死的恐惧的能量供应，因死的恐惧而影响社会功能、情绪等问题就会得到解决。

4. 思维-行动平衡理论　后面会提到思想是有方向性的，不同方向的思想自动地指导着不同的行动。思想的方向错了，那行动肯定就会跟着错下去，这很容易懂。但是方向没有错，思想的平衡出了问题，也一样导致其行动的后果出现问题。比如，吃是一件好事，吃自己喜欢的饭菜也是一件好事，可是猛吃，甚至暴饮暴食就很容易导致身体各种疾病；对丁这种情况，节食是一件好事，可是过度节食导致身体不断消瘦，但仍然不顾一切地节食下去，就会导致营养不良，也会导致疾病。再比如，恐惧是人的一种保护性的情感，根本不知道恐惧和害怕的人一定会出大麻烦，可能会行为极不节制，对什么都不在乎，往往会出现各种安全方面、人际关系方面、健康方面等问题；而经常处于非常恐惧之中的人，总是战战兢兢，胆胆突突，这个也不敢干，那个也不敢做，结果社会功能全面受损。森田疗法的介入往往从行为方面入手。例如，对怕生病的人则建议经常健身运动，提高体质以预防疾病；对怕死的人则建议其做可以使自己身体更健康的事，通过这些行为使自己身体强壮，强壮了就不会轻易得病，这样怀疑有病的想法就会被改变；建议与人为善不树敌，这样做可使人际关系改善，所以不安全的想法就会得到改善；有些人认为别人瞧不起自己，则建议他（她）把家务、学习、工作、人际关系等各个方面的事做好，这些方面的事都做好了，别人多是佩服自己、喜欢自己的，那别人瞧不起自己的想法就容易改变了。有些人有很强的各种欲望，希望好好学习、出人头地，希望好好工作、平步青云，希望人家都高看自己，希望财富过人、幸福快乐，希望身体绝对健康，一点病都没有，等等。然而，过度的欲望往往使人过分地努力，因此导致身体的透支；而另一些欲望高却不愿努力的人会因欲望没有达到而导致情绪沮丧。因此平衡为了达到欲望的行动，前者是适当开辟一些被忽视的欲望，有助于由于欲望的不平衡导致的一系列问题或者症状。比如，过度地希望卫生清洁，达到自己要求的水平，就会不停地洗涤，逐渐导致强迫性的洗涤。卫生清洁的目的一个是防止患传染病，另一个是清洁使人心情舒畅。思维 - 行动平衡理论旨在提高身体健康欲望，通过锻炼身体可以提高免疫力，也可以预防疾病，经常参加娱乐活动也可以心情舒畅，这样行动的结果就是减少过度清洁的欲望和偏向强迫清洁的行为，行为改变了，理想的效果出现了，原来的想法自然会改变。而对于欲望高而行动力低的人，不是压其欲望，而是建议提高行动效率，进而实现欲望的目标，目标实现了，原来错误的想法自然会得到一定程度的改善。对于精神压力大的人，一般是建议减少精神压力，放松对自己的要求，但森田疗法不是用减少精神压力的方法，而是用提高抗压能力，尽量多地体验生活，磨炼自己的方法来解决抗压能力低的问题。抗压能力提高了，既往认为解决不了的问题自然迎刃而解，思想和认识也会相应改变。

（二）森田疗法的精神病理学理论

森田正马教授提出的神经质症"被束缚"精神病理中包含思想矛盾、精神交互作用。笔者对"被束缚"精神病理所包含的内容进行了深入研究，充实了既往的"被束缚"精神病理理论，提出新的"被束缚"精神病理假说，它包括6个部分：思想矛盾理论、精神交互作用、注意固着、症状受容性低下、身体社会功能低下、完善欲过强。这些精神病理状态都对强迫、恐惧等心理症状有明显的负面影响，是森田疗法在治疗心理疾病时的重要靶点。从这些精神病理的任何一个方面入手，不断深入，都会对打破"被束缚"精神病理具有治疗意义。此外，精神拮抗作用过强或过弱、神经质理论、死的恐惧等，这些理论都是森田疗法独特的精神病理学理论。正因为森田疗法抓住了神经症的这些重要的精神病理状态作为治疗靶点，才能在治疗中有的放矢、一石多鸟，这也是森田疗法治疗强迫症、恐惧症能够取得比较好的治疗效果的原因之一。森田疗法对于这些精神病理的研究较为广泛和深入，而对于其相关的非病理的心理学基础虽也有阐述，但深入研究相对较少，是今后重点需要填补的领域。

（三）精神动力理论

生的欲望与死的恐惧是人的本能。生的欲望是吸收精神能量启动向上发展和自我保护机能的动力，生的欲望获得精神能量后产生为之奋斗的动力，使人在各项活动中有朝气和活力。在生的欲望发挥作用时，人的行动大多处于积极的状态。在这种情况下，死的恐惧只是根据需要常发挥平衡作用，而平衡作用的大小，在生活状态上就会出现不同的行为方式，以至于使人的行动不至于过激。而摒弃了死的恐惧的平衡作用，生的欲望有可能会在一定情况下向极端的方向发展，甚至导致极端的狂热。一旦某种契机使生的欲望的精神能量转向注入死的恐惧，吸收大量精神能量的死的恐惧产生的动力促使的行动会发挥极大的消极作用，导致异常消极的行动。这种消极的行动越多，吸收的能量越大，说明死的恐惧越强。此时的生的欲望由于缺乏能量支持，则不能正常地发挥作用，就容易出现各种恐惧、强迫、焦虑等症状，而且这些症状不容易得到改善。而森田疗法治疗恐惧、强迫症状的一个重要方法就是通过卧床疗法、作业疗法、运动疗法等，设法激活生的欲望，扩大围绕生的欲望的行动范围，使精神能量的方向得到转变，积极的行动不断获得精神动力，使人重新回到积极的生活状态中。

（四）受容性理论

受容性即接受和容纳性，也是对某事物接受或者接纳的意思。能否受容受认知影响。对于某人、事物、现象、感觉、问题能否受容与愿意、同意、拒绝、排斥等关系密切。对人和事物能否受容对人的情感和行为有十分重要的影响。因此，反过来通过人的情感和行为也可以推测出人对某些人和事物能否受容或接纳，人的爱恨情仇几乎都与对人和事物能否受容或接纳有关。比如，男女两人为什么不顾一切地相爱，步入结婚殿堂，是因为双方互相爱对方，对对方的各方面条件（长相、身高、人品、经济状况、社会地位、家庭状况等）都能接受和容纳；而之后有的人又离婚了，是因为一方或双方不接受对方某一个或几个缺点、错误、问题；夫妻双方吵架是由于双方不接受对方的意见、观点、做法等因素导致的。再比如，一个公司为什么录取了这几个人进入公司工作，却拒绝了另外一些人，是因为公司接受这几个人具备的能力、条件，而不接受另外一些人所具备的条件。一个人为什么要去医院看病，是因为不愿接受自己有某种不适感觉（比如心慌）或者症状（比如睡不着），更不愿接受疾病，而另外的一些人有同样的症状，却从不去医院，因为他们认为着急、紧张、恐惧导致的心慌是很正常的，或者是因为他们不接受医院，不愿意看病。有的人失眠，认为晚睡一会也能接受，睡足6个小时也可满足生理要求，大不了第二天睡得早点；但有的人失眠，就烦躁不安，认为身体出现大问题，一定要去医院看病。强迫症患者总洗手，是因为他无法接受手脏，认为手脏可能会导致疾病，或者不接受不洗手带来的那种焦虑、难受的感觉。社交恐惧症患者总是躲避见人，是因为他无法接受在别人面前尴尬、难受的感觉，或不接受别人看自己时的眼神。好的或自己喜欢的事物，接受起来很容易，接受了以后就表现出不同程度的高兴、喜欢、快乐、轻松，愿意做相关的事、行动有干劲，而不接受就会表现出不同程度的拒绝、排斥、气愤、烦恼等，不愿意做相关的事。受容性程度为零就是不接纳，全部受容就是完全接纳，各层次的受容度不同就会有不同的行为、态度、情感反应。无论从常态心理学还是病态心理学角度，受容性理论都是有必要做深入研究的心理学理论。

（五）思想认识理论

森田疗法的一个重要理论是神经质症发病的"被束缚"机制，即思想矛盾通过精神交互作用，陷入恶性循环，导致"被束缚"精神病理状态。"被束缚"精神病理状态由精神交互作用、思想矛盾、受容性低下、注意固着、身体社会功能低下、完善欲过强组成。思想矛盾是神经症发病的核心影响因素，是"被束缚"精神病理状态的重要组成部分。思想矛盾是日本翻译过来的一个概念。矛盾在日语中还有错误的意思，比如，一个日本警察拿着一个人的照片请一个居民辨认："刚才跑过去的那个人是不是他？"该居民回答说："没有矛盾，就是他。"就是"没有错，就是他"的意思。既然矛盾还有错误的意思，那么也就是说森田疗法在100年前被开发之初就已经认识到思想认识方面的错误或者偏差会与神经质症发病有关，改正思想矛盾（思想认识方面的问题）有益于治疗神经质症。森田疗法改善思想矛盾的方法与其他疗法不同，其独到之处在于先改变其行动以达到自然改变思维的效果，即患者按照森田疗法指导的行动方向去做以后，逐渐出现一系列变化，可以改变患者原有的思想矛盾。例如，某人没有经得住诱惑，与异性发生了不洁性关系，提高了患艾滋病的可能，因此特别害怕自己患艾滋病，久而久之就好像自己真的患了艾滋病一样，不停地到医院去检查，反复确认是否患病，总是惴惴不安。其实，即使患了艾滋病，这也是此行为者可能承受的后果，反复地检查和确认也无益处，但是这种解释或者劝说，往往没有用。森田疗法不是设法证明他没有艾滋病或设法说服他不用怕艾滋病，而是改变其今后一切可以增加患艾滋病风险的行为，比如不随便与配偶以外的异性发生关系，经过各种身体锻炼来提高自己的体质，增加免疫力，增加疾病抵抗力，通过以上行为来减少对患艾滋病的过度关注，身体状态日益增强，对这件事的认识也会逐渐改变。

二、森田疗法与其他心理学派的关联

精神分析的建立，从梦的解析、潜意识理论、人格理论开始，经过多年的发展，逐渐系统地、深入地建立起来精神分析的心理学基础理论，如：潜意识心理学、人格动力学、变态心理学、自我心理学等。也就是说，精神分析疗法已经建立起了系统的、详实的心理学理论体系，有了坚实的心理学理论作为基础，使精神分析学派队伍不断发展壮大，各行各业需要心理学理论滋润的领域专家和学者都在广泛地汲取着、应用着精神分析心理学理论。

认知行为疗法是20世纪60年代发展起来的一种有结构、短程、认知取向的心理治疗方法，它以认知心理学、行为心理学作为理论基础，由于其与精神分析比较起来有相对短程、见效比较快的特点，其发展势头不断壮大，已经与精神分析疗法心理学齐名，两者成为主流心理学和心理治疗学派。由于二者高大上的理论体系和理论内容，使众多精神医学、心理学、教育学、哲学专家和学者追随，各界都以此为心理治疗、心理教育的工具，多数患者也容易被其理论所折服，心甘情愿地接受治疗，依从性很高，即使心理治疗所需时间是若干年，而且花费高昂，仍然苦苦追随。

　　森田疗法的建立与精神分析几乎是同一时代，远远早于认知行为疗法出现的年代。森田疗法治疗强迫症等疑难神经症疗效显著，与其他疗法对比，森田疗法治疗神经症等心理疾病疗程短、见效快才是其最大亮点，但可能由于其理论基础无法与上述心理学派齐名，还不能得到广泛的普及，愿意学习和应用它的人不如愿意学习精神分析和认知行为疗法的人多，因而真正学习和运用森田疗法者相对较少。究其原因，森田疗法最大的不足就是没有建立起来完善的心理学体系，因此没有为森田疗法的心理治疗理论打下坚实的心理学基础，这也是作者希望认真探讨森田疗法心理学理论的主要原因。

第二节　精神活动的方向性理论

　　既往森田疗法没有提出心理学方面的精神方向理论的概念，但是"生的欲望与死的恐惧"，"情绪本位与目的本位"理论为精神方向理论奠定了基础，它诠释了精神活动是有方向性的。心理正常的人往往是围绕生的欲望在做事，尽管他们也是怕死、怕病、怕发生灾祸等，但是由于他们的行动都是围绕生的欲望的，精神能量也大多投入到生的欲望中来，所以并不在意对死的恐惧，也没有因为有死的恐惧而对自己产生什么负面影响。不仅如此，正因为存在死的恐惧，往往给正常人的生的欲望予以平衡，不至于由于过强的生的欲望导致过激的行动。而因某种契机使人关注到死的恐惧，而且觉得它越来越威胁到自己，为了排除这种威胁，注意关注的方向指向死的恐惧，精神能量随之转到死的恐惧方面，行动也围绕死的恐惧在做事。这是从宏观上看生的欲望与死的恐惧。情绪本位与目的本位带有明确的方向性，精神活动方向的正与负决定了人精神能量的流向，所以这些理论为精神方向理论奠定了基础。

　　无论注意到还是没有注意到，人在一生中的某一时刻、某一时期的精神活动的运行是有方向性的，人的精神活动不知不觉地在这些方向上运行着，根据需要随时随地地整合、调整。比如，有的人开始喜欢某位异性，逐渐发展成爱情，越来越爱，最终结婚，决心白头到老，爱的时候所去做的事多是为爱付出；但是也有人因为家庭矛盾等原因，夫妻反目，逐渐由爱变怨，由怨变不爱，甚至变成仇恨，打骂、伤害、离婚、到法庭打官司等，此时精神活动在婚姻这件事上完全向相反方向运行，所做的事也是围绕怎样解除怨恨，与恋爱时期做的事完全相反；有些人离婚以后，经过一些曲折，才发现还是原配最好，回想过去种种恋爱经历，又由恨变爱，重新向原配请求谅解、求爱，复婚，回到原来的生活轨迹。由此可见，精神活动是有方向性的，向各个方向不断前行都可能会有极端，而且运行方向不是一成不变的，还可以互相转化。这一点往往并没有被引起广泛关注，以至于一些人精神活动大大地偏离了正确方向，或者虽没有偏离方向却过于极端。精神活动一直在消极、负的方面或在极端的方面会运行的状态，难免行为方面会出现偏离正常、错误或者极端化，有些人却一生都不知道是为什么自己陷入这种状态。有人健康长寿，有人生病短命；有人一生无论遇到什么艰难困苦都能快乐地生活，有人一生总是在烦恼中度过，即使是再富有、再顺利也无法摆脱这种困扰；有人遇到困难，用很巧妙的方法就解决了，有人遇到同样的事却需要付出极大代价才能解决，或者付出代价也解决不了困难。有这么大的区别，原因之一是其精神活动方向、思考模式有区别，有人方向明确，灵活机动，行动就正确，有人方向错误或极端，行动就会错误。显然时常辨别和调整精神活动方向，对于人生具有重大意义。以下列举一些常见的相对方向的精神活动模式。

一、生的欲望与死的恐惧

（一）生的欲望

1. 希望健康地活着；
2. 希望生活更美好，希望被人尊重；
3. 希望知识丰富；
4. 希望成为伟人、幸福的人；
5. 希望向上发展等内容。

生的欲望是具有积极意义的本能，围绕这种本能去生活、去做事，容易更好地自我保护同时还可以实现自我发展的愿望，产生积极、有意义的成果。精神能量集中在工作、做生意、学习、写字、看书、习武、恋爱、结婚、交友、运动、平衡饮食营养、旅游等有意义的爱好以及克服各种困难、化解危机和烦恼的能力方面，势必会获得相应的成果。正常的人虽然有死的恐惧，但一般并没有恐怖感，是因为正常人的精神能量都消耗在围绕着生的欲望的行动之中，所体验的多是围绕生的欲望而行动带来的收获、喜悦和成就感，感受到生活的快乐（图3-2-1）。但并不是生的欲望越大越好，生的欲望要有相应的行动相呼应、相伴随、做保证，而只有生的欲望却没有与其相对应的行动伴随和保证，往往生的欲望得不到满足和实现，反而可能引起情绪的异常。

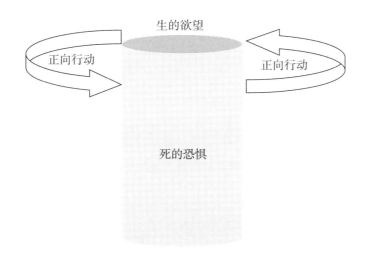

图 3-2-1　围着生的欲望行动

（二）死的恐惧

1．怕得病、怕死、怕脏；

2．怕被人瞧不起，怕被人贬低、批评，怕被笑话、欺负、欺骗、玩弄、被说坏话；

3．怕无知；

4．怕丢人现眼，怕丢面子，怕失败、挫折、困难；

5．怕不能向上发展，怕财产损失。

森田疗法理论把上述内容都归入死的恐惧这个概念范围，它与生的欲望都属于自我保护的本能。从这种意义上说，两者是不矛盾的，却是表现形式相反的自我保护本能。死的恐惧可以平衡生的欲望，不至于使其过高，或者不至于使围着生的欲望做过激的行动，因此它对于人来说不可或缺。然而，死的恐惧在很多情况下是具有消极意义的自我保护，围绕着死的恐惧去做事的人，往往行动上也围绕负面情绪在转。比如，有些人总是怕被人笑话、怕被瞧不起，于是就不与人交往或尽量不与人说话；有些人总是怕生病就反复洗手、洁癖、挑食。思想越离不开死的恐惧，行为就越围绕死的恐惧在转（图3-2-2），就越容易产生恐惧、焦虑等负面情绪，这种负面情绪就成为继续围绕死的恐惧去行动的动力，容易形成恶性循环，使负向情绪和围绕死的恐惧的行为也越来越聚集、增多，强迫思维、强迫行为也随之产生。比如，由于怕脏而反复洗涤；由于怕不吉利才特别恐惧与"死"谐音的字；由于怕不安全才反复检查门窗、煤气和水龙头开关等。但是，死的恐惧并不是越小越好，死的恐惧小，往往生的欲望也小。虽然没有那么多害怕，也不容易产生恐惧和焦虑等负性情绪，同时也不容易有积极的行动。有的人没有感觉到自己有死的恐惧，但只要有强烈的生的欲望，就说明并不是没有死的恐惧，而是没有在意死的恐惧的缘故。

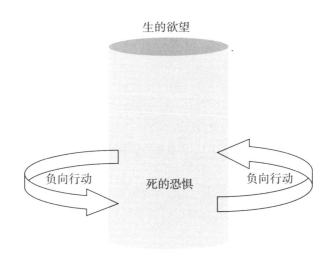

图3-2-2　围着死的恐惧行动

二、正向思维模式与负向思维模式

思维应该是有方向性的，所谓左思右想，前思后想；正向思维和负向思维，人如果能够注意到思维的方向性，非常有益于人的思想向着正确方向运行。

（一）正向思维模式

正向思维模式即积极的、热情的、向上的、向前的思维方式，是从积极的、乐观的、正面的角度看问题、看待和评价事物的思维方式，也是积极防卫式的思维方式。看问题多看正面、优点、长处，比如对人、对事向好的方面去想，给予高度的评价。比如，有的人上街发现一些人看自己，认为今天自己可能打扮得很漂亮，或者发型、化妆不错；有的人急需一笔钱渡过难关，因此向朋友借钱，被朋友婉言拒绝了，认为人家可能确实也有困难。正向思维一般来说具有积极意义，注重看事物的正面，使人乐观、豁达、大度、宽容、积极、热情，但是如果过度注重正向思维有时也容易忽略负向思维的平衡作用而出现问题，容易缺少戒备心，什么都不在乎，什么都不害怕，有时容易被骗、自负、骄傲、冒进。这是由于过度注重正向思维会把事情想得太好、太乐观，所以缺少负向思维的调节和平衡作用。

（二）负向思维模式

负向思维模式是从消极的、悲观的、负面的角度看问题、看待事物、评价事物的思维方式，也是过度防卫式的思维方式。例如，有的人在大街上觉得别人看着自己，于是认为可能不怀好意，可能在监视自己；某明星捐了 10 万元钱，有的人认为其太抠了，不能原谅（而认为虽然与捐献 100 万元、1000 万元明星比少了点，但与没捐款的比，人家献爱心就很值得点赞是正向思维）；有的人认为别人捐钱给灾区是作秀（而认为其捐款是有爱心，这是正向思维）；别人给自己送礼，有的人认为送的少，是太小气，没有瞧得起自己；工作一段时间想辞职，领导不批准，有的人认为是故意刁难自己，而如果领导二话不说就立即批准，就认为领导一点都没有挽留自己意思，是瞧不起自己。以上这些都是负向思维。如果都是用负向思维来判断事物，就是负向思维模式。这种思维模式也不是完全错误，因为不相信别人就轻易不会被骗，小心谨慎就不容易失败，但是也会因不敢干大事就不容易获得成功。

（三）负向思维与正向思维的平衡

只有正向思维模式而没有负向思维的平衡作用，容易缺乏防卫而出现失败、挫折；只有负向思维模式则由于防卫过度容易什么事也干不成、心情沮丧甚至患心理疾病。正向思维和负向思维有机结合、互相平衡、灵活运用才能有效避免过分偏激所导致的缺陷。

三、顺向思维与逆向思维

（一）顺向思维

顺向思维是人类用得最多的思维模式，借助思维的惯性来思考问题，顺着事物的发展方向去思考，去解决生活、工作、学习中遇到的困难和问题的思维方法（图 3-2-3），例如，有病就要治病、休息；想多赚钱就减少成本，生产的产品卖高价；遇事紧张就回避，设法少遇事；见人就脸红，就少见人；一道题解不开，就加把劲解题；被批评了就拼命推卸责任等。顺向思维在某种意义上说是一种解决问题的方法，但是很多时候这种思维方式不能解决问题，反而帮倒忙。例如，有病确实需要治疗，但是有时只是自己认为有病，其实没有器质性异常，这种情况到处求治，不但治不好，反而增加患者的疑虑，对治疗不利；制造产品成本少了质量可能出问题，产品高价卖不出去反而积压产品，导致资金不能及时回拢；怕紧张就回避反而更怕紧张了；怕脸红就少见人，以后就更不敢见人了；考试时解不开的题还使劲解，花费大量时间，结果这道题不一定解得出来，会做的题也没时间做了，反而考试成绩下降；被批评时推卸责任反而使领导更生气，对自己意见更大，等等。所以，有些情况下顺向思维处理问题的结果不一定好。

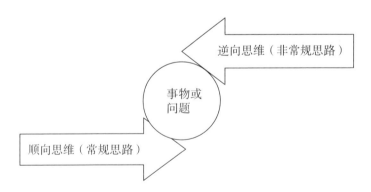

图 3-2-3　逆向思维解决问题思路与顺向思维相反

（二）逆向思维

逆向思维就是与常规思路相反的方向进行思考，从事物的反面去思考问题的思维方法（图 3-2-3）。例如，虽然感觉自己有严重疾病，但检查确定并没有器质性疾病，就不再治疗自己病症，不再休息，该干什么就干什么，反而症状减轻了；卖商品想多赚钱，反而把商品卖得比较便宜，结果薄利多销，赚了钱；遇事容易紧张，但是不回避，该怎么办事还怎么办，结果慢慢就习惯了；在其他人面前经常脸红，但是没当回事，每次都这样，慢慢就不在乎了；考试时遇到不会做的题就放在一边，把会的题全部答完，没有因为这道不会做的题耽误更多时间而影响其他题目回答，反而分数提高了；被批评了主动承认错误，反而受到别人的谅解。逆向思维模式往往是后天习得的，很多人由于阅历、教育、环境等因素缺少这种思维模式，因此生活中会遇到很多无法解决的困难、问题、挫折。常规的顺向思维难以解决的问题，反过来用逆向思维却能够意外的解决。

（三）顺向思维与逆向思维结合

是顺向思维好还是逆向思维好，其实没有合适的结论。在某些情况下顺向思维比较好，在某些情况下逆向思维比较好，两者各有千秋，因此要具体情况具体分析、具体对待。如果拘泥于某种思维模式，不能灵活运用这些思维模式，那么常会被困难、烦恼、失败、挫折所难倒，甚至容易患病。如果能够灵活地运用这些思维模式，不拘一格，那么常会收到意想不到的效果。不拘泥于固定的思维模式反而能够灵活地解决生活、工作、学习中困难的事例非常多见。

四、正向情感与负向情感

（一）正向情感（积极情绪）

关注正向信息和积极行动产生的具有积极作用的情感都称为正向情感，如热情、高兴、幸福感、愉快、感激、同情等。精神健康的人往往正向情感占主流，因此无论贫富、地位高低、年纪大小，其情感的主要取向都是正向的，很少为负向情感所烦恼。

（二）负向情感（消极情绪）

关注负面信息、消极行动产生的具有消极作用的情感称为负向情感，如忧愁、悲伤、焦虑、恐惧、烦恼、愤怒等。而精神不健康的人，即使遇到好事、取得好成绩也很少流露出正向情感，而生活中遇到负面、消极、失败的事时，更容易产生负向情感，烦恼、痛苦就比较多。

（三）正向情感与负向情感的灵活运用

大多数的时候正向情感应该占主要地位，这时如果出现莫名其妙的、无明显理由的负向情感，则可能是病态，而到了该悲伤、愤怒时却出现没有理由的高兴、欢笑，那也不适时宜，可能也是不正常。两者有机结合，适宜的时机表现相应的情感，是人的心理活动正常与不正常的一个重要标志。

五、正向行动与负向行动

（一）正向行动（积极行为）

围绕生的欲望行动，对人对己对家庭、亲友、工作、社会具有建设性意义的行动称为正向行动。围绕生的欲望的行动往往是正向行动，获得正的精神能量，产生正的精神力量有益于从事正向行动，如助人为乐、运动、工作、学习、家务、生儿育女、表扬、赞赏、良好爱好和习惯、拾金不昧、关心别人、孝敬父母、团结友爱等。

（二）负向行动（消极行为）

围绕死的恐惧行动，对人对己对家庭、亲友、工作、社会具有负面影响的行动称之为负向行动。围绕死的恐惧的行动往往是负向的行动，获得负的精神能量支持，产生负的精神力量，如做坏事、懒惰、没礼貌、随地吐痰、乱扔杂物、贪玩、暴饮暴食、过分关注自己、自私、不求进取、骂人、打人、犯罪等。

六、做事模式由大到小和由小到小

（一）由大到小做事模式

世间万物是有大小之分的。人生就像一个容器，这个容器可以容纳小于它的大小各种东西，但是如果选择先放满了小的东西，比如放满了芝麻，就无法加入比它大的东西（比如乒乓球），而选择先放入大的东西，其实还可以适当放入小的东西。做事也是一样，那些没有一点意义的小事做得太多了，就没有太多的时间去做大事。比如，有的人终日关注别人的眼神、看法，怕这怕那，担心这担心那，计较来计较去；时间、精力都花到这些方面去了，而大事就没有更多的时间和精力去做了，所以一生都碌碌无为；看人家过得那么好，又有名又有利，看自己什么都不是，因而悲观、沮丧油然而生。所以从人生的角度，做事要分清大小、主次、轻重，从大到小有序进行。如果分不清这一点，就可能导致生活上的迷茫，行动上盲目。如果把大部分时间和精力放在大事上，就会有所成就，各方面就比较顺利，而小事也可以有序插入，生活相对完整（图3-2-4）。

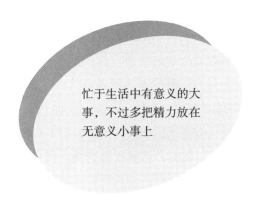

忙于生活中有意义的大事，不过多把精力放在无意义小事上

图 3-2-4　由大到小做事模式

（二）由小到小做事模式

由小到小做事模式，即从人生的角度，做事不分大小，把大部分时间和精力都放在一些没有什么意义的小事或者可做可不做的事情上（图3-2-5）。比如，特别在意身体一些小的不适和毛病，而对健康相关的大问题并不关心；在意一些事物的细枝末节问题，而对这些事物的主要问题搞不清，也不想搞清；天天在这些小事上观察、思考、打转，而对工作、生活、学习、婚姻、家庭等重大的问题搞不清，甚至一塌糊涂。如果从

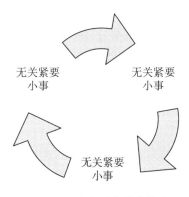

无关紧要小事　无关紧要小事　无关紧要小事

图 3-2-5　由小到小做事模式
（忙于无关紧要的小事）

一个小事转到另一个小事，斤斤计较，钻牛角尖，那么就没有足够的时间顾及到大事，没有时间思考健康，没有时间好好工作，没有时间顾及怎样好好生活，这一辈子都平平淡淡、碌碌无为，一事无成，甚至在疾病或痛苦中挣扎。

七、有为与无为

（一）有为

拿得起，有所作为，做该做的事，围绕自己树立的正确目标去行事，这是

有为，但也包括自认为是正确的行为而实际上是无意义的甚至是错误的行为。比如，纠结一些无意义的小事（钻牛角尖）；总是后悔；总是回忆往事而耽误眼前的工作、学习、生活；对已经无法挽回的事仍然试图改变，不惜忽视和放弃工作、学习、正常生活；即使多少个月或多少年白白过去了也不醒悟。例如，某人单恋一个漂亮女孩，但人家已经明确表示不爱自己了，人家都已经结婚生子了，仍然等待十几年、几十年，不能过正常的生活，试图通过自己的执着创造奇迹。其实很多人分不清哪些事需要有为，哪些事不需要有为、不该有为的时候，有为则画蛇添足，多此一举，也可以称之为妄为。比如，喜欢干净、整洁是好事，也可以算是一种有为，有益于身心愉悦地生活，可是没完没了地打扫卫生，反复洗澡，不惜耽误工作、学习、人际交往等，这就不是有为，而是妄为。

（二）无为

由于自然趋势，或者没有办法改变某些事实，那么只有放下对这种事的作为，顺其自然，为所当为。虽然好像对某事没有作为，但反而对处理这类事物更有利，即无为胜过有为。老子谓之"无为而治""无为而无不为"。《三国演义》中，诸葛亮在遇到当时无法解决的难题时，反而一反常态，筹划实施了著名的"草船借箭""空城计"，用无为的方法解决，这些无为胜有为的著名典故千古传颂。大学毕业生去找工作，某单位应聘的人很多，面试的时候非常紧张，紧张时有人吃药、念咒语、告诉自己别紧张、不停地抖腿都是对这件事的有为，反而会不自然，可能影响面试；而有人虽内心很紧张，却该怎么回答问题就怎么回答，表现得坦然的样子，这就是对紧张的无为，结果无为胜过有为；因而，给面试官的印象是后者准备充分，更适合招聘的岗位。另一种无为是不妄为，该做的事做了，且不夸张地做、不做多余的事。一个人懂的知识多一些是好事，但是人即使再努力也不可能知道所有的事，而不管与自己的专业、生活、工作、研究的内容有用无用，毫无目的性地遇到一点疑问就要刨根问底，不管时间、地点是否适宜，每天就在"为什么"中度过，无穷尽地循环下去，反而影响工作、生活、学习、社交，以为是有为，其实是在妄为。

（三）有为与无为的有机结合

有为与无为两者缺一不可，前者几乎人人都知，而后者却不是谁都会，是需要学习的一种思维模式。两者有机结合，则可以提高解决问题的能力。其实有些心理异常或者人际关系问题也可以理解为解决问题能力的欠缺。如果能够将有为与无为完美地结合，那么解决问题的能力一定会大大提高。比如，对待一次大挫折和失败后的痛苦，有为的对待方式就是不愿承认失败，而是委屈、怨恨、后悔、埋怨、捶胸顿足等；而无为的对待方式是失败就失败，难过就难过，不去理睬失败的痛苦，让失败的痛苦顺其自然，因为痛苦是失败所应该有的正常情感反应，对于正常的反应没有必要在意，而是去及时总结失败的原因，及时弥补自己的不足，获得经验，那么这次失败就为今后成功奠定了基础，这种对待失败、痛苦的无为处理方式是比有为的处理方式更好。

八、为所当为与为所欲为

（一）为所当为

人们生活中大多数行为都是有目的的，为了实现生活中或者人生的目标，去做该做的事情，即使当前要做的事情不一定是十分想做的，或者不是心甘情愿的，但是由于十分需要和必要，也能尽心尽力地去做，这就是为所当为，如工作、学习、交友、家务、运动等。

（二）为所欲为

为所欲为与为所当为只有一字之差，但是意义相反。为所欲为是不顾忌任何有害的、不利的、不道德的、违法等因素，不考虑所做的事情会出现什么后果，想做什么就得做什么，否则就难过，无法安宁。比如，顶撞或打骂长辈、上级，逃学，欺负同学，幼年抽烟喝酒或赌博，不顾经济实力花天酒地，放弃工作、学习等正常生活而去满足自己玩乐的欲求等。

九、狂热与被束缚

狂热与被束缚是思想和行为方面的两个极端状态。

（一）狂热

狂热和热衷有相似之处，但是狂热比热衷的程度强许多倍。狂热使人注意的焦点聚集于一个问题点、一件事或一个事业，整个精神活动都被这件事占据，往往容易忽略其他，而在事后或若干年后才感到那件事情或那个时期太疯狂、太狂热了，如战争、大的政治运动、某种极端的宗教信仰等。狂热可能是某个人或集体、组织、集团、民族的行动围绕着某个焦点问题展开，而对注意的焦点以外的事情往往容易忽略，以至于做了比较荒唐甚至是可怕的事情却浑然不知或不以为然，还固执地围绕着注意的焦点去做事，关注的事或事业可能迅猛发展，势不可挡，但是被忽略的事情可能是事后难以弥补的。狂热往往是使人兴奋、愉快的，身体社会功能不是减退，反而增强。狂热者所做出来的事情往往令人惊讶，甚至使人震惊，这种狂热的力量一旦汇集起来，气势如虹，势不可挡，往往可以做出惊天动地的事情。狂热力量一旦方向错误，可能会有惊人的破坏力。比如，世界范围的侵略战争，发起国为了实现自己的战略野心，动员一切宣传机器使整个国家为之振奋、沸腾，不顾一切地去杀戮、疯狂扩张、掠夺，这股狂热的力量确实曾经一时间创造了很多战争奇迹，在很短的时间内横扫各国，大有瓜分世界之势，但也正是狂热的力量使战争对被侵略国犯下许许多多不可饶恕的、令人发指的罪行。狂热者对于注意的焦点以外的一切（如人性、伦理、道德、良心、失败）统统忽视，因此才做出了许多非理性、非人道的行为。

（二）被束缚

被束缚是人被某种思想、观念、不良体验、不适感觉所束缚的一种状态。这种状态的一个突出特点是，注意被固着于某种思想、观念、不良体验、不适感觉之上，难以自拔。也就是说，注意是强迫性地被固着于上述方面，明知不该这样，但往往控制不住地、不由自主地关注着，好像自己的头脑已经不受自己控制一样。由于注意固着于此，精神能量随之而来，因此每天大部分时间都在想这件事，做与此相关的事，而其他的事做不下去、听不下去、想不下去，以至于影响生活、工作、学习、人际关系。被束缚的状态就像是被某种事情缠住了一样，放不下、脱不开了，鬼使神差般地去想、去做、去痛苦。被束缚就像是与狂热相反的另一个极端，为此去不懈地努力消除烦恼，然而烦恼却越消除越多，"被束缚"状态越陷越深。

十、热衷与拘泥

热衷与拘泥两种相反的思想倾向。

（一）热衷

热心做某事，把更多的时间和精力投入到某件事情上去，称之为热衷。

很多人热衷于做某种事情，而另一些人热衷于做另一种事情，虽然热衷的事情不同，但是在多数情况下由于热衷使人更加积极地做事，才使被热衷的事做得更好，也就是说热衷做某事对这件事有积极的意义。虽然热衷于做某事，但不会影响其他的事情，不影响生活、工作、学习等，如热衷于工作，热衷于打篮球，热衷于旅游，热衷于助人为乐，等等。有些事对于本人和他人都是好事。但是有时热衷的事对自己是好事而对于其他人来说可能是坏事，这种情况下热衷的事可能就具有消极意义。比如，过于热衷于打麻将，麻将可能会打得很好，个人也很快乐，但是如果发展成狂热地打麻将，就会影响个人前途、事业发展、家庭幸福，那么就变成了坏事。

（二）拘泥

思想围绕一件事不能展开也不能放下的状态称为拘泥。例如，用同一种思路解决问题，用同一种方法做某件事情，即使解决不了，即使事情做不下去也不改变思路和方法等。这种拘泥的思维模式限制了人的思维，限制了事物的发展、进步。拘泥的意思是固执地做某事而不知变通，一旦做起某事，不管遇到什么情况都执着地不肯放下。这种情况与被束缚有相似之处，但程度不如被束缚严重。比如，拘泥于做事时的某种形式；拘泥于某种固定的做事模式而不能灵活地运用各种方法去办事；拘泥于某种旧的理念或思想而很难接受新的观点、新的事物等。拘泥会限制人注意的广度，使思维的灵活性受到影响。

十一、正向与负向精神交互作用

（一）正向精神交互作用

在某种契机下，某种感觉或观念引起了某人的注意。注意与感觉或观念交互作用，其结果是注意与感觉或观念互相加强，这一过程就是精神交互作用。如果精神交互作用的结果是好事，则可以称为正向精神交互作用，如越想越高兴，越想越美，越吃越香，越看越爱看，越看越喜欢，越干越起劲等。由此产生正性的情绪，形成一些行为模式和习惯。

（二）负向精神交互作用

在某种契机下，某种不适或痛苦的感觉或观念引起了某人的注意，注意与感觉或观念的精神交互作用的结果是互相加强。如果精神交互作用的结果是坏事可以称为负向精神交互作用，如越想越怕，越想越憋屈，越想越着急，越看越闹心，越听越心烦，越想越不放心等。强迫症、恐惧症发病中的精神交互作用其实就是负向精神交互作用。

十二、内向性格与外向性格

（一）内向性格

内向性格一般表现为很少与别人交往，少语，不善表达，不爱活动，表情也少，沉闷，不活跃，兴趣爱好少等。

（二）外向性格

与内向性格相对，外向性格一般表现为话多，愿与人交往，活动多，表情丰富，开朗，活跃，易急躁。

十三、注重与轻视

（一）注重

注重即注意和重视某事物，把很多精力和精神能量都投入到关注和重视的事物上，如有人注重金钱，有人注重名誉，有人注重事业，有人注重爱情。如果注重的方向是对的，就会发财、出名、事业成功等；如果注重的方向错了，就可能发生各种自己不愿接受的结果。例如，注重吃喝玩乐，工作、事业、学业就可能受到影响；太注重自己的利益，可能会影响别人的利益，影响人际关系。

（二）轻视

注重需要精神能量，而精神能量是有限的，所以注重一方面事物的同时，往往会轻视另一个或几个方面事物。例如，注重金钱的人可能轻视自己的身体健康而拼命赚钱，不顾过劳；注重名誉的人可能轻视自己的利益，不在乎自己的得失；注重事业的人经常加班、把工作带回家，轻视家庭、亲友，而对家务活很少干等；注重药物副作用而轻视服药治疗作用，结果耽误疾病治疗；注重卫生，而轻视精神健康，整天反复地打扫卫生，不许别人碰家里任何东西，容易影响工作、生活、人际关系和情绪，因而影响精神健康。

十四、高度注重与忽视

（一）高度注重

高度注意和重视某事物，可能把大部分时间、精力和精神能量投入到高度注重的某些事物上。如果高度注重的事是对的，全力以赴地投入其中，就更容易成功，更容易获得了不起的成绩，所以高度注重是做大事的必须条件。但是，高度注重之前一定首先辨明方向，一旦高度注重的事方向是错的，也容易败得很惨。例如，注意休息是非常需要的，但是有人高度注重休息，把休息看得最大、最重，把大部分时间和精力用在休息上，所以每天大部分时间什么也不干，不是坐着就是躺着，结果反而越来越没有力气，白天休息多了，晚上又会睡不着，这种睡不好，没有力气的状态容易使情绪受到影响。

（二）忽视

由于高度注重某事物，大部分时间、精力和精神能量被占用，就容易忽视其他事物。例如，有的高度注重名誉的人，因为名誉方面被损害，可能连生命都会忽视，甚至是自杀；有的高度注重钱财的人，可能为了得到钱财而忽视道德、法律等。高度注重某事的人往往好像看不到忽视带来的问题和损失。如果发现某人明显忽视某事时可以推测可能有特别高度注重的事物。有些事物被忽视不是本意，而可能是过度注重其他事而不自主地忽略了这些事产生的结果。例如，某高中生非常重视自己的身体健康，对身体的一点不适、一点疲劳都不能接受，反复要求检查和治疗，对于父母、医生的劝说无动于衷（忽视），对于自己好不容易考上的重点高中也不珍惜了，动不动就不上学，好像忘记了当初自己是多么渴望好好读书，能考上好大学。

十五、狂妄与谦卑

（一）狂妄

狂妄指极端自高自大，十分嚣张，目中无人，行动鲁莽，不顾一切。此时往往注意狭窄，高度关注自己的一个观点、执念或一个目标。狂妄的人认为自己的观点是无比强大的，而自己以外的一切是极端渺小的，所以狂妄时会目空一切，认为自己可以高于一切、为所欲为，如认为自己天下无敌，不把任何人、任何势力放在眼里。

（二）谦卑

与狂妄相反，谦卑指极端卑微，胆小，过度谦虚、渺小，感觉谁都比自己强，行动谨小慎微，瞻前顾后，遇事把困难看得过大，认为自己比谁都差。

十六、执着与散漫

（一）执着

思想比较集中地关注并坚信自己某个信念、观念、观点或想法是绝对正确的，或坚信别人是绝对错误的，一直围绕自己的信念、观念、观点或想法而行动，往往听不进去任何人的意见，直至成功或失败为止都一直坚持，或者直到失败也不放弃、不悔改，其执着的事情可能是正确的，也可能是错误的，或者眼前看是正确的，长远的观点来看可能是错误的。

（二）散漫

散漫与执着完全相反。思想从不比较集中地关注什么信念、观念、观点或想法，没有什么执念，生活没有目标，干什么都是漫不经心、三心二意、不能持久，往往一事无成。

十七、疯狂与理智

（一）疯狂

为了己方利益或实现己方某个目标，而不顾国际和国内道德、人伦、法律、法规、舆论，甚至没有任何顾忌和毫无底线的做事，比如战争中对无辜者所采取的杀人、放火、强奸、掠夺等行动。

（二）理智

理智表现为办事顾全大局，冷静，沉着，考虑问题周到，权衡利弊，精细考虑，智慧、巧妙处事。

十八、思想左倾与右倾

（一）思想左倾

思想左倾是一贯过于激进的思想，并按照此思想指导行动，一贯为了某一目标而不顾自身或己方各方面条件、能力的限制，不顾为此需要付出多大代价，不惜去做力所不能及的事情和去做得不偿失的事情。

（二）思想右倾

思想右倾是思想一贯过于保守，并按照此思想做事，一贯为了自身或己方利益而不顾全局，看不到这样保守会带来什么不良后果，固执地保守下去。

十九、人的社会性与本性

（一）人的社会性

人经过长期的学习、生活、工作、人际交往，逐渐建立了社会性的一面，而且随着年龄的增长，这一面越来越成熟，比如女人外出时要梳妆打扮，穿着华丽，男人外出时要着装得体、整洁干净、神采奕奕、意气风发。人的一言一行、一举一动都符合道德修养，就显得有素质、有教养。即使是没有文化的人，在外人面前也相对比在家时显得有礼貌些。有时两口子在家吵架吵得很凶，可是如果单位同事突然到家串门，两口子便一下子停止吵架，端茶倒水甚至做饭招待客人，宛如刚才根本就没有吵过架一样。在社会环境下，人的思想、行为、情感往往需要迎合其环境，多数人能够迎合环境需要，所作所为符合工作、学习、社交场合的社会人应该具有的礼仪、人际交往、道德规范。这种社会性建立得越好，其越容易适应社会，容易在社会中生存，相反则很难适应社会。当然这些社会性的高低有程度之分，与受教育程度、成长环境、家庭教育等因素有关。

（二）人的本性

本性是既有善良、淳朴、敬老爱幼、爱亲人、勤劳节俭的一面，又有比较低级和原始的一面。低级本性是贪财、自私、好色、好享乐等。本性是人生存的一种需要，有些人把低级本性掩饰得很好，或者把它排在比较靠后的位置，而有些人将低级本性掩饰得很差或者放在比较靠前的位置，稍一相处其低级本性的一面便暴露无遗，或者一点也不掩饰，因此容易影响人际关系。低级本性的外显程度与受教育程度、修养、成长环境等因素有关。本性还与人的思维有关，如果存在整体思维，思考和处理问题时，想的比较宽、比较远、比较全面，就不容易受到低级本性的影响，而人如果只看眼前，过于重视满足自己的低级本性，则容易做错事。

二十、主观与客观

（一）主观

主观是人从自己的角度看待事物，对事物产生自己独到的认识，因此主观往往存在片面性。主观的片面性程度因人而异，越是极端主观，就越是容易极端片面，一点也不能客观地认识事物，可谓一旦产生主观认识，就不撞南墙不回头，无论如何都不会改变自己的认知。有人即使撞了南墙也不回头，把失败的原因归结于别人，归结于环境因素，这都与过于主观有关。

（二）客观

客观是与主观相反的，客观是不以人的主观意志为转移。不管人们是否看到它、知道它、了解它、承认它，它都是存在的。不管人的主观是怎样判断事物的，客观事物都是按照一定规律运行的、发展的，不是按照人的主观意识任意运行和发展的。如果人们在判断事物时不仅考虑主观判断，还能够考虑客观事物全貌，那么所得出的主观判断就会比较正确。例如，既看到事物负的或者消极的一面，又看到事物正的、积极的一面，就不会那么悲观、郁闷，相反只是看到事物负的或消极的一面，就一定会悲观、郁闷。

第三节　精神活动主导理论

精神活动很广泛，主要包括认知活动、情感活动、意志、行为。正常情况下认知活动占整个精神活动的主导地位，更具体地说是思维主宰人的一切活动或行为，而认知活动不仅主宰人的行为，还影响人的情感和意志。人通过认知活动的感觉、知觉、记忆、思维、想象之间的互相协调、去认识事物，得出对事物认识的结论（狭义地说是思维判断的结论），于此同时产生情感反应。认知活动的结论和由此产生的情感反应这两者往往可以影响和主宰人的行为。正常人的行为活动从理论上说应该是受认知活动、思维判断来主导，但是人是高级动物，情感极其丰富，人的情感极易影响人的思维判断，甚至有的人思想和行动不同程度地被情感所主导。这种情感主导行为有时并没有错，或者没有对错之分，但很多情况下是不够正确甚至是错误的，但本人未必意识到这些。人与生俱来就具有七情，即中医指喜、怒、忧、思、悲、恐、惊。《礼记》指喜、怒、哀、惧、爱、恶、欲。生活过程中这些情感不断地根据需要出现并影响着人的各种行为。情感对人有好的影响，使人知道善恶、好坏，躲避危险，知道追求幸福、理想，知道对敌人愤怒、对朋友友爱等。情感对人也有坏的影响，负性情感往往导致错误行为增多，因此容易导致身心疾病、吵架、争论、人际关系紧张甚至犯罪行为。人自幼就习惯于凭喜好做事，逐渐养成了在很多情况下情绪占主导地位的一种倾向，同时逐渐养成认知主导行为的行为方式。例如，吃药很苦、打针很痛，可是为了治病还是吃药、打针了；读书学习很累，还是坚持学习下去了。这样人就形成了两种主宰行为的方式，一种是认知主导行为，另一种是情绪主导行为。

一、认知主导行为

认知活动包括感觉、知觉、记忆、思维、情感和受思维指挥的行为等。人脑接受外界信息，经过脑的加工处理，转换成心理活动，这一过程就是认知过程，它支配人的行为。

认知主导行为就是人经过对事物的判断后所采取的相应行动。这种认知和行动不一定100%正确，但是应该比未加思考或者仅凭感情或感觉就采取行动的结果的正确率高很多。正常人的认知活动应在所有精神活动中占主宰地位。人在大多数情况下，做任何事情都是有目的的，这些目的都是经过认真思考后决定的，为了实现这些目的，就要去做各种事情，在做事过程中不受情绪、感觉、环境、条件好坏的影响，即使吃苦、受累、流血、流汗也能够克服困难，坚持积极的行动，这样的人看起来生机勃勃，富有活力，常以社会性一面展示自己，也不容易患心理疾病。

二、情绪主导行为

情绪主导行为是以情绪的好坏主导自己做什么或不做什么事的一种行为模式。这在低级动物中比较多见，在人类中也常见。人进入成年以后这种行为模式逐渐减少，人在婴幼儿时期往往思想还不成熟，判断事物、做事往往不会经过深思熟虑，父母也会根据自己对孩子的判断，去理解和满足孩子的各种需求或者拒绝孩子的某些不合理的要求；孩子逐渐长大了一些，但还没有成年时，好恶更明确了，比较容易凭喜好去做事，如喜欢或者讨厌吃什么，喜欢什么方式与人相处，喜欢做什么事等，这种情绪主导行为的状态很多情况下会一直持续；随着年龄的增长，特别是到了成年以后，由于受到教育以及遇到一些挫折得到教训等因素，情绪主导行为的情况会相对逐渐减少，认知主导行动（行为）相应逐渐增多，并逐渐占了主导地位。但是，很多正常人仍在一些特殊的方面或者特殊的情况下（比如生气、冲动或过于高兴、恋爱、悲伤、习惯行为时）容易延续情绪主导行为的行动方式。比如，男女两人一见钟情，刚第一次见面就坠入爱河，定下终身，往往第一次见面就给彼此留下深刻印象，产生强大的爱慕情绪反应，并在此情绪的影响下产生进一步的求爱行动。这样的行动未必完全错误，也有很多可歌可泣的故事，但是很可能出现由于过于草率地决定终身大事而导致终身遗憾。这种情绪主导行为的行为方式直到老年仍有可能保留，如喜欢抽多少烟就抽多少烟，想喝多少酒就喝多少酒，想发脾气就发脾气，喜欢某异性就去设法接近，不考虑这种行为会不会影响身体健康、人际关系、家庭关系、社会道德，不考虑这些行为有什么后果等。这种情绪主导行为的行为方式就是情绪本位。情绪本位有程度轻重之分，严重者很难改变，很容易影响其身心健康、人际关系、工作生活，随后影响情绪。一旦发病，情绪本位将影响治疗效果。

三、感觉主导行动

婴幼儿时期，孩子的判断能力还不健全，往往根据自己的感觉来决定是哭还是笑等行动。随着年龄的增长，不仅情绪、思维都可以主导自己的行动，感觉也可以主导行动。成年人在很多情况下的行动是可以受感觉主导的，感觉好吃就吃，感觉好玩就玩，食和性相关的行动最容易受感觉主导。但是，这其中好吃的食物不一定对人体有益，感觉好玩的游戏或好玩的其他活动不一定对玩者是好事，感觉不舒服的事也不一定都是坏事，对这些事的详细区分十分重要，可不是所有的人都能区分其中的对错，所以就会因此产生种种问题，甚至因感觉主导行动而导致错误行动屡屡发生。

第四节　精神能量理论

　　一切生命活动都需要能量，如物质代谢的合成和分解、肌肉收缩、腺体分泌、器官活动等都需要能量，那么精神活动也不例外地需要能量。用于精神活动的能量被称为精神能量，这些能量主要来源于食物、空气、水在人体的代谢。它们确实存在于人的身体里，具体说存在于人的脑内，人的一切精神活动都在不知不觉中消耗着精神能量，每天摄取的食物、空气、水又在制造和补充精神能量，周而复始，直至生命的尽头。每个人都有自己的精神能量，有人用它进行了发明创造，改变了世界，改变了历史，也改变了自己；有人用它工作、生活，使自己和家庭幸福、美满。而有人白白浪费精神能量，沉迷于醉生梦死，生活得毫无意义；有人精神能量都用于偷鸡摸狗，害人害己；还有人精神能量全部用于关注外界和身体内部的所有负面信息，为此担忧、恐惧。所以，当我们为种种事情而忧心忡忡时，我们有必要追寻我们每天的精神能量或者了解精力投入到了哪里，那么我们就不难发现这些我们不愿接受的恶果原来是精神能量投错了方向。

一、人体能量分布

　　正常人体的能量是按需分配的，哪里最需要能量，哪里分配的血液和氧供应就会相应增加，于是相应的能量供应也就随之增加。然而，脑的能量分布就不那么简单了，人的精神活动十分复杂，那么它们的能量分配形式是怎样的呢？生理学家、心理学家都有不同的解释。精神活动消耗精神能量来供给脑组织和神经系统支配着身体活动、认知活动、情感、感觉、意志、记忆等，精神能量支持人脑组织正常运转，精神能量优先分布在当前最需要的地方，也就是说当前正在进行的精神活动能量分配最多，而与此同时其他与当前精神活动关系不大的脑组织就会相对减少精神能量的供应，以保证当前正在进行的精神活动顺利进行而不受其他精神活动的影响。能量可以作功，精神能量也应该如此，但是人的精神活动极其复杂，作功的形式也很难分类。如果用一个简单的方法，把人的这些行动、情感、感觉用方向来定位，分为正的和负的，那么精神能量消耗的去向就比较容易理解了。

（一）正向精神能量

消耗在正向行为、情感、感觉、思维的精神能量可以称为正向精神能量。付出正向精神能量以后往往能够获得有价值的东西，比如通过劳动、工作付出体力和精力的同时获得产品、金钱、荣誉、成功、赞赏、幸福感、愉快感等；通过不断运动强壮体魄，获得别人的赞赏、钦佩；通过不断训练，获得各种技能；通过不断学习，获得丰富的知识；通过连续的实践，获得各种宝贵的经验；通过艰苦的磨炼，获得坚强的意志；通过游览美景，感到身心愉快；通过做好事，可以受到表扬、留下好名声或得到报答。也就是说，精神能量消耗在正向思维、行动、情感方面，在多数情况下可以获得物质财富、精神快乐，获得有积极意义的成果。人是高级动物，精神活动比较复杂。精神能量消耗在正向思维、情感，有时只是近期取得有积极意义的结果，远期却取得负的、消极的结果。对待任何问题都看得太简单、太乐观、太美好是正向思维，所产生的情感反应也是正向情感，也许一时会产生有积极意义的结果，但其远期结果可能反而很糟糕、很失败。比如，对自己身体健康过于自信、乐观，身体有不适反应也不在意，仍然不改变以往的不健康的生活习惯，若干年后可能造成严重后果，悔之晚矣；在投资理财、做生意时，过于乐观，看起来是正向能量的事，但有时不仅没有发财反而破产，结果负债累累。

（二）负向精神能量

消耗在负向行为、情感、思维、拘泥、被束缚等方面的精神能量可以称为负向精神能量。精神能量被消耗在负向行为、情感、思维、拘泥、被束缚以后，人往往不仅不能收获物质财富和精神力量，还会产生负面、消极的影响，比如产生严重的焦虑、恐惧、强迫、愤怒、痛苦、烦恼、仇恨、冲动，实施犯罪行为等。也就是说，负向精神能量消耗在负向行为、情感方面往往对人具有消极意义的不良结果，但有时也可能需要具体情况具体分析。比如，对敌人的仇恨，局部看仇恨是负向情感，消耗负向精神能量，容易产生冲动行为，但从全局来看是正义的、积极的，产生为消灭敌人而勇往直前的勇气和英雄行为。

二、精神能量的特征

（一）精神能量的储存

精神能量存在于大脑；具有能量的特征，有传递性；可以传递到需要精神能量的脑组织；具有可转化性；能量守恒；可以作功。

（二）精神能量的产生与消耗

精神能量会在各种复杂的精神活动中被消耗，身体活动也需要精神活动的指挥，也需要精神能量的供应，人通过食物、空气、水等转化作用重新获得足够的精神能量，周而复始。

（三）精神能量的去向

精神能量与情绪、思维、意识、注意、记忆、意志等精神活动关联紧密，它不断消耗在这些精神活动之中。有了足够的精神能量，人才可以意识清楚，记忆良好，思维清晰，注意在一定时间内可以保持集中。但是，如果精神能量被大量用到一些没有意义的方面（如精神能量用在对某事物的恐惧或者强迫思维、行为等方面时），那么这方面的症状就会很严重，而与此关系不大的其他精神活动由于得到的精神能量相对减少而导致学习、社交、工作等活动受到影响。精神能量根据需要源源不断地向完成上述功能的组织区域分布，一旦上述某个功能出现了问题，比如行为、情感等出现了问题，就会导致精神能量异常分布，从而可能影响其他精神活动的正常进行，进而影响整个精神活动的正常进行。比如，一个人遇到恐吓，产生极其恐惧的负性情感，负向精神能量向负性情感聚集，那么其他精神活动一定会受到影响，无心做事、胆战心惊、不敢出门等。

（四）精神能量与注意的关联

人的注意对精神能量运行的方向有指引作用或者说精神能量总是跟随着人的注意运行的方向前进。当人的注意高度集中于某项事物时，精神能量也会聚集于此，因此注意的焦点非常敏感。注意的焦点更深更细时，由于精神能量大量聚集，使人总是关注某个焦点而不愿离开，甚至有时难以改变注意的方向。例如，某人确实有过婚外情，虽然就一次，可仍然十分害怕会患艾滋病，多次到医院检查没有发现异常，但依然十分恐惧，不能上班，整天想着这件事，反复洗澡。这说明，当人在高度关注这件事时，精神能量也投入其中，所以无法自拔，很久不能释怀。

（五）精神能量的付出与收获

精神能量的消耗或付出可以产生精神力量，精神力量的使用可以使人获得物质利益和精神满足。因此，虽然我们没有过多去关注精神能量的去向，但只要把关注的方向确定在正常的工作、生活、人际交往、理想、有益的兴趣爱好等方面，我们就会从中获益，付出精神能量会收获对自己有益的成果。相反，如果主要的关注方向是负面的事物，即在工作、生活、理想、人际交往等方面出现的负面事件、负面言语、负面感觉等，那么精神能量就会向负面信息的方向倾斜，其结果是产生负性情感，这种情感的爆发会给自己和别人造成不同程度的烦恼和痛苦。但是，人往往对于精神能量的消耗是不加以关注的，所以往往即使很快乐或者很痛苦，也不知其所以然，他们不知道过多的精神能量倾注在快乐或痛苦上才是这些情感非常鲜明的真正原因。其实人并不是越快乐就越好，当然也不是越痛苦就越不好，乐极会生悲，苦尽会甘来，所以没有必要对喜事过喜，或者为某些事情过悲。

（六）精神能量的机动性

正常人的精神能量可以随着思维、注意、情感的转移而转移，并为这些活动提供能量、动力。如果精神能量的机动性出现了障碍，不能灵活地根据需要把精神能量传送到主导生活、工作、学习、社交的精神活动中，就会影响生活、工作、学习、社交的正常进行。比如，精神活动完全被恐惧占据，精神能量也大部分聚集在恐惧的情感上，那么恐惧就会不断被加强，而其他精神活动得不到精神能量支持，就会导致缺乏正向情感，缺乏正向行动，从而恐惧情感占主导地位，社会功能减退，不能正常生活、工作、学习、社交等。

（七）精神能量与精神力量

精神能量是支配人类的意识、思想、情感、注意、记忆、意志、行为活动等一切精神活动的动力，而精神力量是付出精神能量后产生的精神方面的推动力。精神力量不仅可以从精神能量中获得，也可以从历史故事、现实生活中的一些感人的事迹和榜样中所获得，因为这些事迹和榜样吸引了人的关注，从而吸取和聚集了精神能量，进而获得精神力量，使人做事有了方向、干劲，精神力量有了用武之处。精神能量用在正向思维、正向情感、正向行动方面时，所产生的精神力量是正向的，精神力量产生的是具有正面影响、具有建设性的利人或利己的结果。精神能量部分用于负性思维、情感、行为方面时，可以对正性思维、情感、行为起到适当的平衡作用，但是如果把绝大部分精神能量用在了负向思维、负向情感、负向行动方面，其产生巨大的精神力量也是负向的，这种负性精神力量容易产生消极甚至是破坏性的结果，具有负面的、消极的影响。

三、精神能量的方向转换

人的主要精神能量往往跟随注意方向运行，消耗在完成关注的事情的过程中，消耗在所进行的精神活动中。例如，目前在学习英语，那么当前的精神能量消耗在学习英语上面，但是下堂课学习化学，那么另一部分精神能量又转到了学习化学上面，如果精神能量被分散，经常胡思乱想，精神能量又会转到胡思乱想上面，而课堂上老师的讲课内容就会听不进去，注意力无法集中在听课上。强迫症、恐惧症患者容易过分关注负性信息，经常为某些负面信息而担心、害怕，精神能量就会转到恐惧的情绪中。注入到负性信息的精神能量越多，心情越恐惧，越想排除恐惧心情，越排除不了，就会越恐惧，注意力也很难向其他方面转移。如果患者能放下目前的担心、害怕心情，不去理睬和排除它，去做眼前该做的事情，在做事当中，精神能量就会回到眼前做的事中来，这就改变了先前的自己控制不了自己注意力的状况，注意力慢慢地恢复到原有的状态。改变精神能量的运行方向是纠正上述恐惧情绪的有效方法。

第五节　精神活动的力学理论

一、精神活动的作用力与反作用力

在经典力学中有一个著名的牛顿第三定律，**互相作用的两个物体之间的作用力大小相等、方向相反**。例如，一拳打在墙上的作用力与拳头所承受的反作用力是相等的。在心理学方面，两个事物之间如果相互作用，也应该存在作用力与反作用力的关系，虽然它们的相互作用力不一定是完全相等的，但起码在多数情况下互相作用力是相近的，少数情况下可能作用力与其导致的反作用力相差很大。例如，给予别人滴水之恩，对方若干时间以后以涌泉相报。这里面看起来作用力与反作用力之间十分不对等，这点帮助对于给予方可能只是举手之劳，但对于受惠者可能是在关键的时刻解决了关键问题，受惠者一旦有能力报恩会给予远远超过受恩惠时的回报，虽然看起来十分不对等，但从某种意义上看是对等的，给予对方的恩惠随着时间的推移升值了，这种升值的大小由受恩惠者的判断决定。有时两个事物或两个人之间相互作用以后会马上产生反作用力，而有时会延迟产生反作用力。例如，一个人无端被人骂，他觉得打不过对方，当时没有反击，背后却散布那个人的负面言论；你对别人好，别人就可能会对你好，或者以后有机会就报答你，所谓善有善报；相反你对别人不好，无端地挑剔、指责别人，别人就可能对你也不好，将来有机会就会报复你；别人都不理你，你的结婚典礼上没有一个朋友参加，说明你可能也不理睬别人，或者是别人结婚时你从不参加婚礼，其反作用是别人也不参加你的婚礼；你在其他事情上做了坏事，也可能反作用力是别人都不理你；你打骂了别人，别人就可能会打骂或者用其他方式损害你、攻击你；你打骂别人越凶狠，你收到报复的可能性越大，所谓恶有恶报。当然这是理论上的推断，事实上可能有例外，你越凶狠，也许别人越老实，服服帖帖。但这都是暂时的、表面的现象，你的凶狠留下恶名，可能影响你找工作、找对象，影响你的前程，等什么时候名声扫地、被革职、亲人或自身被打击报复，都可能是你人性不好种下的恶果（你对人家凶狠其作用力的反作用力所致）。笔者把力学的定律在心理学领域延伸作为精神活动的作用力与反作用力理论，**即某人的思想、情感、行为作用于其他人就会产生相对应的作用或影响，其作用、收获或影响在多数情况下大小相近，作用方向相反。**人的行为（行为是精神活动的一部分产物）的影响往往不是孤立存在的，一个行动的出现，就可能有一个相对的行动或事物、作用产生。例如，想念死去的亲人或回想起被欺负的事情时，马上就会感到悲伤或愤怒；去上班工作，就可能收到对应的报酬；某人被法院判刑了，反过来推测他（她）可能犯过什么罪行；犯的罪行越大，判的刑罚越严厉。这些都是事物两者互相作用时，作用方向相反，作用相互影响相近的事例，而有时可能反作用影响的不是自己，而是自己身边的人。例如，你对某人越好，他不是直接对你越好，而是对你的亲人越好；你越在意某一件事（好事或者坏事），越是围绕这件事在转，这件事就对你的影响越大；你喝酒越多、越频繁，酒精对你的影响越大；你吃肉越多，虽然越高兴、舒服、满足，但同时患高血脂、高血压、高血糖的危险性越高，日积月累，患心脑血管病的可能性就越大。假如你总是用负向思维去看待事物，用精神活动的作用与反作用理论来推测你所看到、想到的负面的、消极的事物，那么反作用回来的结果往往是消极情感和消极行为增多。反过来说，你最近很悲伤、难过，说明之前遇到过可以导致悲伤的某些事件仅作用于你，比如遇到过失败、挫折等。符合精神活动的作用力与反作用力定律的事例很多，其中对人们心理健康影响较大的几类事件请见下文。

（一）受容性低下的作用力与反作用力

生活中一定存在压力、失败、挫折、身体不适症状、心理症状（焦虑、紧张、郁闷、烦恼）等，对于这些负面事件越不接受（或放不下），其实就是对其越排斥，它也会产生相应强度的反作用力。这种强烈的作用于不愿接受的事件的作用力，其导致的反作用力也会相对很强烈。例如，最亲的亲人突然去世、挚爱的人背叛、珍贵物品丢失、钱财被骗等，没有人愿意接受这些事件，而一旦发生了，这种不愿意接受或者受容性低下的人对这些事件就会产生排斥，但由于排斥的程度因受容性低下的程度不同而有差别，有的严重，有的轻微，那么排斥所带来的反作用力导致反应的强度和时间也会不同。例如，有人一天不擦 2 次地、不洗 2 次澡就无法安心，而有人 3 天擦一次地、洗一次澡也可以接受；有人 10 年前失恋，10 年后还不能释怀，不能重新恋爱，甚至一生不结婚生子，不能正常工作、生活和人际交往，而有人失恋后 1 周就没事了，又可以重新恋爱；有人在亲人去世后经短时间悲伤之后就走出来了，而有人十几年过去了仍然悲痛欲绝，终日以泪洗面，埋怨老天爷不公平，食欲、性欲减退，整天抱着亲人的遗物喃喃自语，工作、生活能力下降。遇到负性事件时，与只是经过短暂几个星期、几个月不愉快就过去的人相比，长时间从逆境中出不来的情况与其说是应激的延迟反应，不如说是对负性事件的受容性低下的强烈排斥作用导致的反作用力影响的结果，排斥得越强烈、持久，其反作用导致的不良后果也越严重、越持久。提高受容性，消除其不必要的作用力与反作用力是解决这个问题的关键所在，也是重要方法。

（二）为所欲为的作用力与反作用力

人有很多本能，其中一种本能是想满足自己的各种欲望，比如想吃什么就吃什么，想吃多少就吃多少，想干什么工作就干什么，想考什么大学就考什么大学，想什么时候喝水就什么时候喝水，想看什么书就看什么书，想找什么样的对象就找什么样的对象，等等。人实现了这些欲望就快乐。有一些事按照自己的欲望去做了，对自己、对别人没有什么影响，那么是可以做的；可是，有些欲望实现了，但对自己健康有影响，对周围人有不好的影响，比如婚外恋，影响自己和对方家庭；不节制地喝酒，影响自己的健康；想说什么话就说什么话，可能影响人际关系。这样不经深思熟虑所做的事情属于一种"为所欲为"，虽然这样做事不一定每次都会出现问题，但是经常这样做事就会出现问题。只要做事，就存在作用力与反作用力的问题。有些事情产生的作用力与反作用力对个人或者他人没有什么不良影响，就不会引起注意，但不是所有事情都没有不良影响。有些人出现浑身不适症状，是因为他对本不该去关注的症状过度关注，如被批评了以后会心里难过，身体也不舒服。其实，改正错误就可以了，不需要关注批评后的难过和身体不舒服反应，因为这是被批评后应该产生的反应；但一些人非要去关注这种难过的感觉（不需要做的事非要去做也属于为所欲为），而不去改正错误，错误引起的反作用力结果会使被关注的难过反应扩大，导致更难过。

人有的时候需要克制自己的行为，但不是什么时候都需要故意克制的。比如，在很严肃的场合，根本就不需要害怕自己会大笑；参加婚礼等喜庆场面时，根本就不需要担心自己会大哭。正常情况下，该哭的时候自然会哭，该笑的时候自然会笑。但是，有人在一些严肃的场合（比如面试、考试等）故意去抑制自己，让自己千万别笑，用咬住嘴唇的方法去抑制自己笑，结果越抑制越紧张，其刻意抑制笑的行为产生的反作用结果是分散了注意力，影响了这些场合的正常发挥，产生连锁反应（影响面试结果和考试成绩），间接地影响情绪。有些人想喝多少酒就喝多少酒，想睡多长时间就睡多长时间，想玩多久游戏就玩多久游戏，想生气马上就生气，这种为所欲为的做法会影响其健康、学习、工作、生活、人际交往等，而这些方面的负面影响又会反作用于情绪，导致情绪改变。

（三）围绕死的恐惧行动的作用力与反作用力

人应该有生的欲望，也应该有死的恐惧，但是围绕前者还是后者来做事，其结果是不一样的。有的人围绕死的恐惧行动，怕万一突然死了、万一失败、万一被骗、万一患绝症，适度害怕似乎是有道理的，但是终日围绕这些死的恐惧去做事，比如不敢这样、不敢那样，每日小心翼翼、如履薄冰，不仅没有任何好的作用，其反作用的结果是什么事情都做不成，却使恐惧感增强，社会功能减退。恐惧不仅没有被消除反而加重，生的欲望无法实现，这种结果没有人愿意接受，但是仍有许多人深陷其中，不能自拔。

（四）精神拮抗的作用力与反作用力

当人受到表扬时，往往不是同时表扬自己，而是反过来说"不行不行"或"哪里哪里"；当人被无端谩骂时，往往反过来会指责对方或者内心会仇恨对方。这种作用与反作用的力度和方向往往是相对应的，所以当某人对某件事过度排斥或抵抗时，这件事对自己的影响也就越大。比如，你越是害怕在人多的场合抛头露面，遇到这种场合时你的恐惧反应也会越大；你越是不愿进行身体活动，或者每天的身体活动量越小，你的体力相对也越弱。

（五）"被束缚"的作用力与反作用力

具有神经质的人，由于遇到的某种特殊事件引起自己高度关注，越关注，对关注对象的感觉就越强，导致"被束缚"状态，其作用结果是各种精神症状（恐惧、强迫、焦虑等）不断加重，越来越怕，越来越不安，越来越控制不住地想重复做某件事。这种"被束缚"状态的反作用力导致对这些精神症状的强烈排斥，但又排斥不掉，排斥的作用又反作用回来就导致上述症状加重，这样就更想排斥，从而恶性循环。以上"被束缚"状态的作用力与反作用力使症状逐渐加重。

（六）批评的作用力与反作用力

一方批评另一方，可以由于被批评者对批评的理解不同（作用力）而产生不同的反应（反作用力），这种情况的作用力与反作用力就比较复杂。比如，被批评者把对自己的批评理解为是在教育自己、保护自己、则被批评者会感谢批评者，即由于善意的批评受到的反作用力是感恩，改正缺点，今后变得更优秀，其进步使批评者感到满意，下次还会表扬，形成良性循环，使这个被批评者越来越优秀。另一种情况是，被批评者对这种善意的批评没有理解，反而感到其是吹毛求疵、非善意的，则被批评者不仅不感恩，反而会产生敌意、对抗。这种作用力与反作用力是理解为非善意的结果，或者对于容易用感觉主导行动的人来说，对于别人的批评、指责，感觉不好就容易敌对、反抗，而不管对方是好意还是歹意，这符合作用力与反作用力理论，但是不符合思维主导行为原则。而被批评时不仅不生气，反而还感激，诚恳地接受批评和改正错误，符合思维主导行为原则。

二、行动效率与行动力的关系

经典力学领域的牛顿第二运动定律是，物体加速度的大小与作用力成正比，跟物体的质量成反比。笔者把这一定律在心理学方面延伸为**行动效率与行动力关系理论**，即行动效率与正确的行动力成正比，与错误的行动力成反比。在相同事件、单位时间、相同环境下，为了做成功一件事，错误行动最少的前提下，正确行动的行动力越强，往往做事效率也越高，成功的概率也越大；在行动力相同、单位时间相同条件下，错误行动越多，办事效率越差，成功的概率越小。

以学生读书为例，在相同环境、班级、智商、情商、身体健康、时间且学习方法没错误的条件下，学习越用功，则进步越快，成绩越好。而学习越不用功、越懒惰（错误行动），那么行动效率越差，成绩也会越差。在环境、班级、智商、情商、身体健康、时间等所有条件相同的情况下，如果学习成绩不好，进步慢，则可推测在学习方面的行动力不够或被其他事物分散，或者方法不对（错误行动），比如迷恋电子游戏或早恋，行动和时间的分配发生变化（错误行动），因而成绩也会受到影响。以此类推，在工作、人际关系、事业等方面成功与否，都可以用行动效率与行动力关系理论来解释。

（一）成功定律

一件事是否成功往往与行动的正确性有关。对于一个正确的目标采取正确的、积极的行动，而且有足够的行动力，容易使所做的事情成功。而对于正确的事行动力不足或采取消极的行动，就不容易成功，甚至容易失败。也就是说，消极行动难使所做的事情成功。错误的行动肯定会导致所做事情的失败。若想让所做事情取得成功，只有采取积极、正确的行动，而且有足够的行动力，才可能成功；行动正确的前提下，行动力越强，行动效率就会越高。由此衍生的理论是，在目标明确的前提下，正确行动越多，错误行动越少，就越容易获得成功。所以当我们的生活中经常失败或出现我们不想要的结果，这时去追溯以往做事的行为或方法是否正确，一定会发现可能是行动力不够强，行动不正确，或者行动有些错误。

（二）失败定律

对于一个正确的目标所采取了错误的行动，其错误的行动越多，正确的行动越少，越容易失败。比如，想打败敌人，而采取错误的思想、错误的行动，不仅不能打败敌人，反而被敌人打败；学生用完全错误的方法去学习，错误的方法用得越多，正确的方法就相对用得越少，就很难取得优异的成绩；医生用错误的方法去治疗患者，不仅治不好病，还可能出现失误导致患者病情加重甚至死亡。所以，生活、工作、学习、人际交往中出现了挫折和失败，不仅与周围的环境客观因素有关，还很可能与我们自己的错误行动较多和正确行动少或行动力不足有关。另一种情况是，首先自己的行动目标就错了，那么不论怎样努力，其结果都是错误或者失败。如果这种失败是健康方面的，那结果就是患病。比如，有人把自己的首要目标定为"干净，不能被感染"，于是把所有精力都用在使自己干净方面，一天中主要任务就是搞卫生，反复洗手、洗衣、洗澡，而且停不下来，控制不住地做下去，不去做就不安心，这样下去严重影响了工作、学习、生活、社交等，其结果是虽没有患感染性疾病，却患了心理疾病。如果这个人了解到这一点，解决问题时就有了方向。

三、事物发展方向和速度理论

牛顿第一定律是：任何物体都保持静止或匀速直线运动的状态，直到受到其他物体的作用力迫使它改变这种状态为止。笔者将这一理论在心理学方面延伸为**事物发展方向和速度理论**，即任何事物在没有受到外力或人为作用的情况下，往往保持原有的运行状态和发展方向，按照原有的发展规律运行，而有足够内力或外力作用才可能改变事物原有的运行方向和速度。比如，有一个平时几乎不跑步的人，一次为了赶车，加快速度跑了一会，就感觉到剧烈的心跳和气喘，心脏似乎马上就要从嘴里跳出来一样，气也喘不过来了，他以为自己因为有病了，于是到各大医院去检查身体，什么病都没有查出来；他又认为即使没有病也是因为跑步把心脏跑坏了，于是再也不敢跑步了，逐渐连走路也不敢了，慢慢地连动也不愿意动了，怕心跳加快，吃了很多药；此后，一跑步心跳加快，他就觉得不对劲，继续延续不爱动的生活状态，因而逐渐改变了自己的原有生活状态和规律。按照事物发展方向和速度理论推测，他此时已经改变了以往生命健康发展的方向，于是真的患病了，容易紧张、恐惧，一紧张就心慌，心跳越来越快。如果不改变其现在的生活状态和规律，仅依靠治疗很难改变他现在的疾病状态（整天紧张、恐惧、不敢动，认为自己有病）；人一旦患病，不管是器质性疾病还是非器质性疾病，在没有任何干预的情况下，疾病会按照其本来的发展规律不断发展、加重；有些人自我感觉好像是有病，其实并不是患器质性疾病，如果不去过分关注这种感觉（这是对正常状态的干预），改变不良生活习惯和行为方式，身体会按照原来正常时应有的自然规律、生命运行轨迹去运行下去，这等于让身体自然恢复原来的正常状态。

一个人如果对自己或事物的原有状态不满意，想改变它原有的状态，就一定要对此施加外力或人为的作用，才可以改变现状。比如，觉得身体不够强壮，就要去健身；觉得自己不够富有，就要勤奋劳动或者创业；觉得自己现在学习成绩不够理想，就要从各个方面去努力学习；觉得自己地位比较低就要积极进取、积极工作、努力学习、提高修养等，才可以改变原有的状态。

（一）消极行动与积极行动的转换

一个没有器质性发病因素的强迫症或恐惧症患者，按照**事物发展方向和速度理论**推测，患者行为和生活方式如果不做任何改变和干预，其病情可能还是按照自己的规律发展下去，患者如果对自己的疾病状态不满意，就不应该继续原有的不良生活方式，就要改变原有的消极行动。比如，改变不出门、不做任何事、不工作、不学习、不干家务的状态，转向积极的行动，从力所能及的事情开始做起，逐渐扩大行动范围，增加行动力度，逐渐提高行动效率，这样会有益于强迫或恐惧症状的改善。改变看事物时总是看负面的思考模式，学会看事物正的、好的一面和全貌。森田疗法的目的也是促成这种行为方式、思考模式的转变，通过行为方式、思考模式的转变，改变精神能量运行方向，从而达到改变症状原有发展方向和进展速度，恢复正常生活状态的目的。

（二）情绪本位与目的本位的转换

很多强迫症、恐惧症等心理疾病患者都存在情绪本位的行为方式，以情绪或感觉的好坏去左右行为，以喜好去左右行动，这样的行为方式的结局是容易出现失败和挫折，导致情绪改变。而情绪障碍一旦出现了，按照**事物发展方向和速度理论推测**，如果不去干预和改变原有的行为方式，那么它会按照原有状态继续运行和发展下去，这将给治疗带来困难，而这样发展的结果是我们不愿意接受的。那么，就要去把这种情绪本位的行为方式改变成目的本位的行为方式，即按照想要实现的目的和目标去安排自己的一切行动。为了实现自己的目标，不管心情或感觉好坏、不管喜好如何，不管敢还是不敢，都去为了实现目标而行动，这样才可能成功地实现自己的目标。森田疗法通过改变以往的行为方式和内容，把情绪本位改变为目的本位的状态，这样以目的本位为指导思想的做事方法，使生活、工作、学习、人际交往中失败的概率减少，成功机会增多，减少了失败引起负性情绪的机会，增加了成功带来的喜悦，这对情绪的改善起到促进作用。

（三）负性与正性思维、情感、行动模式的转换

如果一个人具有负性思维模式，那么就很容易在一些负性事件和负性信息的作用下发生负性情绪、行动。在这种情况下，一旦发生了心理障碍，按照**事物发展方向和速度理论**来推测，如果不把负性的思维、情感、行动模式转变为正性的，那么原有的心理障碍状态很容易继续发展下去，症状得不到改善，这也是我们难以接受的结果。森田疗法通过各种生活活动的训练，通过有建设性意义的行动，逐渐去改变这种以负性的思维、情感、行动模式为主的行为模式。但是改变长期以来的这种负性的思维、情感、行动模式是很难的，如果真正纠正正了就有可能促进改善原有的障碍。相反如果正性的思维、情感、行动模式在某种特殊事件的作用下向另外一个方向转变，即全部转向了负性，那么结果会怎样呢？那么这个人的生活状态、精神状态、行为方式的整体运行方向就会发生转变，人就会变得消极、悲观、低沉。如果不加以任何形式的干预，这种状态就会按照**事物发展方向和速度理论**继续下去。即使使用了一些药物，如果没有纠正现有的行为模式，那么将改善得很有限、很艰难，而一旦药物中断或生活中出现一点风吹草动，上述症状还是会继续向负的方面发展下去。

第六节　精神活动的条件反射理论

一、精神活动的非条件反射

在 19 世纪末，俄国生理学家巴甫洛夫通过研究狗产生唾液的方式，注意到狗在嚼吃食物时分泌大量的唾液，吃食物引起唾液分泌是一种本能的生理反应，称为非条件反射（图 3-6-1）。非条件反射是外界刺激与有机体反应之间与生俱来的固定神经联系，如缩手反射、膝跳反射、眨眼反射等由大脑皮质以下各个中枢即可完成。

现实生活中也会有类似的本能反应或下意识的心理反应，比如别人夸自己就

高兴，别人等自己就生气、难过，获得奖励就开心，遭遇失败就失落，危险来临会害怕等。

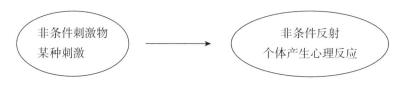

图 3-6-1　非条件反射

二、精神活动的强化作用

第一次铃声（中性信号）与食物同时出现时，狗出现的唾液分泌不一定与铃声有关，而是食物引起动物的唾液分泌，但是两者（如铃声与食物）反复多次同时出现后，以后即使单独铃声刺激也可以引起动物唾液分泌，那么这种刺激同时重复出现使反应不断增强的过程就叫强化（图 3-6-2）。心理活动也有强化现象，一件事反复述说多次以后就会在大脑里留下深刻记忆。比如，一个人反复述说自己身体不适感觉后，这种感觉就越来越强；这都是反复强化的结果。森田疗法主张"不问症状"，就是不主动去反复关注症状，不反复到网上等途径搜索与症状相关的资料，不反复向别人述说症状，其目的就是为了减少强化作用导致的症状加重，为治愈心理疾病奠定基础。也就是说，20 世纪初森田正马教授的这个主张与巴甫洛夫发现的条件反射有共通之处。

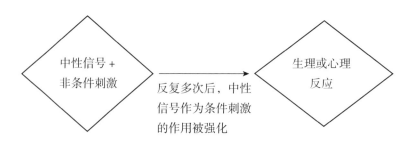

图 3-6-2　精神活动力的强化作用

三、精神活动的条件反射

原本不能引起某一反应的刺激是中性刺激，如铃声、味道、视觉、语言信号等。通过把这个刺激与另一个能引起反应的刺激（非条件刺激）同时反复呈现给动物，使中性刺激与非条件刺激建立联系，使原本的中性刺激也和非条件刺激一样可以诱发本能的生理反应，即条件反射（图 3-6-3）。因此，如在吃过酸葡萄的人面前只是提起酸葡萄的话题，并没有真正给他吃酸葡萄，仍会引起其唾液分泌，这就是条件反射。

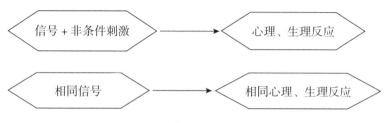

图 3-6-3 条件反射建立过程

类似地，在精神活动中，失败、挫折会使人难过、痛苦。有些体验过失败而痛苦的人，只要想起了或别人提起了那次失败（负性信息），就有痛苦的感觉，此时的负性信息就是作为条件刺激引起的条件反射。理论上说，一切负性事件都可以引起不同程度的负性情绪反应，因而与负性事件相关的负性信息往往也可以作为条件刺激，引起一些人的负性情绪反应。那么对于这些人来说，负性事件相关的负性信息引起的负性情绪反应属于条件反射。关于负性信息，对于不认识字的人或者看不明白负性信息的人来说，看到它时只是看到了中性刺激；但是如果把这些负性信息读给他们听或者提起，那么这些负性信息就可以作为条件刺激，使他们反复关注负性信息，产生负性情绪，并不断被强化，使负性情绪不断地恶化下去。但实际上，对于一个信号刺激，每个人出现的反应是不同的，大致会出现 4 种反应。①喜欢的反应建立了：例如，张三送了李四一份礼物，李四喜欢这份礼物，进而喜欢李四喜欢的反应建立了；②厌恶的反应建立了：如果李四很讨厌这个礼物，那么张三就不喜欢甚至讨厌李四了；③无反应：如果李四对张三的礼物没有在意，那么对张三没有什么特别感觉；④复杂的反应产生了：张三给李四送的礼物让李四即喜欢又害怕，那么就会很复杂了，一方面李四由于收到喜欢的礼物而喜欢张三了，另一方面又害怕被别人知道或害怕被张三说出去，所以心情就比较复杂、比较尴尬。因此，人比一般动物对条件刺激的反应更复杂，但无外乎上述 4 种情况。

一旦由某种原因建立了不好的反应（如恐惧、尴尬、矛盾等），如果想改善它，那么最好的方法是改变认识并去喜欢它。比如，人生第一次吃辣椒，非常辣，舌头和嘴都被辣得很难过；可是家人介绍说，这个东西好，可以刺激食欲、升高体温、增强抵抗力、杀菌，特别辣的辣椒就是好辣椒等。听后，讨厌、害怕辣椒的感觉就会减弱，喜欢辣椒的感觉就会慢慢增多，可能就慢慢地不讨厌、不害怕辣椒，甚至会喜欢吃辣椒了。但是事情没有那么简单，有些恐惧感不容易因为改变为喜欢它就能解决，那么不去在意它就是最好的选择。比如，原来很在意别人对自己的看法，见人就容易紧张，不愿意到人多的地方。如果想解决这个问题，就不要去在意这件事，与此同时去积极做好自己该做的每一件事，获得一定的成果，引发愉快的情感。多次重复以后，这些行动产生的愉快反应就会取代见人就紧张的反应，这就切断了关注负性信息产生的精神交互作用。所以，不去关注负性信息具有治疗作用，森田疗法的不问技法也是这个目的。那么上述尴尬反应的处理与讨厌、恐惧反应的处理方法是一样的，就是设法将其变成喜欢或者不在意的事。

森田正马建立的森田疗法正好与巴甫洛夫的条件反射理论不谋而合。失败、挫折等刺激引起的烦恼、不适感、不愉快或痛苦反应，是正常的心理反应，类似于无条件反射。有些人遇到失败和挫折没有表现出不愉快或痛苦，是由于其对这件事没有在意，如果不去关注，就不容易留下印象，心理反应会自然消失。所以在正常情况下，对于正常的心理反应是不必去关注的，让其自然产生、自然消失才不会受其影响。过度关注这种心理反应就会引起负性精神交互作用，使这种心理反应不断加强，使原本自然产生、自然消失的心理反应不能消失，使失败、挫折等刺激引起的不适感变成症状固定下来。了解这种理论对于治疗各种心理疾病具有重要意义。

四、条件反射的抑制

条件反射建立以后，如果多次只给条件刺激而不用无条件刺激加以强化，结果是条件反射的反应强度将逐渐减弱，最后消失（图3-6-4）。例如，对于以铃声为条件刺激加上食物而形成唾液分泌条件反射的狗，如果只给铃声，不给食物吃，多次以后，则铃声引起的唾液分泌量将逐渐减少，甚至完全不能引起分泌，出现条件反射的消退。类似地，某人在众人面前讲话就感到很紧张，即使告诉自己别紧张，也没有用，于是不想再上台讲话，一提到上台讲话就不舒服（条件反射建立）。可是别人说："上台讲话可以锻炼自己的讲话能力，表现自己的才能，提高自己的影响力。"听到这话觉得很有道理，那么下次讲话虽然也有些紧张，但还是坚持去讲了，几次以后就习惯了，也不在意讲话时紧张不紧张了。这属于条件反射抑制。精神活动中，负性事件会引起负性情绪反应，比如亲人发生意外事故而身亡，会产生悲伤反应。但是负性信息对于理解它的含义的人来说，负性情绪反应才能够与其相关联。所以当接收到负性信息时，与之相关联的人会将这些负性信息作为负性条件刺激而引起负性情绪反应，而对不相关联的人几乎无此反应。森田疗法提倡，对于一些正常人也会有的症状，或对于已经无法改变的事实，采取接纳或者放下而不去关注的态度，不去排斥它的做法，让其顺其自然，而自己为所当为，不再围绕死的恐惧行动，不围绕负性信息和负性情绪行动，而是围绕实现生的欲望，做应该做的事（为所当为）。这样一来，上述作为负性条件刺激的信息就逐渐失去了条件刺激的作用，即产生条件反射抑制，它的存在或出现不再引起对应的负性情绪反应，那么负性信息得不到强化，就逐渐对关注负面信息没有意义，其原有的条件反射（负性信息导致负性情绪反应）就会减退甚至消失。情绪会随着所做事情的成功而改变，使人变得高兴和愉快。森田疗法还提倡改变思想矛盾。对于一些情况，只要改变认识问题的角度，那么恐惧、厌恶反应就会逐渐消退。比如，某人总是胆小怕事，如果告诉他："不做亏心事，不怕鬼叫门。"从此多关注自己做没做坏事，多做好事，那么这种胆小怕事的状态就会有所改善。

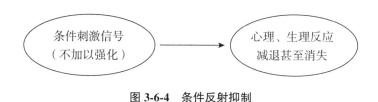

图 3-6-4　条件反射抑制

第七节　感情法则

一、情感的自然升降法则

对于某种精神刺激（如某些不愿接受的事实）所引起的情感反应，如果不是特别在意，不刻意加以干涉，而是任其自然发展，这种情感的发展往往像抛物线形状一样，先是逐渐上升然后慢慢下降，随后便自然消失了。而越是在意、关注、干涉、排斥精神刺激（如不愿接受的事实），其对刺激的情感反应强度往往随时间的延长不仅不能逐渐减弱和消失，还会继续逐渐增强（图 3-7-1）。

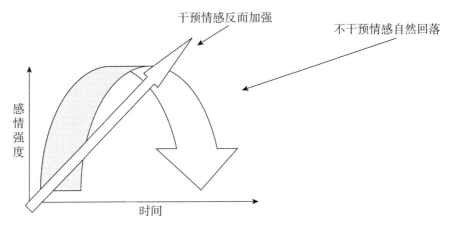

图 3-7-1　情感的自然升降法则

二、满足情感冲动可获短时平静

人的某种情感冲动一旦被满足了，相应的情感便会随之暂时平静下来，这是一条规律。很多人都在利用这条规律，不断地发泄自己的不良情绪，平复冲动。但是单靠满足冲动来平复情绪，如果不加以自我约束，不加强修养，不学会其他平复情绪冲动的方法，那么就容易出现反复冲动而形成一种习惯，即反复发生情感冲动来满足自己情绪的习惯，甚至形成一种性格倾向。例如，在某种情况下发生愤怒的情感反应时，如果不加以抑制和转移，任其冲动发展，使该情感冲动得以爆发和满足，相应的情感便由此得到暂时的平复，但事后不总结、不反省，就容易再次发生，长此以往影响人际关系，影响自己的情绪，也影响身心健康。

三、情感的习以为常

对某种感觉或情感一旦习惯了，那么对这种感觉或情感就会变得迟钝或没有什么感觉了。比如，早上比平时早起床 1 小时，起初很不习惯、很难受，但是坚持下去、反复多次后便逐渐习惯早起，以后便逐渐感受不到早起难受的感觉了。在生活中不可能只有快乐和好事，也会遇到痛苦或坏事，但是不管是多么痛苦，只要能忍耐住，反复多次之后也就习惯了，便不会感到那么痛苦了。父母总是不断地向孩子发脾气，孩子会对父母的发脾气慢慢习惯了，逐渐就不那么在乎父母的愤怒和教训了，这样的教育往往会比较失败。

四、情感交互作用

随着某种刺激持续出现，人的注意力会放在这种刺激及所产生的感觉或情感上，越是关注这种刺激所导致的感觉或情感，那么它就越强烈。例如，某人在蒙上眼睛时虽然看不到周围环境，不知被带到什么地方，但也没有恐慌感觉；当眼罩被摘掉，发现自己站在十几层楼高的展望台上，脚下是透明的玻璃地板，可以透过玻璃看到地面的人只是一个小黑点，于是害怕起来，而且越来越害怕，不敢走一步，死死地抓住旁边人的手，一动也不敢动，好不容易离开这个地方，以后再也不敢到这个地方来了。因为某种原因而恐慌时，恐慌就会被关注，还总想消除这种恐慌，越想消除恐慌，就越容易注意恐慌，恐慌的情绪反而增强。有些人在众人面前怯场，说话声音会发颤、脚会发抖，这时如果想控制自己别发抖，反而会更加胆怯，想要说的话反而说不清了。

五、新体验后的条件反射

强烈的反复多次的体验或刺激必会产生强烈的情感反应，很容易建立该信号刺激的条件反射反应。例如，某人被蛇咬过一次，极其疼痛、恐怖，差点死于非命，此后就十分怕蛇，甚至怕类似蛇一样的东西，包括怕绳子等（绳子作为条件刺激，引起怕蛇的条件反射）。再例如，有些人某次坐车时感到头晕、想吐，下次再坐车时就担心会不会头晕；这种担心容易引起预期的焦虑，就会使其害怕坐车；越是害怕坐车，那么坐车时就越可能头晕，以至于一坐车就头晕，或坐车时间长就更容易头晕，形成条件反射，逐渐不敢坐车了；某一天天气不好、特别冷，正好赶上身体不适、难受，便认为自己容易受凉，以后往往一到类似冷天气时就容易身体不适、难受，而害怕这种天气。有人吃了某种食物产生恶心的感觉，以后见到这种食物就厌烦，不敢再吃这种食物了。有人体验到做某事成功后的喜悦，以后对这件事越做越顺手，反复体验这种喜悦以后就喜欢做此事了。有人吃到一种好吃的新食品，下次还想吃，慢慢就养成经常购买和吃这种食品的习惯了。一次较大的成功体验或愉快体验被反复多次经历后，就容易形成喜欢这种体验的情感和追求这种成功和愉快行为；而较大的打击或痛苦的体验被反复多次经历后，就容易形成厌恶或害怕这种体验的情感和逃避这种体验的行为。

第八节　注意与其他精神活动的关联

一、注意的特性

（一）注意的可移动性

正常情况下，注意是可以随着人的意志而自主移动的。由于这个特性，人可以根据自己的需要不断地在不同的时间里关注各种事物。在注意的引导下来决定做不同的事情，付出情感、付出金钱、付出努力。可以被某些事件、事物所吸引，使精神活动长期专注于此事；也可以随时转移到其他新的事物上。如果注意的移动性功能丧失，人往往被一两件事情所吸引而无法自拔（注意不能移动），就会影响到其他事情，使人不能关注今后更应该值得关注的人或事，以至于影响生活、工作、学习、人际交往的顺利进行，这可能是患心理疾病的一个重要表现。

（二）集中注意的持续性

不同的人对注意一件事可持续的时间是不同的。一般来说，7 岁以前的儿童集中注意的持续时间比较短，他们集中注意的能力随时间的推移还会不断下降。比如，他们今天学习比较劳累，那么接下来的时间就比较容易注意不集中。一般成年人比儿童和青少年集中注意的持续时间相对长得多，但是也随着集中注意时间的推移，注意集中的能力不断下降。在单位时间内集中注意的时间长了，丢三落四、出现错误的情况就容易增多，因而需要适当休息，变换生活方式才能恢复集中注意。如果不考虑注意的这个特性，过分高度和长时间集中注意于某事，容易使集中注意的这种持续性受到破坏，造成注意涣散、注意集中困难等症状，影响精细工作和学习的能力。

（三）注意的集中和稳定性

注意不仅可以随意指引和移动，还可以在一段时间内集中在某处。一般成年人能稳定地关注一件事几个小时。集中注意时，思维也容易集中在学习某些知识、思考某些问题。也就是说，注意的集中和稳定性对于人们学习和做事具有极其重要的意义。注意高度集中于某件事时，精神能量也高度集中于此，这有利于精细地理解、分析、记忆关注的对象。这种注意的集中和稳定性越好，越有利于学习和思考，也有利于工作和生活。而注意的集中和稳定性一旦被破坏，那么学习效率、工作效率往往受到影响，因此影响情绪，容易发生心理障碍。

（四）注意范围的广泛性和自动分布

注意不仅可以集中于某处，也可以广泛地集中于周围事物。比如，人在行走时不仅可以注意到前面，也可注意到两边，甚至注意到后面；人不仅可以关注眼前每天发生的事，还可以关注国内外发生的事；关注事物不仅是用眼睛，耳朵、身体感觉等都可以同时全方位地用于关注。有的人一边唱歌、一边跳舞、一边弹琴、一边表演，此时注意自动地分布在所需要的领域，需要有机地协调自己的身体，完成好表演的任务。

注意的自动分布能力是在长期生活中习得的，也可以通过训练不断完善。如果注意的广度和自动分布能力出现了问题，不能像往常一样自动地把注意分配到需要注意的地方，就可能是由于注意被某种事物高度吸引，以至于使注意固着于此，影响了注意的广度和自动分布。这种情况会使思维受到限制，以至于影响思维的质量，同时间接地影响情绪。例如，某人见到一位美女后感到脸红，他好像被对方注意到了，觉得十分尴尬，此后一直关注脸红不红的事，特别是在别人面前总是关注自己的脸红没红，因此与人见面时应该说什么、做什么都不清楚了，使社交活动受到影响。注意无法和以往一样正常地分配到其他领域，很难按照需要自动分布。

（五）注意焦点的可放大、深入性

注意集中于某处时，注意的焦点就会被清晰地印在大脑里，而且随着反复多次集中注意于某事，注意的焦点就会被不断放大，使关注者对这件事的理解更深入，观察变细，感觉加深、加强。例如，科学家对未知事物或领域的研究由浅入深，不断深入观察、探讨，最终可能因一点细微的信息线索而得到很大启发，产生很多、很深的联想，从而解决未知领域的问题。盲人不能用眼睛去观察事物，而是改用其他感觉器官去观察、辨别事物，比如他善于用耳朵或鼻子去观察事物，把对声音或气味的关注放大很多倍，因而他们的耳朵、鼻子等感官的灵敏度可能超出非盲人很多倍。

二、注意与记忆

记忆对于人来说是极其重要的。如果丧失了记忆力，人就几乎是个"傻子"。但是记忆与注意是不可分的，注意是记忆的前提和基础，如果没有注意的保证，那么记忆的功能也很难保持完整。也就是说，要想有良好的记忆，就必须有良好的注意。人往往对第一次新鲜的体验十分关注，那么对这种体验的记忆也十分清晰和长远，比如第一次恋爱、第一次工作、第一次踏入大学的校门、第一次出国等都会留下深刻、长久的记忆。但是对于不关注的事情，往往记忆很差。比如，无论在这所楼房住多少年，每天上下楼梯，没有关注楼梯有多少台阶，记不清楼梯的台阶数；自己每天换衬衣，但是一般很少有人能说出 1 周前的某天穿的是哪件衬衣；每天都吃药，吃了 1 年多了，可是问他在吃什么药时回答不上来药名。这并不能说明记忆力不好，而是由于没有关注此事。很多年轻人也述说自己的记忆减退，怀疑自己是不是痴呆了。其实这种情况大多数是因为过多地关注其他事，才会产生这种情况。比如，谈恋爱、与人吵架等，对于谈恋爱或者吵架记忆十分清楚，而对于其他的事往往想不起来，这是由于这些重要的事或者刺激占据了注意的资源以至于对其他事物的注意减少。

三、注意与思维

思维也需要良好的注意做保证。特别是在深入思考问题时，如果没有集中的、稳定的注意参与和保障，那么很难建立正确的思维。比如，昨晚一夜没有睡好，今天早上大会讲话时就可能思路不清，说些废话甚至不该说的话，这说明注意不良就无法保证思维的正确性。当有些问题一时想不出结果时，暂时把它放在一边，将注意转移到其他地方，去做其他事情，也许某一天就突然想通了那个从前想不明白的问题。这件事最终被想明白似乎并没有注意的参与，其实不然。当时百思不得其解的问题即使被搁置，人也会有意无意地关注相关的信息，思维在潜意识中会联系以往的经验，以至于有一天突然受到某事的启示而想出了解决问题的方法，直至问题真正解决以后，注意才会从这件事中撤退出来，甚至事情结束以后，人的注意也容易持续被相关信息所吸引。例如，做生意的人一直思考怎样把自己的生意做好，即使在做生意以外的时间（比如下班、旅游时），也对自己生意相关的信息十分关注；医生在不断思考怎样治疗疑难疾病而苦于不得结果，却往往工作之余受到一件意外的事情所启发。若要想出解决问题的办法，在思考其他问题、做其他事情时也关注着与这个问题相关的信息，才会有意外的收获。

四、注意与感觉

注意与感觉的关系极其密切，注意越集中，注意的时间越长久，那么对注意焦点部位的感觉也就越强。比如，竖起耳朵细听音乐就会听到各种乐器的声音，而平时不注意是听不到这声音细微的组合和变化的；睁大眼睛细看事物就会看到不细看时看不到的景象；仔细品尝菜肴就会品尝到菜中的各种滋味。正如上文提到的盲人不能用眼睛看事物，但他们的耳朵听觉、鼻子嗅觉、手的触觉往往比眼睛健全的人更加灵敏。有些人对学习、生活、工作失去兴趣，而把注意高度集中在自己身体的某一部分，那么他们也会察觉到身体平时感觉不到的现象，如心跳、动脉波动等。

五、注意与情感

注意与情感密切相关。例如，人处于热恋期时，便高度关注恋人的一切，喜欢对方的所有细微优点，并通过良性精神交互作用，使其优点被不断放大，甚至对方的一句誓言、承诺都会刻骨铭心；对方即使有很大缺点也会被忽略，视而不见、听而不闻；此时，父母、亲属等旁观者的客观评价和意见不容易说服热恋中人，反对意见也不容易动摇这段"爱情"。如果一个人的仇恨占据整个身心，一心想着报仇，关注仇恨的事，仇恨的情感就会越来越强烈，而且会持久，在这种情感下往往做出平时做不出来的鲁莽行动。人在关注某些恐惧的事情时，由于高度关注会使恐惧感不断增强，以至于草木皆兵、杯弓蛇影。注意与情感互相作用的结果是使注意和情感不断增强，导致在不同的情景下出现越来越爱、越来越恨、越来越怕、越来越紧张、越来越厌恶等各种情感。

六、注意与行动

人的所有有目的的行动都离不开注意的支持和保证。比如，一个人演讲时的每一句话、每一个手势、每一个表情看似随意的动作，实际上都离不开注意的监视；一个有修养的人，不会无意识地抠鼻孔、随地吐痰、色迷迷地盯着某个异性。如果你在演讲时经常出错，那就说明你可能很疲劳导致注意不集中了，或是被其他的事情分散了注意而影响了讲演。注意和行动是密切关联的。例如，某人注意到一个可爱的女孩，喜欢并热烈求爱；第一次品尝到一种美食，注意到这种美食物美价廉、营养丰富，便经常在各处购买，形成食用它的习惯；注意到一个有价值的投资项目，便投资办厂。这些都是注意与行动互动的过程。

七、注意与兴趣爱好

喜欢的事、感兴趣的事容易使人集中注意做下去，这时注意集中的持续时间相对较长，反之则短。每一个重大发现和发明无不是科学家从对某一科学问题感兴趣开始，关注这一课题，集中全部精力，逐渐深入研究和探索，慢慢揭开某一重要课题的神秘面纱。有些学生对学习有兴趣，因此会很努力地学习，上课集中注意听讲，下课集中注意完成作业，考试成绩比较好，容易受到表扬和赞赏，因而更喜欢学习，对学习更有兴趣，形成良性循环。原来对学习很感兴趣但后来失去学习兴趣的学生，往往是对其他事情感兴趣了，比如对打游戏很感兴趣，每天连续玩几个小时都兴趣不减，注意都集中在游戏上。感兴趣的事情容易引起注意，两者关系密切，好的兴趣与注意互动容易形成良性循环，但不好的兴趣与注意互动容易形成恶性循环。

八、注意的质量与才能和智慧

如果注意的各种特性功能健全，那么我们的思维、感觉、记忆、行动就有了保证，我们就容易学习到新的知识，容易做好每一件事情，容易不断提高自己的能力。也就是说，注意的质量与才能和智慧应该是呈正比的。一个高度关注自己公司发展的商人往往可以开动脑筋克服公司遇到的各种困难，这种商人被称为商业奇才；一个极其想恋爱成功的人，高度关注对方的一切需要，无微不至地讨好对方，但由于过于集中注意在求爱上面，对于特殊情况下被骗缺乏重视和关注，对自己财产的保护能力低到极点，很容易在恋爱中被骗钱财，这种人往往被称为"痴恋""情痴"。人在高度关注局部事物时往往会忽略全局或整体，好像大小事不分、轻重缓急不分。高度关注自己思想的正确性时也会忽略别人思想的正确性。有些人看起来很聪明，可做事却很愚蠢，可见注意的质量对才能和智慧有很大影响。

九、注意的表现形式

（一）注意集中

注意集中是短时间内把注意集中在某件事物上，而将其他事物置于注意之外的表现。如人在高度集中注意于读书时，往往发现不了周围环境发生了什么变化，此时其他事情往往不能引起自己的注意；而由于需要，在下一个时间段自己又去做另一件事时，会将注意转移到另一件事并全神贯注地做此事，刚才的事情自然会被放在一边。

（二）关注

关注是除了正常的工作、学习以外，还经常把注意短期或长期放在自己关心的一件或几件事物上的表现，对某事物越关注，那么对其他事物的关注就越少。比如，喜欢足球的人特别关注足球比赛信息；医生特别关注一些疑难疾病的最新研究成果；惜命的人特别关注身体微妙的不适反应；对政治感兴趣的人特别关注时局、大事件的发生；对赚钱感兴趣的人特别关注每一个商机等。

（三）瞩目

很多人甚至广大民众共同关注某件事物，称为瞩目。例如，某些重大国际比赛，国际、国内发生的重大事件，国家领导发表的重要指示等往往受到众多人一起关注，即瞩目。

（四）注重

注重是注意和重视某些事物，而忽视其他很重要的方面，甚至为此甘愿付出巨大代价也在所不惜。注重名誉、财富、地位等的人，不珍惜自己的身体、时间、精力、尊严、爱情等，而舍身投入在获取自己注重的事物上。例如，注重亲情、珍惜亲人生命的人，在亲人遇到危机的时刻，可以不顾自己的生命，奋不顾身地去救亲人生命；注重事业的人，一心扑在事业上，往往不那么重视个人得失。

（五）在意（在乎或介意）

相对持久地把某事或某人放在心上或不能释怀的表现，即在意。例如，某人十分爱妻子，十分在意她的想法、情绪和身体，关注她的一举一动，对她的要求极力满足，唯命是听；相反，如果夫妻已经不再相爱甚至反目成仇了，则不会尊重她的想法和意见，不会在意她是否生气或者生病，甚至不会在意她的死活。十分爱面子的人非常在意别人对自己的负面评价，一点点负面评价都会引起他非常强烈的反应而寝食难安。十分爱干净的人，非常在意自己的身体、物品的整洁，也在意周围人是否整洁。十分在意别人眼光的人，哪怕别人只是无意中看自己一眼也会十分敏感，好像被刀子割了一样，感到不适、难过，想迅速回避。

（六）牵挂或惦念

无论在哪，无论什么时候，心里都放不下某些人或某些事，总想关注或关心这些人和事。比如，父亲、母亲牵挂远在异国他乡的孩子的安危；子女惦念远方父母的安康；分居两地的夫妻牵挂对方；退伍军人牵挂远方的战友们等。惦念和牵挂时，人就会经常不由自主地去想、去关注、去围绕这件事做点什么。

第九节 行为方式理论

森田疗法不仅仅是一种心理治疗技术，同时也是一种人生哲学。这种观点被森田疗法界的国内外专家、学者、心理治疗师和医生们所接受。森田疗法不仅可以帮助患者治病、减轻痛苦，也可以治人，纠正不良生活习惯、不正确的人生观、不正确的人际交往方式，使其进入正确的人生轨道，收获不一样的人生。这是与其他疗法不同之处。指导患者学习一些人生哲学常识具有什么意义呢？其实关于人生哲学，中国自古以来留下来很多宝贵的文化遗产，这方面知识浩如烟海，只不过需要整理归纳。那么任何对于人生的进步发展、纠正不良习惯、不良人际关系、改善生活工作学习有意义的思想原理都可以作为心理治疗中的一部分内容去指导患者和需要的人。

一、消极防卫行为

消极防卫虽然也具有防卫功能，但消极防卫在多数情况下会产生消极的结果。这种结果与希望防卫的初心不符，所以其结果往往不是自己最初所期望的。

（一）围绕不良情绪的行动

1. 围绕死的恐惧的行动　死的恐惧的概念前面已经提到过，它不仅具有方向性，它和生的欲望一样都具有自我保护、自我防卫的本能。在某些情况下，死的恐惧对人有保护作用，它平衡生的欲望，使之不可过分发展，导致自己力不能及。因此，死的恐惧也有积极意义；但它在多数情况下是一种消极防卫。而围绕死的恐惧在做事的人并不知道这一点，相反他们认为这是最正确的行动。按照死的恐惧这种防卫本能去做人、做事和安排自己的生活行动，一般来说也可以获得暂时安心的感受，但是不会获得长久的安心和稳定，因此需要反复重复上述围绕死的恐惧的行动，才可以获得相对长时间的安心。比如，有的人怕被人笑话，就不与人交往或远离人群；有的人怕患传染病，就反复洗手或反复到医院检查；有的人怕丢面子，就不愿出门或不在人前讲话；有的人怕死，就对疾病、危险格外敏感、恐惧。越是围绕死的恐惧去安排自己的生活行动，就越容易产生恐怖、焦虑等负面情绪。这种负面情绪又导致更积极地围绕死的恐惧去行动，而且还寻找各种理由去继续这样做。在这种恶性循环中负向精神能量被消耗，负向情绪也越来越重。这种消极防御的结果是永无宁日，永远难以达到自我防卫本来的目的。

消极的防卫本能往往产生消极的想法，消极的想法又会产生消极的行动和情绪。一个人是否以消极防卫本能占思想的主导地位，往往通过其想法、情绪、行动就可以体现出来。例如，有些人总是将"我很失败、老天对我不公平、什么事都做不好、不会有什么成就、比较笨、不善于学习、运气很差、不受欢迎、不值得别人爱、没有魅力"等语言挂在嘴边。这些消极想法势必产生负面情绪，并与其相互作用，形成恶性循环，那么这种消极想法会被更加坚信，并作为自己应对各种事物的指导思想，形成一种特有的应对方式或者行为方式。这种人往往这也不敢，那也害怕（怕得病、怕死、怕丢面子、怕丢东西、怕被人笑话或瞧不起等），这也不行，那也不会，很容易陷入焦虑、恐惧等负性情绪中。

2. 情绪左右行动　是指以情绪的喜欢或讨厌来左右自己该做什么或不做什么事的行动。自己干什么或是不干什么都是由情绪（喜欢还是讨厌）来决定的，这种以情绪左右行动的情绪本位在很多种情况下是不健康，甚至是幼稚的，常常表现为喜欢做的事不区分好坏和轻重缓急就义无反顾地去做，不喜欢的事不管是否需要也不去做。比如，有些人喜欢玩电子游戏或麻将，就整天沉浸于游戏或麻将之中，不管谁的劝阻都不听；而有些人不喜欢上学就不去，不喜欢参加社交活动就不去；不喜欢运动的人，不管是否身体需要都不去运动，结果越来越胖、身体越来越差，却在所不惜；不喜欢的人和事就回避，不管生活和工作中是否需要与其接触。这种情绪本位有时会助长形成不良习惯和不良行为，而不利于养成良好的习惯，一旦患了强迫症或者恐惧症，也很容易坚持自己的病态行为方式和生活方式，容易使病情慢性化。表面上，这样做可以保护自己的情绪免受伤害，但这是消极的行动，会产生消极的结果。比如，对于食物想吃多少就吃多少，睡觉想睡多久就睡多久，虽然心情得到了满足，可是长此以往很可能会肥胖，容易患糖尿病、心脑血管病；有些人喜欢玩游戏就无休止地玩，虽然心情得到了满足，可是学业、工作、生活受到了影响。情绪本位的人对于喜欢的人和事往往不善于辨别好坏，也容易被骗，对于讨厌的人和事也不善于区分是不是应该回避，容易做错事。

3. 感情、意气用事　是不顾理智、客观事实、他人忠告等综合因素，而是凭个人的爱憎或喜怒等感情来处理事情。比如，有的年轻人凭着自己对某异性短暂相处时的好感、爱慕、崇拜等就不顾父母、家人、好友提出的对于对方的任何意见而闪婚，自己是如愿以偿了，可是对原本最亲的家人、好友的失望却无动于衷；某人掌握一点权利，但在亲友或者有特别关系的人面前轻易放弃原则、失去理智，办了不该办的事，甚至犯错误、犯罪；某人为哥们"两肋插刀"，不顾法律的约束帮哥们打人出气，最终受到了法律的制裁等。

（二）主观行动

1. 凭印象或经验办事　第一次接触一个人、到一个地方、办某件事都可能会留下一个印象，如果办事就是凭着第一印象决断的话，就是凭印象办事。这样凭印象办事的行动虽然不一定每次都错，可能在一些情况下还是对的，但因为只凭印象来判断事物往往容易出现偏差，早晚会出现错误，有时还会失败得很惨。例如，某老人的丈夫去世，儿女在外地，一个人生活很孤单，某A主动接近这位老人，嘘寒问暖，帮助她跑前跑后，看似不图回报；但有一次A向老人借1千元钱，但很快就还给老人了，第二次向老人借了1万元，不仅很快就还给她1万元，还请她吃顿饭，留给她1千元利息，给老人留下很好的印象，第三次A以公司发不出工资为名，要借1百万元，约定10万元利息，凭以往的印象和信誉，老人毫不犹豫地把房子抵押出去，把1百万元借给他了，可是这一次就再也联系不上 A 了。这就是凭印象和经验办事的结果。有时我们办事用了一个很简单的方法就取得了很大的成功，于是每次办事不顾条件、时机、场合、人员等各种变化，仍然用老经验、老方法去办事，但事物总是千变万化的，单凭经验办事就难免出现错误、导致失败。守株待兔的故事就是 1 个例子：第一次看到一只兔子撞到大树上，很容易捡回去美餐一顿，认为捡了个大便宜，以后还会有此好事，于是每天守在大树旁等待奇迹再次出现，可想而知这种经验主义往往是白白浪费时间。在很多情况下，我们做事是可以借鉴经验的，但是凡事都凭经验办事，肯定会出现失误。

2．**凭想象办事**　做一件事如果没有经过认真思考和调查研究，凭着自己的想象就决定行动方案，那么在很多情况下会导致行动失败。比如，到约定的地方有一个重要的约会，去见一个重要的人物，自己以为 20 分钟就足可以到达约会地点，可事实上堵车、修路、打不到车等许多因素都可以导致无法按时到达，结果耽误了约会、失去了信誉、失去了重大的机会。再比如，某男大学生很喜欢某女同学，可是他认为对方条件那么好，一定不会喜欢自己，没敢表白；若干年后，老同学见面，开玩笑时说出了这件事，女同学说："其实当时我对你印象很不错，如果你真的追求我，也许我们会在一起呢。"男大学生听到后悔不已，可是已经晚了。这就是凭想象办事的结果。

3．**凭个人价值观办事**　每个人都有自己的价值观。自己觉得很重要、非常值得去做的事，对于别人却觉得不值一提，更不值得去做。完全凭个人价值观办事，不一定每次都是错的，也有对的时候。但是每次都单纯凭个人价值观办事，容易因思考问题片面而失败。比如，某人看到一个穿戴很寒酸的人就瞧不起他，言语中讽刺他，没想到他是很了不起的人，因而得罪了一个不该得罪的人；某位男子看到一个衣冠楚楚、谈吐不凡的人就十分尊重他，甚至唯命是从，结果这个人是个骗子，被他骗了。

4．**凭一时冲动办事**　有些事一时让人拿不定主意但又很紧急，因此急于求成，不顾一切，冲动行事，往往导致不良后果。例如，某人喜欢小提琴，但太贵买不起，一次偶遇一人卖一把小提琴，比市场价格便宜许多，以为是个机会，一时冲动就买了下来，结果买来的是假货，损失很大；某女轻信一时则广告，就投入重金办厂，结果投资失败，损失惨重；某人一怒之下打了领导，导致丢了工作，还进了派出所；某人一气之下砸了自己的车，损失了用自己辛辛苦苦赚来的钱买的车，事后还要继续还汽车贷款，后悔不已。

5. 凭主观认识办事 不考虑任何感情因素和客观因素，不管是对亲人还是领导、同事还是同学，自己认为不对的就要较真，就要辩解争吵，就要争个你低我高、你错我对、你死我活等。但是对于自己看来是对的事，换一个角度或站在他人立场来看不一定是对的。这种办事方法是主观的，很容易出现问题，进而影响自己的工作、生活和人际关系。

6. 凭传闻办事 传闻、媒体报道、网络信息等都是人们间接了解事物、事件和人的途径和方法。很多原本自己不了解的事件都是通过这种方法了解到的。由于不是直接了解到的信息，可能存在认识上的误差，了解到的事件不一定十分真实，那么凭传闻就左右自己的决策和行动往往可能有错误。比如，某公司领导由于地位很高，没有时间和机会去接触基层员工，对基层员工的认识和了解全凭下级干部的汇报，那么这些下级干部就成了这位领导决策时的感官；在很多情况下，下级汇报的情况是真实的、正确的、可靠的；但有些时候，下级汇报的情况带有主观判断和感情用事的成分；这样一来上级的决策就很可能出现偏差或者错误。一个人对周围的人和事比较了解，但对接触不多的人和事在多数情况下都是通过别人的传闻来了解，而传闻往往片面、带有主观成分，如果不辨真伪而轻信这些传闻，根据传闻来判断某人、某事，那么往往容易出现失误。

（三）消极行动

1. 回避、逃避、推辞 这些行为是为了防止自己的面子、地位、权势、利益等受到损失而采取的退缩性的行动。采取这些行动时，往往容易忽略这样做的不良影响，反复这样做的结果是容易出现情绪沮丧，社会性退缩或者更加胆怯。还有部分人以人际关系不好，工作不能适应，嫌工作太累、太脏、太苦等为由而反复辞职也属于这个范围。

2. 吹嘘、高傲、自满 这样做是为了获得别人的赞赏、重视，希望不被人蔑视和小看，获得暂时的满足和心理安慰而采取夸大事实的行动。但这样做的次数多了，自然难免被别人识破，导致被鄙视。在很多情况下，连自己都分不清自己说的是吹嘘、高傲、自满还是事实了。

3. 攻击、吵架 为了维护自己的各种利益、地位、面子，坚持自己的主张和满足自己的私欲，而攻击别人、跟别人吵架，这样做往往忽略了别人的感情、利益、尊严、人权等，是鲁莽的行动。

4. 马虎 有些人在做事过程中为了减少疲劳、节省支出、节省时间，注重速度而忽视质量，出现本不该出现的过失，越是忽视马虎，越有可能带来不良后果，越容易出现这类失误。

5. 贪财、占小便宜 有些人为了贪图眼前利益、便宜、好处所采取的行动（如受贿、贪污、偷情、偷东西等）而忽视由此可能带来的不良后果。

6. 否定、掩饰 某些人为了防止受到心理打击，故意否认或掩饰某事的发生和事实存在，而采取的自欺欺人的行动。这类人总是否定别人的批评，找理由逃避责任，掩饰缺点。

7. 爱慕虚荣 某些人为了满足虚荣心，不惜逞强、借钱消费，宁可饿肚子也要为了面子和虚荣而过度消费等。

8. 损人利己 为了自己获得利益而不惜损害别人的利益，即损人利己。比如，为了自己能升职，不断在背后讲竞争对手的坏话，贬低对方而抬高自己，希望搬倒对方而提高自己的地位；为了自己做生意发财而恶性竞争，损害同行的利益等。

9. 损人不利己 做的事既损害了别人，对自己也没有任何好处，即损人不利己。比如，一生气就把别人骂了，既损害了别人的尊严，也暴露了自己的粗鲁、野蛮，使大家对自己产生不好的印象。

10. 损人害己 做的事既损害了别人，同时无意中也损害了自己，即损人害己。比如，对别人有意见，把人家东西砸坏了，自己还要赔偿，甚至被抓进派出所等；对人有怨恨，于是把人杀了，最后被关进监狱甚至被枪毙，既害了别人，也害了自己。

11. 表面利己，实则害己 好吃懒做，好逸恶劳，这在表面上看来好像是自己很舒服、对自己有利，但是实际上因此恶名在外，找不到好工作，找不到真心爱自己的人，没有好前程；不节制的吃喝好像让自己十分开心和过瘾，久之则会损害自己的身体，甚至患严重疾病而早亡。

12. 拖延 办什么事情都磨磨蹭蹭、一拖再拖，办事效率极低。表面上好像是办事不慌不忙、心安理得，但实际上做事效率很低，因而被领导或老师批评。如果不管什么结果都无所谓，明知道自己这样做不好，也不愿意改变拖延的习惯，最终将影响事业、前途。

（四）退缩行动

人往往本能地对艰难困苦、疾病、死亡、被欺负或被瞧不起等感到厌恶，因而人对上述信息、事件也容易本能地讨厌和回避、产生排斥反应。在正常情况下，通过思维的调节作用（自我鼓励、展望未来、对生活目标的渴望等）可以克服这种本能的厌恶感。这种调节能力是在成长中慢慢形成的，每个人的这种调节能力都是不同的。调节能力差的人，生活中克服困难、吃苦耐劳的能力就很差。

1. **懒惰** 有些人越来越不愿意做事，不愿意做烦琐的、消耗体力和精力的、不喜欢的事，逐渐变得好逸恶劳、爱睡懒觉、不爱活动，甚至连最基本的事情都不做，不上班、不上学、不做家务。

2. **洁癖** 有些人由于十分厌恶脏、乱，极其强调整洁，而过分地把大量时间、精力放在整理衣物、室内卫生方面，极其反感别人影响到自己的整洁。用极端整洁来获得心理安慰，这种安慰往往使人不断地关注是否整洁，过度洁癖就可能影响其他事情的发展。

3. **懦弱** 有些人什么也不敢争，什么事都退让，唯唯诺诺，过分胆小怕事，过分退让、谦卑，连自己都看不起自己，却不能改变这种状态。

4. **怕穷、怕没面子** 有些人过度节省，而不愿意去努力赚钱；过度在乎别人对自己的看法，而不愿意与人交流；宁可躲避见人，也不愿意通过努力让大家高看自己；宁可放弃赚钱的机会，也不愿意努力争取事业成功而获得别人对自己的尊敬。

5. **怕病、怕死** 有些人胆子奇小，过度关注自身是不是有病或死亡的危险，遇到一点小事就怀疑自己得了大病，其行动经常围绕是不是有病或者会不会死来进行。

6. **自卑** 有些人由于怕吃苦而不去做各种努力，也就不容易获得各种能力，因而能力不足容易导致缺乏自信心，容易自卑。

7. **没骨气** 为了自己厌恶和害怕的事情不发生，有些人极容易丧失原则，做出献媚、低三下四的事，甚至做出丧失人格的事。

8. **目光短浅** 有些人只求眼前安逸，不顾今后长远目标的实现，所以做事只考虑眼前利益、眼前的安逸，而不考虑今后的长远利益，或者只知道躲避眼前的苦难，而不顾这样下去将导致长远的苦难。

9. **好逸恶劳** 有些人不顾家里经济条件好坏，不顾周围人对自己的看法，不求进取、不好好工作、不愿意做家务，整天无所事事，还要求吃好的、用名牌、高消费、摆谱。

二、积极防卫行为

（一）围绕生的欲望的行动

生的欲望是具有积极意义的防卫本能，围绕这种本能去生活，去做人、做事，这样容易更好地自我保护，还可以实现自我发展的愿望，产生积极、有意义的成果。精神能量消耗在工作、做生意、学习、写字、看书、唱歌、跳舞、习武等对个人有积极意义的活动中，积极地恋爱、结婚、交友、运动、平衡饮食营养、旅游、克服各种困难、化解危机和烦恼等，这样做势必会获得相应的成就感。正常人虽然有死的恐惧，但一般并没有恐怖感，是因为正常人的精神能量都消耗在围绕生的欲望的行动中，所体验的多是围绕生的欲望的行动带来的收获的喜悦和成就感，所以正常人对死的恐惧往往感觉不到。

（二）正能量行动

1. **目的本位**　即以目的为行动准则；怎样做事，做什么事取决于生活目标，按照目标的需要做事。比如，今天要上班（目的和需要是上班），即使天气不好，情绪不高，身体很疲劳，工作很艰苦，工资又不高，也坚持去上班，坚持把工作做好，这就是目的本位，是成熟的行为方式。向着目标去行动，才更容易获得成功。而情绪本位者遇到这种情况就不想去上班了，等到身体好了、心情好了再上班。

2. **理智用事**　这是一种成熟的行动方式，即不管情绪怎样激动，都能够按照理智来处理事情的行动方式。例如，西安事变时中国共产党提出国共合作、联合抗日的主张，可谓理智用事的典范。而不计后果，只为泄愤的做法是感情用事。

3. **大公无私**　有些人做事以大局为重，以国家、集体、他人利益为重，有时看似牺牲了个人利益，但是最终结果有利于实现自己的人生目标。

4. **低调**　不管个人社会地位、经济地位多高，都谦逊、谨慎、节约、谦让，以这种态度做人、做事即低调。

5. **友好、行善、积德**　对于周围的人，无论他们地位高低，有些人都友好相处，努力做善事、做好事，积德行善，助人为乐。

6. **进取**　有些人不断地为各方面进步而努力奋斗，生活目标一直明确、不迷茫，即使已经很有成就、地位很高、很富有，仍不停留在原地，一直努力向前，活到老，学到老，奋斗到老。

（三）享乐

喜欢愉快感、满足感、安逸感是人的一种本能。能够产生愉快感、满足感、安逸感的行为也容易被喜欢和持续下去。比如，性活动、进食、旅游、娱乐、被表扬、得到奖励、接受礼物、被崇拜等容易让人产生快乐，因而容易形成习惯，容易持续下去。有益的享乐会使人产生心身愉悦，消除压力，增强向上的动力，而不会享乐或无益的享乐则可能无法释放和缓解压力。

1. **习惯** 是长期以来形成的一种主动的、不由自主的、乐于去做的活动。这种活动对自己的身体或者心理可能是有益的，但不一定都是有益的，有时可能是对心理有益而对身体有害的矛盾状态。比如吸烟、喝酒后让人心理满足、比较快乐，但长此以往将会伤害身体。

2. **有礼** 由于人具有社会性，需要与各种人打交道。礼节是人际交往的需要。有礼节的人就符合社会规范，被认为有素质，受多数人喜欢。别人越是欢迎、喜欢有礼节的人，这种素质就越容易持续下去，自己为此也会感到快乐。

3. **干净、整齐** 人在满足了基本的衣、食需求以后，还需要满足干净、整齐的生活环境。满足了这一需求，人将获得心理安慰，而不满足这一需求，则容易形成不安逸感。

4. **休闲** 对于常年工作的人来说，休闲可以得到暂时的安宁、祥和。这就像一种奖励，多数人都喜欢它。但是对于常年不工作、休闲在家的人来说，休闲带来的安宁、祥和就不那么明显，反而常年休闲可能是产生焦虑的原因。

5. **工作** 工作可以让自己获得金钱，可以获得被别人的尊重和实现自身的价值，因此工作对于多数人来说是有吸引力的，也是快乐的。

6. **交友** 人在社会上，可能与各种人打交道，那么与自己相处得和谐、友善的人就可能成为朋友。每个人都或多或少可能有一些朋友，朋友间通过互相帮助来获得快乐、便利和满足，使朋友间的友谊持续下去。

三、行为模式

模式是宏观的方式，是比形式更大的一个概念。行为模式是经常的、几乎不怎么改变的行为方式。如果这种行为方式改变，就容易产生不愉快的感觉。人的行为模式可以根据行为内容不同分成几种。

（一）喜静行为模式

有些人喜欢读书、学习、看电视、看电影、写作、上网、打牌、下棋、打麻将等一切身体不活动的行为方式，并已经成为大多数人每天的生活内容。很多人一生中基本都是围绕这种方式生活的，离开这种行为方式就不习惯、不愿意。对于运动或者各种身体活动通常不喜欢，甚至讨厌，找各种理由回避。现代工业文明为了迎合这种特性，发明和制造出许许多多的机器和软件，给人们的生活带来了便利，大大减少身体活动的机会和人们出行、工作、生活中的体力消耗，但也助长了一些人不爱动的习性。那么，这类人的行为方式特点，可以称为喜静行为模式。

（二）喜动行为模式

有些人喜欢劳动、运动、旅游、社交、跳舞、家务等一切身体活动的行为方式。有些人喜欢其中的一种或几种活动。而对于学习、看书、写作等安静的行为不喜欢，甚至讨厌，找各种理由回避这些事情。那么，宏观地评价这类人的行为方式特点就是喜动行为模式。

（三）动静结合行为模式

有些人既喜欢读书、学习、看电视、电影、写作、上网、打牌、下棋、打麻将等身体不动的活动方式，又喜欢劳动、运动、旅游、社交、跳舞、家务等身体活动的行为方式，不拘泥于任何一种行为模式，而是根据生活、工作、身体需要而决定行为方式，这就是动静结合行为模式。笔者认为动静结合行为模式是一种最有利于身心健康的行为模式。

第四章 强迫症与恐惧症的森田疗法治疗体系

第一节 森田疗法治疗形式

一、门诊森田疗法治疗

门诊治疗仍须遵循森田疗法的基本原则。但由于门诊治疗没有住院治疗的特定环境，不能采用卧床及做出布置的方式进行治疗，因此具有与住院森田疗法的不同特点。

门诊治疗主要通过施治者与患者一对一的交谈方式进行，一般起初阶段1周1次，逐渐变成2周1次。每次心理治疗时，医生指导患者每天需要去做的事情，并要求家属监督，对于做得好的方面就及时表扬和鼓励，以促进患者进行有建设性意义的行动的积极性。医生应注意与患者建立良好的治疗关系，在掌握患者生活史的基础上，尽可能详细地了解患者现实生活的情况，了解患者平素以症状为核心、围绕症状行动的生活内容，同时以生活中减少了什么、改变了什么、现在的生活是什么样子、每天的时间是怎么过的、具体做了些什么事等不以症状作为医患讨论的重点，鼓励患者放弃排斥和抵抗症状的态度，而接受那些无法排除的症状和烦恼，放弃纠结和排斥那些已经无法改变和解决的事。面对现实生活承担起生活中应承担的责任，做力所能及的事情。在治疗中，医生应尽可能用提问的方式启发患者对问题的理解，而不是过多地采用说教的方式。治疗的关键是帮助患者理解"顺其自然，为所当为"的原理，教导患者具体可行的行动方案，如怎样去生活，怎样去做人、做事，怎样过好每一天，使患者在具有建设性意义的各种活动中获得快乐，注意逐渐转向这些行为和事物中，这样可以打破患者注意固着于症状或者那些已经无法改变的事情上的状态，从而打破"被束缚"状态。

（一）问病史、检查

医生详细了解发病原因、背景、诱发因素、病史，病症表现、兴趣爱好、习惯嗜好、工作、性格、家族史，以及每天多数时间和闲暇时在做什么事等，特别是询问发病前有无发生一些无法接受、放不下的事件。除了询问患者以外，还要单独询问患者家属。在很多情况下，患者会隐瞒一些情况，或者家属当着患者面无法向医生述说，此时就需要分别去了解。此外，还需做体格检查、实验室检查、影像学检查，以排除严重躯体疾病的可能；还需做详细的精神检查。

（二）指导要点

治疗的目标是使患者接受和放下自己无法排除的症状和烦恼，而不是试图排斥它（包括不安、身体不适、乏力、恐惧等心理症状，以及压力、挫折、失败、损失等烦恼）；如果要做到这一点，就要设法找到合适的理由让患者觉得有比急于排除眼前的症状和烦恼更加重要的事情要做，做了这件事再来排除眼前的症状和烦恼也不迟，使患者暂时放弃与症状和烦恼斗争。例如，患者被强迫思维症状所困扰，拼命地想要排除这种杂念，却无法实现，还是再三到医院求治，否则无法安心，这样做的结果却使症状更加严重，治疗效果也不好。如果患者一直不肯放弃与症状和烦恼斗争，一直在高度关注、排斥思想杂念的症状，那么就会给治疗带来更大困难。以杂念为例，为了寻找使患者放下对症状排斥的突破口，可以把杂念正常化：其实每个人都有杂念，只是大家不去关注它，不去理睬它，而是做自己该做的事情。比如，学生学习累了的时候，杂念就增多，那么此时多活动活动身体，放松一下；人在闲暇时杂念多，那么经常充实生活内容。如果患者迈出了这一步，接下来的事情就容易得多。医生还可以从患者治好病以后想实现的理想入手。比如，患者说治好病以后想上班，想唱歌、画画、谈恋爱等，那么指导患者一边为这些今后的打算做准备，一边循序渐进地去实施，治病的事可以交给医生去操心。引导患者从恢复社会功能开始。患者患病以后便一心一意地看病，为此不能工作、不能做家务等，等于失去了社会功能。此时逐渐恢复社会功能对于治疗目前的病症是有利的，因此应鼓励患者把恢复社会功能作为治疗的一部分。

治疗的主要方法是言语指导和日记批注。言语指导的目的是需要患者用行动去配合治疗。首先，引导患者领悟其症状与人格特征、不良生活习惯、精神病理的关系，告之形成症状的有关因素，要求患者将自己对医生指导的理解和生活实践的体验写在每天的日记上。要求患者使用两个日记本。在复诊时医生针对患者上次日记中暴露的问题进行批注，在此基础上对其进行言语指导，提出下一次的要求，与此同时，要求患者阅读森田理论的有关材料。专家们认为，门诊治疗中，医生不能亲自观察患者的日常生活和行为，因此让患者记日记，医生通过日记了解患者的生活细节，通过对日记的批注来对患者进行指导，是治疗的重要环节。医生在治疗指导中要特别注意：第一，治疗始终要针对患者的人格问题、不良生活习惯、与发病相关的心理因素等问题和精神病理的改善进行指导、纠正，而不是被其症状所纠缠，应对症状采取不关注态度；第二，在患者对治疗要点理解的条件下，着重要求其在生活实践中自觉地去体验和实践；第三，围绕让患者放下已经无法解决的事情，比如那些强迫症状、恐惧症状等，去做可以改善身体状态、人际关系、提高能力等方面的事情；第四，围绕改善患者错误认知进行训练；第五，围绕改善注意固着来进行身体活动。

（三）关注重点

嘱咐患者不要经常与亲友、群友、病友等讨论症状，也嘱咐亲友不要经常与患者谈论症状，以免强化症状，反而使症状加重；而应着重纠正患者的不良生活习惯、思维偏差、负向思维等，比如纠正患者经常喝酒，经常上网玩游戏，经常过早睡、熬夜或睡懒觉，经常暴饮暴食，经常宅在家里等不良习惯。让患者形成良好的生活习惯、人格品质、人际关系、兴趣爱好等；纠正负向思维，练习多从正面看待事物，学习从别人角度看问题。另外，嘱咐患者不要总是在网上、书上等查找与自己症状有关的资料，不要在网上与自己症状类似的人讨论症状，这些都会无形地加重病情。这些需要纠正的问题说起来容易，但做起来并不简单，需要患者与家属共同协作并且建立良好关系的基础上去逐步实现，就像农业专家治理农作物问题时需要注意改善土地的情况，消防队员救火需要切断火源一样，再难也要做。

（四）门诊治疗的间隔时间

强迫症和恐惧症往往比较难治。一次指导以后时间久了，患者往往容易忘记医生的指导，所以医生可以适当加大心理治疗的密度。如果条件允许，安排 1 周 2 次治疗，第一次时间在 1 小时左右，以后每次 30 ～ 40 分钟即可，这样不仅对患者进行指导，还可以不断督促和检查其每天的行动。但是一般在门诊完成这样的次数比较困难，也可以安排每周 1 次。如果开始时的 2 次心理治疗间隔时间超过 2 周，那么往往效果会受到影响，特别是在开始阶段。当病情明显改善以后，可以逐渐延长心理治疗的间隔时间，过渡为 2 周 1 次至 3 周 1 次。

二、住院森田疗法治疗

住院森田疗法的主要适应证是各种神经症，包括强迫症和恐惧症，特别是严重的强迫症和恐惧症更适合住院森田疗法治疗。经典的住院森田疗法仍然是现代治疗强迫症和恐惧症的有效方法，但现在经典的住院森田疗法有越来越少的趋势，一方面，由于用于抗强迫和恐惧症状的抗抑郁药物的发展，难治的强迫症和恐惧症比以前有所减少，使强迫症和恐惧症的治疗相对简单，或者很多患者不愿意接受严格设置的住院森田疗法治疗；另一方面，由于住院森田疗法在病房医护人员配备、环境、设施等方面需要特殊设置，住院所需时间较长。因此改良的住院森田疗法治疗逐渐增加。传统经典的住院森田疗法的具体方法在《森田心理疗法解析》中有详细描述，本书不再重复。

笔者原来所在医院（华东师范大学附属芜湖医院）的心理科病房收治强迫症和恐惧症患者，用森田疗法的理念指导患者，注重改变患者的行动方式。其住院森田疗法的治疗原则是在药物治疗的基础上，指导患者直接进入作业疗法。作业方法灵活机动，根据患者的病情轻重，指导其做深呼吸或气功练习、散步、快走、慢跑、打扫卫生、唱歌、跳广场舞等，原则上使患者尽可能地多动起来，做力所能及的事情。这类事情对于患者说起来容易做起来难，需要医生不断地督促，使这些作业疗法逐步得以实现。由于住院期间医生可以每天鼓励、督促、指导患者，使患者逐渐获得活动的动力，只要活动起来，就有益于打破精神交互作用、注意固着、提高身体社会功能，提高症状受容性，进而打破"被束缚"状态，这对于改善强迫、恐惧症状有很大帮助。

无论门诊治疗还是住院治疗，都切忌什么有益的事情都不干，而自己想干什么就干什么，想怎么强迫就怎么强迫，想怎么躲避就怎么躲避。有些患者在门诊治疗时，家属的督促往往得不到患者的响应，甚至还产生对立情绪。而住院治疗时，在医生反复鼓励、督促下，往往一些患者可以提高行动的执行力，行动作业起到一定效果以后，会使患者逐渐自觉地按照医生指导去行动，使患者的精神能量方向转向正向，进入越来越好的良性循环。对于行动力弱的患者，开始时行动往往是敷衍、勉强，遵照医生指导做的时候少，抵抗指导不去做的情况多。而医生面对此种情况时，重点是表扬其做的部分，忽视其没做的部分，反复强调作业行动起来对治疗强迫和恐惧症状的作用。因此，住院治疗往往比门诊治疗的效果要好得多。住院期间心理治疗的次数可以比门诊增加，住院 2 周内 2～3 天一次，每次 20～30 分钟，这样的心理治疗密度对于重症的强迫症和恐惧症患者是有一定好处的。由于受到在医院门诊治疗时间的限制，心理治疗比较困难，即使配备心理治疗师的医院也不容易做到高密度心理治疗；对于严重的强迫症和恐惧症患者，心理治疗的间隔时间一长，哪怕 1 周时间，患者都对医生的指导很快就忘记了，不能很好地去行动，才会导致治疗效果大打折扣，而住院治疗期间，医生的反复指导并督促其作业行动，往往会起到很好的效果。南宁市第五医院改良的住院森田疗法治疗去掉绝对卧床阶段，住院后相对卧床几天以后进入作业疗法阶段，也起到了很好效果。淄博市第五医院还有经典的住院森田疗法治疗项目。这都给那些常规方法无法解决的患者提供一个新的治疗途径。

三、读书、书信森田疗法

顾名思义，读书、书信森田疗法就是通过阅读森田疗法专家的书或者通过书信的形式来进行治疗，这种形式的优点在于患者可以反复阅读理解医生的指导。通常越有名的专家越是繁忙，很难有时间与患者进行长时间的交谈、指导，或者由于远隔千山万水而很难与患者见面；有的患者即使有机会与医生见面，但由于注意固着，因此对医生的指导没有真正听进去或者记不住的情况非常多见，这就影响了治疗效果。而书籍、书信可以反复阅读，加深理解，所以读书、书信的方法也是非常常用、简便易行的治疗方法。目前书店、网络都可以购买到国外翻译过来的和国内专家编著的森田疗法书籍，对于那些没有条件找到森田疗法专家的患者不失为一种好方法。

著名的读书疗法有效治愈疾病的病例：日本一名企业家叫冈本常男，他因为食欲缺乏而无法正常进食，到处就医无效，病了十几年，眼看一天天消瘦，身体逐渐支撑不下去了，最后体重只有不到 37 千克，骨瘦如柴，守着数亿家财，却奄奄一息。就在这个时候，一位朋友向他推荐森田疗法的书，他读后十分振奋，很快改变了自己的行为方式、进食方式、生活方式，体重也逐渐恢复了正常，这成为读书森田疗法的典范。他的成功在于他迅速改变了以往的生活模式，他的行动力成就了他，此后他在推广和发展森田疗法方面做出了巨大贡献，成为全世界森田疗法界人人皆知的有影响人物之一。他不仅对日本而且对中国乃至世界的森田疗法的推广和发展起到了巨大的推动作用，在世界的森田疗法界产生深远的影响，他的功绩载入了森田疗法的史册。阅读森田疗法的书可以使一部分心理疾病患者治愈，而有的人读书效果不好，其原因一方面可能是由于读者只是围绕理论在转，在了解书面意思方面下功夫，遇到一点点难懂的地方就陷入纠结或对森田疗法全盘予以否定，另一方面在行动上不能跟进，或者说缺乏行动力，这样当然效果差。所以读书疗法不在于读了几本书，读了哪个专家的书，而是读书以后能不能迅速按照森田疗法的理论去行动，能不能迅速改变过去的不良行为模式。

四、心理咨询和心理治疗

目前国内具有心理咨询师、心理治疗师资格并兼职或专职做这项工作的人有3万～4万人。他们一部分在公立、私立医院或学校工作，一部分在各地开设私立心理咨询机构，通过面对面或网络等方式反复多次对患者进行心理指导，以达到促进患者行为方式改善，起到疗愈的作用。一部分心理咨询师、心理治疗师与医生合作，形成良性循环，达到相对较快地提高疗效的作用，还有一部分心理咨询师、心理治疗师与患者单独进行心理咨询和治疗，效果可能不如与医生合作来得快，但是可以迎合部分不愿意服药患者的心理。与医生相比，心理咨询师、心理治疗师有充分的时间，可以反复多次地与患者交流，达到医生只是短时间心理指导而达不到的效果。但是，很多公立医院没有心理咨询师或心理治疗师，公立医院以外的心理咨询师和心理治疗师往往咨询费相对贵一些，而且单独治疗，效果出现较慢，所需费用和时间比较多。在日本，医院的精神科是配备心理治疗师的，期待今后我国公立医院精神科会朝这个方向发展。

第二节 打破"被束缚"状态的治疗原则和方法

一、对待症状的态度和方法——顺其自然的同时为所当为

强迫症或恐惧症患者的行为往往是很难改变的，比如反复洗手、反复检查、反复确认、反复计数、反复关注某一特定的物品或人体某个部位、反复盯着人家的钱包或者手机等，无论怎样讨厌和排斥这些症状，症状都不是通过自己努力排除而改善的。很多患者经过若干年的努力都无法改变现状，强迫还是强迫，恐惧还是恐惧，根本无法将它们消除。一个社交恐惧症的患者，怕见人，怕到人多的地方去，总是躲避人群、躲避社交场合，总是低着头，不与别人有目光交流，即使这样还是恐惧，无法适应正常生活。在面对自己无法解决的这些症状，采取把症状或烦恼放下或放在一边，让它们顺其自然的同时自己去为所当为，这个原则是森田疗法的精髓。

患者靠自己的力量，强迫和恐惧症状无论如何也是很难被消除的，但他们偏想要将这种不可能消除的事变成可能，想要通过自己的方式去消除这些症状、烦恼、痛苦。比如，强迫症患者不断满足自己想反复检查门窗锁没锁的欲望，不断满足自己想反复询问的欲望，不断满足自己回想的欲望，不让做就难过、受不了，于是必须不断地做下去，满足了就会安心一会儿，以此消除暂时的痛苦；恐惧症患者用回避的方法去躲避自己恐惧的对象，以此来达到暂时的安宁。这样不仅达不到真正消除恐惧的目的，反而使恐惧症状更加严重，患者满足也好，躲避也好，都无法真正解决自己的问题，还影响了自己的正常生活、工作、学习、社交。森田疗法告诉我们，与其徒劳地去排除不可能被排除的症状或异常感觉，还不如放弃这种无谓的抗争，把强迫和恐惧症状原封不动地放在一旁，做自己眼前该做的事，这就是森田疗法对待强迫和恐惧症状的顺其自然、为所当为的原则。也就是说，森田疗法治疗的第一个目标不是直接去消除强迫和恐惧症状，而是打破患者"被束缚"状态，通过这个目标的实现去间接地改善症状，改善身体社会功能，这是森田疗法与其他心理治疗方法的不同之处。无论是患者还是医生，谁都希望症状、烦恼、痛苦尽快消失，但当这些愿望不可能马上实现时，对它们的

过分关注和围绕它们做过多的行动就容易起到负面作用，产生不好的影响。过分关注这些负面信息会容易诱发精神交互作用，使症状加重，注意更加固着在这些强迫或恐惧症状上，从而加重烦恼、痛苦。

嘱患者把每天要做的事排一个顺序，过去首先把强迫或者恐惧的对象放在第一位，但现在把它们往后排，直至没有时间去做，把注意的焦点和首要做的事情往前排，把有建设性意义的生活行动往前排，注意的焦点和行动的内容转移到这些方面以后，势必伴随精神能量方向的转移。这样一来，注意专注在强迫或恐惧症状所用的精神能量减少了，对这些症状的排斥减少了，痛苦也就减少了；同时由于放弃排斥强迫和恐惧症状，等于放弃了对这些症状的作用力，也就不会受到它的反作用力，这些都能间接达到减轻症状的效果。这就是森田疗法让患者对待强迫症和恐惧症的原则。也许你会感到即使这样做了，行动内容发生了转变，也转移了关注的焦点，但是自己的症状也没有一下子就好起来。其实，症状的减轻和消失也是需要一定过程和时间的。在这个过程中，还会痛苦、焦虑、烦恼一段时间，但只要坚持这样做下去，过去你所关注的症状就会逐渐淡化，逐渐不被关注，同时在药物的治疗作用下，强迫和恐惧症状也就逐渐减轻、消失了。而症状一直被关注，行动一直围着症状转的情况下，由于症状受到精神能量的支持，治疗效果也会被大打折扣。

很多人不理解森田疗法为什么要采用"顺其自然，为所当为"的治疗原则。其目的就是要让患者放下对症状的排斥，因为以往所有对症状的排斥不仅没有起到好的作用，反而加重病情，所以对症状的排斥就是妄为。放弃与症状抗争和排斥有助于消除作用力产生的反作用力的影响，同时减少对症状的关注，有益于切断精神交互作用，把注意转移到具有建设性意义的生活行动中去，使精神能量的运行方向发生转变，患者这样去做对治疗强迫和恐惧症状最为有利。

"顺其自然"和"为所当为"不能分开，应同时进行。以强迫症状为例，某患者过度怕脏，为了达到排斥脏的目的，整天洗澡、洗手，不断检查哪里不干净，其他什么事也干不了。此时森田疗法的治疗原则是让患者顺其自然，就是让患者每天不是想洗涤就反复洗涤，不是想检查哪里脏就反复检查，而是当有强迫性想洗涤的想法出现时，不去管它，不再去做，即使难过也不去做，这就是"顺其自然"；但是"顺其自然"不是单独存在的，而是与"为所当为"同时出现的，把不去做强迫思维或行为节省下来的时间去做有建设性意义的事，比如健身、散步、与朋友一起旅游、做家务，每天洗一次澡，而且洗澡时间不能随意延长，这就是"为所当为"。那么，"为所当为"为什么不是直接去学习、工作呢？因为患者如果已经能正常学习和工作了，说明症状已经大大减轻甚至消失了，但是事实上不是如此。此时直接工作、学习的困难较大，与其说实现不了，还不如把这一步放在后面进行，而上面建议的行动相对工作和学习来说要容易得多，同时又是有意义的。只要去做了，就占用了强迫思维和行为的时间，反复做下去，精神能量会改变原来的运行方向，使患者从"被束缚"状态中解脱出来，再一步一步地升级，去恢复各种社会功能。

"顺其自然"和"为所当为"原则在恐惧症状的治疗中也十分适用。例如，某患者特别怕风（对风恐惧），家里从来不敢开空调和风扇，到外面总是要穿着厚厚的衣服，戴上帽子和口罩，但身体各种检查没有异常。这时的顺其自然就是对这一症状不去直接干预，而是分析为什么别人有风不要紧，你有一点风都不行，一定是你的身体素质不如别人造成的，所以增强体质才是最好方法。增强体质就需要锻炼身体，这就是他现在的为所当为。因为这之前往往什么也干不了，那么增强体质就应该是最优先做的事情，只要坚持这样做了，就一定会出汗，身上出现热乎乎的感觉，就要减少衣服，反复坚持下去，身体热乎乎的感觉就会持续，时间长了自然就对风没那么敏感了。

（一）顺其自然，为所当为

顺其自然的意思是对出现问题的事物或对事物的发展不直接加以任何干涉、对抗、排斥、逃避，让这件事处于原封不动的状态，而是该干什么就干什么。这种方法适用于即使对这件事加以人为的干涉、对抗、排斥、逃避也无法解决问题，甚至这样做会出现更坏的结果。那么对这件事顺其自然，不加以干预、不关注，而是为所当为，重新考虑应当干的事，重新选择最应该干的事，这样不仅没有出现更坏的结果，反而出现了意想不到的好结果。比如，有的人害怕在人多的场合讲话，他不断告诉自己别害怕，可还是会害怕，而且会越来越害怕、恐慌。在这种情况下，顺其自然的意思就是虽然害怕在人多的场合讲话，但是不去管害不害怕，把精力和注意力集中放在怎样把这次讲话的内容表达出来，是看着自己做的幻灯片讲，还是看着手稿讲，还是背下来讲，根据自己的情况选择。这样反复多次练习以后，在人多的场合讲话就越来越习惯、越来越放松了。哪个人都不可能是天生的演说家，第一次讲演一定是很紧张的，既然大家都是一样的，也不是自己一个人这样，那有什么好在意的呢？所以在这种情况下，顺其自然和为所当为是最好的解决方法。

（二）对结果顺其自然，对原因为所当为

工作、生活中出现问题、事故、失败、身体不适等往往只是结果，很多结果一旦出现，无论怎样努力、怎样去做，上述结果也往往很难改变。对于出现了的问题或事物的发展已经没有办法改变的情况，不直接加以任何干涉，而是把它放下，去解决与这件事可能相关或者间接相关的事，这样做反而对最后解决这件事有利。例如，某女被狗咬了一口，无法确认这条狗是不是疯狗，无论做多少次检查，无论怎样害怕患狂犬病，被狗咬过的事实已经无法改变，那么"对结果顺其自然"就是对狗咬这件事不再纠结，不再做多余的检查，不再后悔、生气、烦恼，"对原因为所当为"就是该清洗伤口就清洗，该打几次狂犬病疫苗就打几次，该怎样治疗就怎样治疗。再例如，某男酒后有了"一夜情"，第二天开始害怕得艾滋病，反反复复洗澡，反反复复换衣服，反反复复去医院检查，医生说："艾滋病检查结果是阴性，即没有患艾滋病。"可他还是不相信，这样一来恐惧感会越来越严重。而此时"对结果顺其自然"的意思就是：不再用上面的方法去排除心中的焦虑、不安、烦恼。因为"一夜情"这件事已经发生，已经无法改变，万一患了艾滋病，那也是自己应该承担的后果，所以不管怎样也只有认了。"对原因为所当为"的意思就是该洗的也洗了，该检查的也检查了，今后管住自己的行为，再也不去做类似的事，该上班上班，该学习学习，就可以了。至于这一阶段的心理不安，那也是自己行为导致的必然结果，只有承受下来，根据情感的自然升降法则，过一段时间就会自然平静下来了。

（三）对局部顺其自然，对全局为所当为

有时局部出现难以解决的问题、病痛或危机，如果围着这个难以解决的问题团团转不但无益，反而增加烦恼。"对局部顺其自然，对全局为所当为"原则就是不再全力以赴去解决局部出现的难以解决的问题，而是把局部问题先放下，按照全局的问题去解决。比如，某女有耸肩的习惯，明知这样不好，可是怎么也改不过来，越想控制，就越紧张。按"对局部顺其自然，对全局为所当为"原则就是不去管耸肩的问题，让耸肩顺其自然，而让其经常训练全身放松，全身紧张和松弛交替训练，以及跑步训练，让全身的肌肉都活动起来，这样做等于放弃对局部问题的关注，让耸肩症状自然恢复。再比如，学生考试时经常会遇到难题，遇到难题就会十分紧张，害怕做不出来而影响考试成绩，于是全力以赴去解这道题，结果这道题没有解出来，还把大部分时间耽误了，最后好多题没有时间解答了，反而影响了整体考试成绩；如果考试中先把难题用铅笔做一个标记，局部难题放在一边，把整个试卷中会做的题解答出来，再去攻克局部难题，起码不会出现会答的题没有时间答的现象，整体分数是相对高的。

（四）对无法解决的事顺其自然，对当下为所当为

好多事情一旦发生是无法解决的。比如，最亲近的人去世了或伤残了，最喜爱的物品丢失或被骗走了，最喜欢的女人和别人结婚了，唯一的财产丢失了……这些非常难以接受的事情发生了，但是无论我们做了多少努力去试图挽回都难以实现目标。如果继续这样下去，不仅这些难以接受的事情不能挽回，还会继发二次损失、三次损失，使自己陷入更加窘迫、更加难以接受的局面，如患了抑郁症，或者由于心不在焉导致交通事故，或者工作失误造成重大损失等。所以，当面对这种局面时，如果能够做到对这些无法挽回的事情顺其自然，放下对其的关注，而自己去做当下最该做的事情，使精神能量流到有建设性意义的方面，可能所受到的损失是最少的，对自己解决当前的问题最有利。

二、改善过度的精神拮抗

当某种感觉、欲望、观念发生时，人会同时产生与之相反的对抗心理，发挥牵制和调节作用，这样可以做到有所节制、保持适度，这是一种保护机制，称之为精神拮抗作用。例如，受人称赞时，会想到还不行、言过其实；受人非难时，就想辩解，强调自己遇到的困难和出现失误的理由；恐怖的场面出现时会想到不要怕；人在高楼顶上低头俯视时会害怕跌落下去，便不由自主地想后退几步。这就是所谓的精神拮抗作用，以上肢肌肉运动为例很容易解释。例如，上臂的屈肌和伸肌互为拮抗肌，当我们屈肘或伸臂的时候，这组肌肉的力量经常相互调节，随意性的活动非常顺利。这是屈肌和伸肌自然的调节过程，不是人们随意支配它们的结果。倘若没有这种互相拮抗的作用，上肢的活动就会像个机器人动作了。而如果拮抗肌同时紧张用力，就会双臂强直，不能运动。精神拮抗作用与之相似。如果精神拮抗作用过强，则容易产生强烈的精神对立紧张。例如，站在高处的人会害怕跌落下去，也会产生不要怕的念头，但是这种不要怕的念头出现也不会消除害怕的情绪；如果把这种害怕当作异常症状，竭力去对抗它，自己对自己

说："千万不要怕，千万不要怕"，就会越来越害怕，甚至恐惧得两腿发抖。这种恐惧情绪会导致产生"今后再也不敢到高处去了，吓死我了"的想法，那么就容易产生恐高症。如果把到高处有点害怕当作正常现象，而对正常现象不在意，该做什么就做什么，那么这种害怕就不那么容易被不断放大。同样地，黑夜走路有点怕，如果告诉自己"别怕别怕"，这样往往会越来越害怕，甚至吓得发抖，而不去对抗黑夜走路的紧张感，该怎么走就怎么走，其实就不那么紧张了。

三、激活生的欲望，激发正向精神能量

死的恐惧是人的一种防卫本能，围绕死的恐惧的各种行动是消极防卫的行动。防卫没有错，但消极防卫的行动则容易带来消极的结果，这样的结果会给人带来负面的影响。从这种意义上来说，围绕死的恐惧的各种行动都是不可取的。其实死的恐惧这种防卫的本能越强烈，说明与它相对应的生的欲望也越强烈，也就是说没有强烈的生的欲望，也就不会有那么强烈的死的恐惧。

生的欲望与死的恐惧是一个事物的两个方面，两者不是矛盾的，但人们围绕着死的恐惧和生的欲望所采取的行动和得到的结果却是完全不一样的。强迫症和恐惧症的背后都有怕的问题，因此这类患者死的恐惧占主导地位，围绕死的恐惧行动时，常常不敢这样、不敢那样，或者由于怕出现某种后果而反反复复检查、核对、洗涤、确认、计数或不由自主地做某些事情等。但即使这样也什么问题都解决不了，还是有怕的问题。而指导患者围绕生的欲望进行建设性行动：注意锻炼身体或注意饮食营养平衡，减少不良饮食和生活习惯；对工作积极进取，对学习积极向上，不断改进学习方法，认真做好生活中的每一件事；人际关系方面注意自我修养，不断提高自己的思想道德素质，敬老爱幼，为人谦逊。这样围绕着生的欲望行动，容易形成良性循环，即越是围绕着生的欲望行动，就越是身体健康、感到快乐，容易受到尊敬而不容易被人瞧不起，容易使人生不断向上发展而不至于贫穷。所以能够把围绕死的恐惧的行动转变成为围绕生的欲望的行动，等于激活隐藏在死的恐惧背后的生的欲望，把在死的恐惧的行动中消耗的精神能量转变到生的欲望的行动中来，这是森田疗法的治疗重点（图4-2-1）。医生设法指导患者去转变，患者若想尽快摆脱强迫、恐惧症状的困扰，那就要主动转变行为方式，把围绕死的恐惧的行动转变为围绕生的欲望的行动，这是治疗成功与否的重要环节。

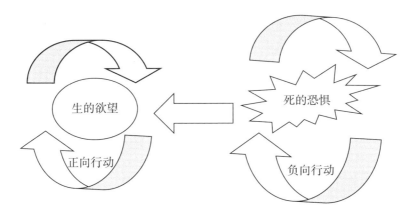

图 4-2-1 把围绕死的恐惧的行动转变成围绕生的欲望的行动

四、放弃情绪本位，提倡目的本位的行动原则

情绪本位是以情绪的好坏作为行动的指挥，凭好恶行事，喜欢干或想干什么就积极主动去干，不想干或不喜欢干什么就不去干的生活态度和行为方式。在这个过程中，思维的判断几乎完全服从情感的需求。比如，不愿意社交就经常不与别人说话或很少说话，很少参加社交活动，待人冷淡；喜欢清洁就每天没完没了地搞卫生，反反复复地洗涤，不顾影响工作、学习和其他事情；喜欢玩游戏就不厌其烦地、没完没了地玩，不惜影响学习、生活和工作。

情绪本位是一种比较幼稚的、不成熟的生活态度。在儿童时期思想不够成熟，这种现象比较多见，但随着年龄的增长，多数人情绪本位的生活态度逐渐减少，而逐渐转变成目的本位，即以思想监督调控为前提，以实现生活中的目的或者目标为行动准则。比如，今天要上班（目的是上班），即使天气不好，即使心情不愉快，即使这些天一直很疲劳，也坚持去上班，坚持把工作做好，这就是目的本位。而情绪本位者遇到这种情况，就不想去了，于是就找个理由不去上班，等到天气好了、身体好了、心情好了再上班。为了治疗需要，医生要求患者多运动，即使有症状也要带着症状去干力所能及的事情。有的患者则以身体不舒服、没力气、没心情、不想干为理由，不去做该做的事，这就是情绪本位。一方面想要消除症状，另一方面又不愿意放弃自己不健康的生活态度和行为方式，那么这种自相矛盾的状态肯定影响心理疾病患者的康复。因此，要想纠正情绪本位，重点不是坚决禁止情绪本位，因为靠禁止是很难改变情绪本位的，要不断树立目的本位，按照这个方向去做事，鼓励其按照目的本位去行动，目的本位树立起来了，那么情绪本位自然会逐渐减少。

五、纠正思想矛盾

（一）没有绝对的正确或错误

思想矛盾是注意固着于症状的精神能量来源，因此纠正思想矛盾是打破注意固着的关键。通常患者不一定说自己的思想是最正确的，并不认为自己是神，但患者听不进去别人的意见，向提意见或批评自己的人发脾气，即使别人的意见是正确的也生气。如果别人的批评、指责有一点问题（比如态度不好、方法或说话场合不对、有些偏向别人等）就更不得了，容易仇恨批评和指责自己的人，而忘记他们以往对自己的好，不管是亲人还是朋友、恩师，都是如此对待，这些行为都间接证明患者认为自己是完全正确的。

有思想矛盾的人往往忽视了世间很多情况下的事物没有绝对的正确和错误，没有绝对的好和坏。有人说"考上一流的大学太好了"，也有人却说"那人才济济的学府竞争太激烈了"；有人说"没有人批评我太好了"，也有人说"经常有人批评我可以使我清醒，进步得更快"；有人在失恋的时候说"我这一辈子再也找不到这么好的女人了"，可事实上当他从这次失恋的痛苦中走出来后，他庆幸上帝给他机会让他找到一个更好的爱人；有人在高考落榜时感到自己太不幸了，感到这时天不再那么蓝了、花不再那么美了、生活不再那么有意义了，可是后来他又庆幸，虽然没有上大学，可多出了几年时间让他在同龄人大学刚毕业时他就已经创业成功了，没有上大学，但自己的公司招聘了大学毕业生甚至还招聘了硕士、博士学历的员工。回想起来过去你所坚持的、纠结的、苦苦思考的也许并不那么重要，更重要的是根据自己的实际情况去安排生活，实现自己定的一个又一个目标。所以很多情况下，没有必要反复纠结一时的对错，争得一时的高低、长短。

每个人看问题所处的角度是不同的，那么对问题的判断就会有所不同。只承认自己是对的而不承认别人也有一定道理，其实也是思想矛盾，也是思维判断方面出现偏差的原因之一。如果能学会站在不同的角度、不同的立场去看待、分析、判断事物和问题，站在全局、整体的角度看待问题，就有利于纠正以往的思想矛盾或偏差。

（二）纠正应该主义

总是认为事物"应该这样，不应该那样"，这就是所谓"应该主义"，其结果使很多人陷入情绪、思维障碍之中。不知道这个道理、总是持"应该主义"来对待事物的人，很难纠正自己的思维偏差和认知的问题。治疗者用简单易懂的语言、生动的比喻让患者懂得了这个道理，这对于改善思维偏差和打破"被束缚"状态具有重要作用，其实生活中的"应该与现实和事实"是有差距的。比如，你认为自己是单位的"一把手"，单位所有人都应该听自己的，可是手下却有人反对自己；你认为自己很有钱，别人应该高看自己，可还是有人并不把你放在眼里。判断事物不是按照"应该与不应该"为原则的，因为可能考虑到各方面因素后，其结果在很多情况下不是按照你的判断来进展的。你认为自己在众人面前讲话不应该紧张，可事实上你在众人面前讲话紧张了；你越是讨厌这种紧张，往往就越紧张。清楚地认识到这一点，发现自己的问题所在，不用"应该"来判断事物，事实怎样都接受，往往就不容易出现这种思想矛盾。

（三）勿把正常当异常

有些人在遇到大领导或者漂亮的异性时会有不同程度的紧张，这其实没有什么不正常。而这时，认为自己不应该这样，则等于把正常当异常，这样势必引起自己对这个"异常事物"的关注，诱发精神交互作用，使紧张感越来越强，形成恶性循环。为了避免再次出现紧张，你就回避见领导或者异性，反而会越来越怕见领导和异性。一个从来没见过死人的人，突然见到了死人，产生了恐惧感也是正常的，如果你认为这个反应不正常，今后就会更害怕见到死人，严重时看到电视里出现死人的场面或者听说哪里死人了都会害怕。如果认识到见到死人会害怕是正常的，那么就不会太过于关注害怕死人这件事，就不会引起注意与害怕反应之间的精神交互作用，就不会因此而引起恐惧死人的症状。

（四）分清大小、轻重、主次

由于过度关注和重视某些自认为重要的事情或细节，而忽视了更重要、更大、更应该优先去做的事，结果是对大小、轻重事情不分，即把大部分精力、时间用在了很小的、不重要的或无足轻重的事情上，而大事、重要的事却没有时间和精力去做。比如，某学生由于害怕被老师批评，不敢抬头看老师，甚至不敢上学，却忽视了自己老是犯错误，而且屡教不改，总因为这些事被批评；有人对自己的长相不满意，害怕别人瞧不起自己，却忽视对人品、能力、文化程度、身心健康等方面的提高。这样的结果是由于没有注意和分清哪件事小、哪件事大，哪些事轻、哪些事重，哪些是局部、哪些是整体，因而很难解决上述问题。如果认识到做任何事情应首先区分大小、主次、轻重、缓急，有顺序地、有选择地去行动，那么怕这怕那的症状就可能被避免。

（五）行动改变思想矛盾

在很多情况下，改变一个人的思想判断是很难的，所以森田疗法经常通过行动改变思想认识或者改变思想矛盾。比如，一个人认为只有反复洗手才可以不感染细菌，所以每天花大量的时间洗手。森田疗法不是去极力劝说他少洗或者逐步减少洗手时间，而是建议他该洗的时候就洗，不是过度地洗，不该洗的时候，把时间用在更有用的地方，比如多花时间锻炼身体，提高身体免疫力、抗病能力，使自己不轻易得病。只要按照医生指导去做了，时间和精力多用在这些方面，减少了洗手时间，就会发现减少洗手时间和次数也没有发生意外的感染，而且还增强了体质，自然而然就改变了原有的认知。

（六）事例对比改变思想矛盾

有些人一旦产生了一种认知，就往往认死理、坚持己见，难以改变。比如，有些人说自己压力太大，因而患了强迫症。医生如果想否认其观点往往很难改变其想法，而首先应肯定其受到的压力。但是，如果医生反问："为什么与你在同样环境生活的人，甚至比你压力还要大的人，他们没有患强迫症呢？"这个反问的目的是说明不仅压力可以导致人发病，其他因素也参与了发病，这样的对比往往容易改变其思想认识问题。有人说："我的病症（比如失眠、焦虑、躯体不适等）肯定是更年期导致的，妇科医生都说了是这样，我的血液化验结果都证明了激素水平有改变等。"心理医生往往无法改变其认知，可是不改变其认知，往往就不能得到对治疗很好的配合，那么可采用事例对比的方法："你说的有道理，但是同样更年期的妇女非常多，她们血液化验结果中激素水平也有改变，可是她们没有与你类似的症状，否则医院类似患者就会多得不得了；也就是说，一定还有其他因素影响了你，导致你现在发生这些症状。"这样的对比往往可以改变患者现有的片面思想认识或者思想矛盾。

六、提高受容性

其实只要强迫症和恐惧症患者能放弃对强迫或恐惧症状的排斥，放下对症状的纠结，那么强迫或者恐惧症状就会更容易减轻。但是多数患者都是为消除症状而来医院求治的，他们不懂得为什么要接纳症状、放下对症状的排斥，会质疑："难道还要留着症状？"在他们看来自己的所有痛苦、烦恼都是强迫和恐惧症状造成的，只要消除了这些症状，自己就可以过正常的生活了。然而，强迫和恐惧症状大多是靠自身的力量不能排除，也就是说无论患者本人怎样努力也很难靠自己的力量消除现有症状。因为越想排除症状，那么对症状就会越关注，则通过精神交互作用的恶性循环使强迫和恐惧症状更加严重，排斥症状的作用力所生产的对自己的反作用力也越大，这样一来自己就更痛苦。因此，放弃对抗和排斥症状，接纳或放下症状，就会减少对症状和烦恼的关注，减少由于关注它们导致的精神交互作用，也就等于切断精神交互的恶性循环，减轻注意固着于症状和烦恼的程度。比如，某人为了减轻自己对脏的恐惧，总是过度打扫卫生，过度关注哪里脏，吃饭后用非常多的餐巾纸反复擦嘴，越是关注卫生的问题就越容易发现哪里不卫生，越是这样就越不安心，就越是反复检查卫生不卫生；还有人为了消除在外人面前自己表情不自然而不愿意活动、不愿意工作、不愿意外出，从而产生回避社交的症状和社会功能减退。以上说明对某症状的强烈排斥是使症状加强和产生新症状的重要因素。消除这一因素的负面影响对于治疗恐惧症具有重要意义。

　　一般来说，直接指导患者让其接纳症状是最简单的，但是患者不容易理解为什么要接纳症状。因为患者想要排除的症状背后大多隐藏着一个"怕"，或者有别的原因，不解决这个"怕"或背后的其他原因是无法解决当前的症状的。例如，某女曾经被非礼了，为此以后不敢去恋爱了，如果你说："恋爱有什么怕的，你就大胆地去恋爱，不要紧，多数男人是好人，你自己给自己鼓劲。"这么说往往解决不了怕恋爱而不愿意找对象的问题。医生或家属竭力劝患者找对象有时甚至会失去患者对医生或家属的信任，使患者认为医生或家属不理解自己。怎样才能解决和正确对待"怕"的问题，使患者放弃对抗和排除症状呢？那就是怕就怕，但是该干什么就干什么。在这个为所当为的过程中，以往的"怕"就会慢慢地淡化，不被在意。以下是提高受容性的方法。

（一）关注对象替代法

　　帮助患者找到一个比目前关注的对象更加值得关注的目标，要求患者找一个比这件事更重要的事作为主要关注对象，而不是重点关注现在经常关注的这个对象，也就是用另一个目标替代眼前这个关注目标。这样把目前患者最纠结和最关注的症状、烦恼、痛苦变成次要关注的事情，把原来每天都去关注的事情变成另一件事，这样一来由于关注原来症状的精神能量减少，便可达到接纳、受容、放下所关注的症状的目的。比如，某患者总是关注吉利不吉利的问题，为此对"4"或"死"字十分忌讳、害怕，听到"4"或"死"字就受不了，明知道没有必要害怕，但就是控制不住，因此来求助医生。在这件事上，用关注对象替代法的意思就是，让患者关注另一件更值得关注的事情，而不是整天关注"4"或者"死"字，告诉他："听起来'4'与'死'字有谐音，是有点不吉利，怕不吉利其实不就是怕死吗？怕死没有错呀，可是怕死就不会死了吗？哪有这种事呢？那关注'4'或'死'不就没有什么意义了吗？其实怕死不就等于想活嘛，那么怎么活着而且活得更好才是我们更应该关注和更应该做的事，对吧？"让患者认识到这个目标比那个目标更加重要，要是不想被"4"字折磨，第一需要关注的目标是每天过得好不好，怎么样做才能过得好，把这件事当成最大的事，把原来关注的"4"字变成小事先搁置，关注"4"字少了，精神能量注入在这个方面少了，注意与感觉的精神交互作用被切断，对"4"或"死"的排斥减少，受容性提高了，这有利于打破"被束缚"状态。

（二）问题归因法

把患者纠结的事物归结于某项原因，使患者注意的焦点转移到改变这个原因上，从而达到放下目前纠结对象和接纳目前症状的目的。比如，一个人小时候被别人欺负过，他总是害怕再被别人欺负，一直不愿意与人来往，不愿意出门，几乎没有朋友。医生把他容易被欺负的状态归因于他没有朋友，太胆小，人际关系不好也导致其事业无成，这样的人往往比较好欺负；而那些朋友多、人缘好、胆子大、身体强壮、事业有成的人往往不太好欺负，也不容易被欺负，这种理由比较容易接受。接受了这个理由，患者就容易接受先锻炼身体使身体强壮、逐渐交一些朋友、身心投入事业的建议。患者如果认真去做了，就等于放下了对"会不会被欺负"的关注和对"被欺负"的排斥，他的注意力便转移到了医生指导的方向上来，这样便容易减少与人交往的恐惧，进而加速打破可能被欺负的"被束缚"状态。

（三）症状移交法

有的强迫症和恐惧症患者为了驱除强迫或恐惧症状，经常关注与自己症状相关的信息。比如，怕脏的强迫症患者，走到哪里都能看到脏东西，几乎世界已经无法再待下去了，越关注越严重，排斥脏所做的反复清洗动作就越多；一位对男性恐惧的女孩，几乎看到任何一位男性都认为他们是色眯眯的，都是不怀好意的，几乎到处都是色狼，因而总是躲避任何男性，越这样就越害怕。医生治疗这种状态，如果不设法使其放弃关注和排斥恐惧症状，就很难收到良好的治疗效果。那么医生建议患者把治疗怕脏或者害怕男性的症状的任务都移交给医生，也将药物副作用、将来怎么巩固治疗、怎么增减药物、什么时候停药等事情都交给医生负责，由医生来安排这些事情，患者自己变为配合医生治疗的角色，按照医生的指导去做，比如每天锻炼身体等。这样可以增强体质，防止不卫生导致的感染，防止被别人欺负（因为自己身体强壮，别人相对就不敢欺负自己了）。如果患者能够接受这个建议，按照医生的建议去做，就会比较容易放下对症状的关注和纠结，把患者关注的焦点转移到医生所指引的方向上去，就间接起到不再排斥和对抗症状，达到提高受容性的目的。

（四）完成任务法

患者有时不由自主地想排除某个症状，比如每次吃完饭就没完没了地擦嘴（这些行为是与不干净做斗争），即使明知这样做有些过分，但又控制不住自己，不得不去这样做。如果是这种情况，医生可以每天多交给患者一些任务，告诉患者完成这些任务就是帮助医生加快治疗和消除其症状。患者如果能够积极和圆满地去完成这些任务，把更多的精力放在完成医生交给的任务上面，就可以减少对症状的纠结，变相地使患者放弃与症状斗争。比如，吃完饭要马上把桌子上的碗筷收拾好，擦桌子、洗碗、扫地；让患者去做家务、练书法、绘画、写日记等。总之，使患者每天所进行的活动增多，让生活变得更有意义、更充实，这样有益于减少对症状的排斥，提高对症状的受容性。

（五）合理化、正常化法

有些患者把正常当作异常，把合理当作不合理，因此极力排除所谓的"异常"，反而陷入恶性循环。医生把这些错误观念纠正过来，让患者确实觉得这些"症状"存在是合理的、正常的、理所当然的。比如，被批评、被瞧不起、被欺负、被拒绝等导致的心里难受感是正常的反应，怕被批评、被瞧不起、被欺负、被拒绝也是正常的。既然是正常的反应就不需要关注，没有必要在意这些正常的感受，也就没有必要再去花精力去排斥或者预防这些事情发生。应该接纳上述事情发生，然后去努力改正错误以改变别人对自己的看法，努力学习以提高自己的各种能力，最后会被别人佩服，而不是被瞧不起。提高了能力，有了一定社会地位，又有很多朋友就不容易被欺负；经常去帮助别人，当有求于别人时也不容易被拒绝。

例如，一个人不敢出门，问他："为什么？"患者答："怕倒在外面没有人管。"医生告诉他："你不出门就不会病倒了吗？你怕病倒就不会病倒了吗？"患者答："不一定。"医生说"那你的怕不就是徒劳吗？其实不仅是你，每一个人都怕得病，怕得病是正常的事（正常化），正常的事就没有必要去在意了。你怕得病就是希望身体健康，那你就为自己的身体健康而努力吧。经常锻炼身体，注意饮食，保持健康的心态就可以了。"

有人怕脏，每当开门关门时需要戴手套拉门把手，或者用餐巾纸、手帕等垫着门把手才敢开、关门，或等待别人开门，自己跟着进门，明知道这样做有些过分却无法改变。此时，医生应针对怕脏给予充分肯定："这不是一件正常的事吗？既然是正常的事为什么不用正常的方法去对待呢？该开门就开门，吃什么东西以前或上厕所以后洗洗手就可以了。"这样合情合理地把患者害怕的对象正常化以后，减少对害怕不卫生的症状的排斥，以达到提高受容性的目的。

（六）局部放弃法

局部出现难以解决的病痛，或无法直接解决的问题，于是不再全力以赴去解决局部出现的病痛或问题，而是把局部问题先放下，按照全面的问题去解决。比如，一个人胆子特别小，总是晚上不敢一个人走路。虽然现在还没有使胆子变大的药物，但有些方法可以使胆子变大，接下来就是愿意不愿意尝试的问题了。这个方法就是放弃使胆子（局部）变大的想法，通过不断地锻炼使身体变得比过去强壮，通过学习使能力变强，身体和能力比过去强大了，胆子不就跟着变大了吗？如果接受了这个观点，把精力放在锻炼身体和提高能力方面，随着把精力越来越多地投入到身体和能力锻炼，自然就放弃了对原有局部症状（胆子小）的关注，那么怕黑的症状也会减轻，就不那么在意这个症状了。

（七）过渡法

强迫症和恐惧症严重时往往什么事情都干不了，有的连简单的走路、运动都无法实现。单纯的说教无法生效时，也不能不进行治疗。此时医生应选择患者能做的事情，比如：内观疗法，让患者根据内观疗法的原则，在房间里 1 周不与外界联系，不打电话、不外出，每天就围着 3 个题目去思考：①母亲都给你做什么了？②你给母亲什么回报了？③你给她添过什么麻烦？从 6 岁时起，然后 7 岁、8 岁，依次进行。每隔 20 分钟去看一次这 3 个题目。把想到的记录下来，1 周以后再去恢复日常的生活，进行下一步计划。

还可以选择沙盘疗法。在心理咨询机构，进行一段时间的沙盘治疗，或者进行一段时间的冥想治疗。经过这样一段时间的过渡以后，虽然强迫症状、恐惧症状不一定能够被消除，但是往往患者比较容易进行家务劳动、运动等作业了。通过家务劳动、运动使"被束缚"精神病理状态得到改善以后，再提高活动级别。在不断地进行这些活动的同时减少了对症状的排斥，就等于增加了对症状的受容性。受容性的提高对减轻"被束缚"精神病理状态有很大帮助，对下一步治疗的帮助也很大，否则有些患者什么方法都试了但失败了，就可能陷入不断加重的状态，结果是更难治疗。

（八）目标重新排队法

每个人做事都是选择最重要的事情去做。可是有些人认为自己现在做的事情最重要，但实质上不一定是这样，或者实际上做的事情根本没有一点意义却不自知。比如，有些人认为面子最重要，千万别在人多的地方说错话、丢面子或者脸红，如果把这几件事放在第一位，时时刻刻关注这些事，躲避人多场合、躲避人的视线，可是无论自己怎样躲避和关注此事也解决不了自己恐惧见人的问题。其实，怕丢面子就等于希望很有面子。为了实现很有面子这个目标，围绕着怎么做才会有面子来安排行动，将如何能达到目标的行动放在第一位，比如努力学习争取第一名，努力练唱功争取受到大家好评，努力工作争取升职加薪，努力钻研业务争取行业排头，这些都可以使自己被大家称赞，受到欢迎，很有面子。

七、放弃负向思维模式，把握思维平衡

负向思维模式是一种遇事就往坏处想的思维模式，这也是一种过度防御式的思维模式。比如，自己的东西被别人碰了一下，有可能被弄脏，也可能没有被弄脏，而自己只相信被弄脏了；有人去公共浴室洗澡，后来听说容易感染艾滋病病毒，就去医院检查，几次阴性都不相信，认为自己已经感染了，是医生不告诉自

己，自己只相信最坏的一种可能；有人身上长了一个小包，认为是患了癌症，医生检查后明确告诉自己没有患癌症，他却认为医生是保密，特意不告诉自己，怕自己受刺激。这些都是负向思维模式的表现。

而正向思维是遇事只往好的方面想的一种思维模式。比如，身体已经出现疾病的症状了，还认为不要紧，这是小问题，过几天就好了；虽知道过量喝酒、吸烟对身体有危害，却认为没事，认为喝酒会活血化瘀，吸烟会心情舒畅；面对别人粗暴批评甚至打骂，却认为是为了自己好；不拘小节、行为不检点，却认为是性格豪放；内向、沉默寡言、孤僻，却认为是文静、舒雅；拘谨、拘泥于小事、斤斤计较，却认为是心细。以完全正向思维指导自己的行动，往往缺乏自我保护机制，但是完全负向思维倾向和思维模式往往容易导致强迫症或恐惧症等心理疾病，而且难以治愈。这两种思维的调和能力的提高是治疗强迫症和恐惧症的一个重要步骤，应训练自己学会和掌握往坏处想的同时，再往好处想，然后再得出综合评价事物的能力。

八、改善不良生活习惯

很多强迫症或恐惧症患者把自己所患疾病的原因归结于精神刺激、精神压力等，而患者一旦把自己患病的原因锁定在这些精神刺激和压力方面，就很难纠正，为此害怕刺激和压力，容易影响正常工作、生活、学习，也容易影响治疗效果。即使按照他们的想象尽量减少精神压力（如辞职、休学等）也不能改善他们的强迫或恐惧症状。这时如果能够找到患者明显的生活习惯方面的问题，把它与症状联系起来，让患者相信不去除这些不良习惯，就无法彻底消除目前的疾病症状，那么就容易把患者的注意力引导到纠正不良生活习惯方面来。如果成功做到这一点，不仅可以帮助患者纠正坏习惯，还可以使患者转移注意力，纠正注意固着于症状的"被束缚"状态。

比如，某大学生强迫症患者，伴有注意涣散、难以集中的问题，影响学习。为了解决这个问题，就要改善他长期不爱动的不良习惯；以往他学习时是"不动"的，休息时喜欢玩游戏也是"不动的"，长期"不动"，注意力又长时间集中在学习或者游戏上面，久之容易导致精神疲劳，使集中注意的能力减退。要想治好精神疲劳，从而改善注意涣散，必须增加身体活动量。如果不喜欢运动，精神疲劳和注意涣散就得不到缓解。由于注意涣散影响学习和玩游戏，让患者也很痛苦，所以在运动和游戏之间二选一，必须学习和玩游戏之余出去运动，从走路开始，逐渐慢跑、打球、游泳等，力所能及地增加身体活动时间，注意涣散也会逐步改善。

有的社交恐惧症患者待在家里不出门，睡懒觉到中午，晚上睡不着，白天头昏昏沉沉的。想治好晚上失眠，就必须早点儿起床。早上不起床，晚上就不容易睡着，这样睡眠颠倒持续下去，昏昏沉沉的症状也难以治好。此时必须在早上睡懒觉和晚上失眠之间进行选择，失眠、头昏太难过了，因而选择早上早点儿起来。如果到医院检查以后没有发现身体其他异常改变，那就改过来睡眠颠倒的不良习惯，每天出门透透气。这样的改变是改善人际交往的第一步，头昏有所改善后，会进一步增加外出活动。所以生活中不良习惯的纠正对于治疗强迫症和恐惧症的伴随症状具有重要意义。

九、不关注症状

森田疗法提倡的"不问症状"，是日文翻译过来的概念。这种提法很容易引起患者和医生的误解。患者认为医生都不问我的症状怎么给我治病？医生认为我不问怎么知道患者的病情？其实，森田疗法的"不问症状"意在不让患者关注症状，而是希望其按照生的欲望去进行有建设性意义的行动。森田疗法提倡的"不问症状"的另一层意思是，医生在治疗时也不仅仅是以强迫、恐惧等精神症状为主要的治疗靶症状或者说治疗目标，不要以为回答了患者一个又一个关于症状的提问就可以使其症状改善，不能陷入患者无休止纠结的症状之中。患者不要总是在网上查强迫症、恐惧症的相关信息，或者找相同症状的患者交流相关症状等，而应该把打破"被束缚"状态、改善患者身体社会功能作为重要目标，关注患者各种身体社会功能的康复，从而达到改善患者注意固着于症状的状态，不关注症状有益于强迫和恐惧症状的治疗。

十、综合治疗

（一）作业疗法

作业疗法又叫劳动疗法，运动疗法也可以归入此类，这是森田疗法最常用的治疗方法。对于为什么用这种方法，很多人都不理解并认为：我来看病是花了钱的，但你让我干活，这是怎么回事啊？因为强迫症和恐惧症患者都有被症状或烦恼所束缚的特点，这种状态下患者极力想排除，但是自己却排除不了，控制不住自己胡思乱想、纠结、烦恼，越是控制不住就越是想控制和想排除，结果就越烦恼，陷入恶性循环之中。

其实即使大脑控制不住胡思乱想，但是手脚还是可以受大脑控制的，让手脚活动起来，做起事来，那么精神能量自然跟着消耗，就会获得一定成果。这样不仅改善了患者的社会功能，切断关注症状导致的恶性循环，同时注意由一直指向症状和烦恼逐渐转向劳动、社会生活、工作等，这样一来精神能量也逐渐改变方向，因而可以减轻症状所带来的烦恼。具体哪些劳动更适合自己，这需要因人而异。作业内容要根据实际情况去选择力所能及的事情来做，逐渐加量、扩展。如果能够积极参加作业疗法，就势必会放下对以往症状的纠结，减轻对症状的关注，有利于打破注意固着于症状的状态，有利于打破"被束缚"状态，最终使症状得到改善。

（二）饮食疗法

根据身体具体情况，对各种食物进行营养平衡搭配或调整（比如补钙、补铁、补充维生素 B 族等）。每天应补充充足的水分，至少饮水 1500 ml。特别是对以往偏食、饮水少的患者更应注意饮食疗法。饮食疗法对于转移注意力也有帮助。中医理论认为，食物可以帮助调节阴阳平衡，同时也可以帮助身体补充各种营养素，把患者的躯体不适症状归结于身体各脏腑阴阳等方面的问题和营养平衡的问题，然后通过调节饮食来解决这些问题，同时达到改变患者经常关注症状的目的。

（三）娱乐疗法

很多强迫症和恐惧症患者患病后，往往兴趣爱好减少了，不愿意做事，严重者不能工作、学习，越是这样，病情就越加重。因为这种情况下，更多的精神能量容易转向负向思维、负向情绪、负向行动。那么恢复正常的行为中，娱乐活动最容易实施，因为它有趣，容易吸引人的注意，比如听音乐、看电影、看小说、打球、旅游等都是比较好的娱乐活动。如果病情还没有那么严重，还可以工作、做家务，那么工作、做家务之余参加一些娱乐活动，可以减少沉浸在强迫、恐惧症状之中的时间，这是有益的。但是，那些容易上瘾的娱乐活动还是要适当禁止，比如玩电脑、手机里的游戏，打麻将，赌博，饮酒等，这些活动虽然可以转移患者的注意力，但也可以使患者陷入新的误区而难以自拔，所以应尽可能避免。

（四）气功疗法

强迫和恐惧症状严重时往往什么事也做不下去，这样一来症状占据的时间越多，越会加重症状。走路等运动相对容易执行，但是受体力的限制，每天运动时间并不多，还是有许多时间可以去关注强迫症状。练习气功是一种比较简单的健身方法，用比较多的时间练习也有益无害，还可以减少沉浸在症状中的时间。气功是一种呼吸吐纳的方法，最简单的气功就是缓慢地深呼吸加上意识守住丹田（即心里想着肚脐），反复进行气功训练以达到强身健体、治病的目的，同时也可以把关注症状的注意转移到练习气功方面。

具体方法：在空气流通好的地方，采取坐姿，解开裤腰带，微闭双目，思想集中想着丹田（肚脐），缓慢地深吸气，吸到无法再吸的程度，略停 3 ~ 5 秒，再缓慢呼气，呼到无法再呼的程度，反复进行。练功时注意意念和呼吸技巧，吸气时小腹在向外扩张，呼气时觉得小腹由外向内压缩。在呼吸时尽可能要细、柔、慢、长、匀。深呼吸时意念一直放在丹田的位置，每次气功时间 15 ~ 30 分钟，每天 1 ~ 2 次为宜。

（五）读励志书和观看影视作品疗法

励志的读物和影视作品可以吸引患者的注意，引起共鸣，增加正能量。患者多次阅读加观看后，逐渐效仿作品中正面人物的行为方式，有益于使自己的不良行为方式得以纠正。这可能不是一两天的事，需要一个缓慢过程，但是只要坚持做下去，就等于增加了有意义活动的时间，无形中减少了陷于强迫和恐惧症状之中的时间。而以往患者把多数时间用于强迫和恐惧症状的纠缠，而看励志作品的时间很少。把注意转移到励志作品上来肯定比沉浸在强迫和恐惧症状之中要好得多。

（六）日记疗法

对于一些文化程度较高的患者可以采用日记疗法。要求患者每天写日记，记录每天做了哪些有意义的事情，有什么感想。很多患者开始时愿意写一些与症状相关的体验、感想、问题；医生对于患者每天述说的躯体不适、围绕症状表述的内容不予理睬，而对于患者记载的具有建设性意义的行动给予鼓励、表扬和指导。患者每次来医院就诊时把日记交给医生，由医生给予批语，下次把下一份日记带来，医生把上一次日记还给患者，交替进行。通过日记指导逐渐使患者改变不断围绕死的恐惧行动的状态，转变为围绕生的欲望行动。

（七）有效管理时间法

强迫症患者往往不会有效管理自己的时间，因此训练患者有效管理时间也是治疗的一个重要的环节。一个重要的原则是：做任何事情前先问自己这些事情有没有用。如果这些事情在有点儿用和很有用之间，那就选择先做最有用的事情。比如，如果你是一位公司职员，看书有用，那就去看，但是家务和工作更重要，其中工作最重要，那就最先完成工作，再做家务，最后看书。如果你是一名学生，那学习最重要，放学后，作业写完了再看书。再如，怕手不干净，这没有错，但是反复洗手有用吗？就可以安心了吗？并没有，还是不安心。那就该洗手的时候洗一次，然后马上就去做更有意义的事，想再洗也不去洗了。多去做有用的事，比如做工作、做家务、锻炼身体、参加娱乐活动等，而不能做那些没有用的事，比如反复关门、反复洗手、反复询问，反复纠结等。把时间用在更有用的事情上，将有用的事去代替那些没有用的事，时间就花在不同的地方了。每过几天再总结一下，评价一下自己的时间管理得怎么样，管理得越好，强迫症状改善得越快。

第三节　森田疗法对强迫症与恐惧症治疗的切入点

强迫症和恐惧症的表现虽然有很多共同之处，但具体的表现还是因人而异的。强迫症的主要症状有各种强迫行为、强迫思维、强迫意向等，强迫行为也表现各异。恐惧症的主要症状有对人恐惧、对各种空间恐惧以及特定恐惧等。这些症状都可以用抗抑郁药物、抗焦虑药物加以改善，但是改善的程度有限，很难用药物把上述症状消除。因为强迫症和恐惧症都呈现比较严重的"被束缚"状态，"被束缚"的精神病理就像强迫症、恐惧症患者症状的原动力一样，不断增加患者对负性事件、负性情感的关注，使强迫思维、强迫行为或者恐惧症状不断加强，"被束缚"状态不被打破，上述症状就不容易从根本上缓解。即使经过治疗，强迫和恐惧症状有所缓解，也很容易出现症状反复，因此药物治疗的同时用心理治疗打破"被束缚"状态极其重要。怎么入手来具体实施森田疗法治疗？根据每位患者的具体情况，可以从以下几个方面入手。

一、切断负性精神交互作用

精神交互作用是人人都有的一种心理现象。人人都有过生气的体验，生气时往往越想越生气，越气越胡思乱想，通过这种精神交互作用使生气者陷入烦恼中很久而不能自拔。正常人很快通过各种调节机制（如生气时找人聊天、看电影、看书、写作、运动、唱歌、参加各种娱乐活动等）就能打破这种恶性循环，不影响正常生活。强迫症和恐惧症患者的精神交互作用是一种负性精神交互作用，常常是负面的事件、感觉、观念通过思想矛盾的作用发动精神交互作用，最终达到注意固着于上述事件、感觉、观念等方面的状态。思想矛盾为这一恶性循环吸引了源源不断的精神能量，使精神交互作用恶性循环持续下去，导致注意固着于负性事件上（如怕脏、怕黑、怕别人说坏话等），并且持续下去，精神交互作用成为"被束缚"状态持续下去的动力机制。切断精神交互作用的恶性循环就是解决问题的关键，就可以解决关注某些负性事件的问题。

例如，某高中生一次被同学欺负了，以后就总是怕欺负自己的那个同学，非常关注他的一举一动，越是这样就越怕他（精神交互作用）；为了切断精神交互作用，告诉这个高中生"别怕""别关注这件事，就没事了"，这样说是没有用的，此时这个高中生仍不由自主地关注身边是不是有威胁，产生不由自主的恐惧。为了打破越关注这件事越害怕的精神交互作用，应建议他首先强身健体，一般来说一个身体健壮的人往往不容易被欺负，而一个胆怯懦弱的人往往容易被欺负；另外，把精力用在学习方面，十分优秀的学生会得到老师的器重、同学的尊敬，一般也没有人敢欺负他。这位高中生如果接受了这样的建议，将注意不断转向锻炼身体和加强学习，等于围绕生的欲望在行动，注意从被欺负事件中转移出来，精神交互作用就会减弱乃至切断，"被束缚"状态程度就会减轻，最终恐惧症状就会减轻和不被在意。

再例如，某男士有强迫意向，经常突然想做某件离谱的事。比如，想体验摔碗是什么感觉，想了就一定要试一试，摔了家里许多碗，于是家里人都不敢用瓷碗了；有时干活时突然想知道斧子砍头是什么感觉，于是就用斧子向头上砍了一下，受伤以后就不敢使用斧子了，怕自己控制不住。他到处治疗，吃了好多药都没有效果。在这种情况下，打破精神交互作用的最好办法就是不去关注以往关注的某些念头，那些想要试一下的危险念头出米以后如果能够不去关注，去做别的事，就可以切断精神交互作用。于是告诉他，如果想要治好你的病，首先记住一句话"想归想，做归做"，时时刻刻记住这句话。比如，一旦想摔碗或者想用斧子砍一下自己时，就告诉自己"想归想，做归做"，不去按照想的事去做，而是去做自己当前最应该做的事，比如该吃饭就吃饭，该洗碗就洗碗，并没有去执行想摔碗或者想用斧子砍自己的想法，不把这些想法付诸行动，也不去否定和驱赶这些想法。

只要记住和做到"想归想，做归做"了，那么此时注意与想法之间产生的精神交互作用就会被切断，立即进行其他有意义的活动，这是转移注意而不去关注症状、切断恶性循环的最好方法。因为人的注意在多数情况下不能同时关注两件事（一心不可二用），注意转移到另一件与当前烦恼之事不相干的事以后，当前的精神交互作用就更容易被削弱和切断，"被束缚"状态的程度就会有所减轻。不去关注症状而去进行有意义的活动还有一个重要意义，就是这样做等于放下以往极其关注却解决不了的问题，等于让这个解决不了的问题先顺其自然，而自己去为所当为，其结果是症状或被关注的问题得不到关注，就得不到精神能量的支持，那么注意与感觉或观念的恶性循环就很难进行下去。

二、改善注意障碍

"被束缚"状态的突出临床表现是注意固着于某一感觉、观念，难以摆脱或自拔，无论别人怎样解释、劝说、开导，都不能改变这种状态。患者常说："这些道理我都懂，就是控制不了自己。"严重的注意固着属于一种注意障碍。比如，某强迫症患者总是控制不住地回忆过去做过的事、说过的话，如果想不透，就无法干别的事情。他的注意总也离不开这件事，如果回忆过程中被别人打扰了，还要重新再来想一遍，非常耽误事，却没办法改变。要想改变这种状态，一定要把患者的注意焦点由原来的经常关注的事情转移到其他的事情上，让他觉得这件事情比转移注意之前做的事情更加重要。为了达到这个目的，可以和他一起讨论，以他目前的身份和状态，什么是最重要的、最需要去做的事情，什么是第二重要的事情，依次排下去，让他发现他每天反复回忆过去做过的事、说过的话根本就不那么重要，连第十位都排不到，他却当作最重要的事情来做。如果想治好目前的症状，每天做事前都按照事情的重要性排列顺序，按照顺序依次去做事，这样不断地做下去，那么注意就会转移到该做的事情上，这样就有益于打破注意固着于总是想回忆的状态。

强迫症和恐惧症患者在生活中遇到失败、挫折之时，为了缓解上述失败、挫折带来的烦恼，常常出现：①原有强迫、恐惧症状加重；②更多的吸烟、喝酒、打麻将、玩游戏等不良生活习惯，用本能的快乐代替烦恼；③用生气、愤怒、对抗、报复方式发泄情绪以消除烦恼。这些做法都在一定程度上可以短暂地缓解焦虑和烦恼，然而这些做法显然是错误的，因为这样可能产生严重不良后果。这些做法虽然在一定程度上起到减轻焦虑和烦恼的作用，但往往使人从一个坑跳到另一个坑，转而热衷于吸烟、喝酒、打麻将、玩游戏等不良行为，仍然影响工作、学习、生活，影响生活质量和健康，使原有病情加重，更加难以治疗。只有加倍进行积极的、有建设性意义的生活行动才是最积极、最具长远意义的缓解焦虑和烦恼、改善强迫和恐惧症状的好方法。

怎样才能做到使患者投入到积极的、有建设性意义的生活行动中，以改善注意固着呢？要做到这一点并不容易。空洞的说教，常常不是被忘记，就是被抵抗（我不喜欢那样；我什么都明白，就是控制不了自己；我试过的，这样不行等）。因此无论是医生还是患者的亲朋好友给患者的指导一定要具体、有可操作性，根据患者的具体情况提出具体的要求。例如，要是想使病好得快一点，患者就要积极配合治疗，每天必须散步、快走或慢跑2次以上，每次半小时至1小时，尽快增强体质；睡前30分钟按两侧内关穴（手掌横线向肘方向两横指的横线的中点）各100次等，每天做2次气功练习（具体方法可以在网上找到），每次30分钟等。有些患者会以痛苦、烦恼、强迫观念总来干扰为理由，说"我干不下去"。这时医生应讲明："这些烦恼你是对抗不了的，越对抗反而越严重，那么怎么办？一句话就是让那些症状顺其自然，然后你去为所当为，干你最该干的事情。既然对抗烦恼是徒劳的，甚至是帮倒忙的、是在做无用功，那么你为什么还要坚持去对抗烦恼呢？"烦恼就让它烦恼，痛苦就让它痛苦，这些就是患病时应该有的体验，治疗时所要付出的代价。不做无谓的挣扎，而是去做该做的事（比如健身、做家务、工作、娱乐等）。在做这些事的过程中，可以得到成果，获得成就感，从不由自主关注症状转变到关注你眼前的事物，注意所伴随的精神能量也就回到你做眼前事物的行动中来了。这样一来，对症状的关注或注意减少，注意固着就会减轻，症状也会随之减轻。这是患者求之不得的结果。有人说在没有驱除症状之前"顺其自然"是很痛苦的。其实干什么事，想获得成功都是要付出代价的，想什么也不付出就取得成果是不可能的。你带着痛苦和烦恼去投入生活中的各项行动，只要这些行动不断坚持下去，虽然症状不一定马上就消失，但也不会加重，这其实已经取得第一步的胜利，成功地阻止了症状恶化。随着具有建设性意义的行动继续进行下去，注意固着于症状的程度也会不断减轻，不自觉中症状就会随之减轻直至逐渐消失。

打破注意固着于负性情绪和烦恼的最好办法是转移注意。但是，医生也好、亲友也好，无论怎样劝说患者不要去注意或对抗症状，把注意转移到别的有建设性意义的事情上，转移到现实生活中对个人、家庭、工作有意义的事情上来，但很多情况下这种说教是无法说服患者做到注意转移的。因为这种注意固着使患者注意的流动性降低，所以对周围的注意和感觉会降低。由于存在这种注意障碍，因而患者对医生的话、亲友的话似乎听到了，但也很容易忘记，似乎理解了，又好像没有全理解，很难往心里去，因此转移注意力很难被实现。所以，说教不如指导患者去做一些具体的、有建设性意义的事情，在行动中注意会逐渐被转移。

纠正思想矛盾也是打破注意固着的最佳捷径。但是注意固着严重时，为纠正思想矛盾所进行的指导其有效性很差，患者理解力差，这在很多情况下是很难马上奏效的。因此最容易的办法还是让患者去做力所能及又有建设性意义的事。只要患者去做了，就是向治愈迈出了第一步，就可以达到克服情绪本位、克服部分思想矛盾、克服精神拮抗作用的目的，可谓一石三鸟，注意也就向行动这方面迈出了一大步。因为无论做任何事情，没有注意的伴随是无法实现的，只要患者坚持做下去了，随着注意不断向具体行动流入，原来指向症状的注意所伴随的精神能量就自然减少，注意固着于症状的状态就会减轻，那么体验到按照医生的指导去做事的甜头，精神能量就会进一步转向具体行动，形成良性循环，注意症状所需的精神能量进一步减少，注意固着于症状的状态就会进一步减轻，症状也会随之减轻。

万事开头难。有的患者去做一件目前他还不愿意做或不知道为什么要做的事，开始时可能有一些困难。如果是这样，行动需要分两步。第一步让患者明白行动的理由，这个理由可以从患者的身上找。比如，某人总害怕出现意外、怕死，因此不敢工作，不敢出门，不敢活动。如果发现患者比较胖，可以提醒他：如果体重比别人重很多，那么你和别人干同样的事情，你是不是一定比别人累很多？那么日复一日地积累，你的心脏负担更重，心脏出问题的危险性更大，这个事才是最应该优先解决的事情。患者接受了这样的理由后，他就可能想知道怎么办好。那么第二步就是给患者一个可操作性的行动办法。你要想从根本上改变这种状态，最好的办法是什么？有两个好办法，一是改掉吃零食、喝酒、吃荤、吃夜宵的习惯；二是每天晚饭后到外面走走或慢跑半小时到 1 小时。行为的指导一定要具体、简单易懂，不要一次指导的行动内容太多，不要只说"减肥、运动"，这样说很多患者还是不知道该怎么做。此后逐步扩大行动范围，那么注意固着于症状的状态就会有所减轻。一旦患者尝到了身体活动的甜头，那么就容易把行动变成常态，行动的第一步迈出来了，那么不断向生活、工作、学习的其他方面扩大行动范围，打破注意固着就容易实现了。

三、放弃消除症状的努力，改变努力方向

强迫症和恐惧症患者对强迫、恐惧症状通常采取对抗、消除、排斥的行动和态度，来达到安心的目的。恐惧症患者为了使自己不在别人面前或者对特定物品、环境产生恐惧感，就极力回避恐惧的对象，甚至不上班、不上学、不社交，认为这样可以消除恐惧感。强迫症患者为了不让自己害怕的事情发生或者为了获得做某事后的暂时安心，就不厌其烦地重复某些动作、重复某项言语、重复思考，不惜浪费时间，不惜做事效率低下，不惜影响自己的工作、学习、生活、社交。比如，为了不弄错什么事情，经常一句话说好多遍，反复确认；为了煤气、门窗不出问题或者为了获得绝对安全，反复检查煤气或门窗是否关好了，不厌其烦；为了达到自己要求的干净程度或者为了达到绝对干净，就重复洗澡、洗手、洗衣服等。其实重复动作、言语也好，反复回避各种自己害怕的对象也好，都是想通过自己的行动去防止自己恐惧的事情发生，获得暂时的安心。这种行动不仅得不到好的效果，反而起到相反的作用，使原有怕这怕那的症状更加严重。但多数患者认识不到这一点。因为越是想消除某些症状，就越关注它，注意与这些症状之间发生精神交互作用，使注意与症状互相增强，精神交互作用的结果就像把注意与症状之间的关系变成了像是数学的乘法关系。如果把注意的强度由弱到强用数字表示的话，越靠近"1"的数字就代表注意越弱，越靠近"10"的数字就代表注意越强，在症状强度固定不变的情况下，对某种症状注意越强，注意强度乘以症状所得到的感觉强度就越大，所以就会感觉症状越严重（注意强度 × 症状 = 感觉强度）。

本来恐惧症或强迫症的一些症状在正常人的某些情况下也会出现。比如，怕出错，这本来没有错，可是通过没完没了地确认去消除发生错误的可能，这并不是最佳方法，不仅解决不了问题，反而由于精神一直处于高度紧张，生怕出现新

的错误，更加容易出错，出现行为反常（总是紧张兮兮，反复重复动作或言语）。但如果为了不出现错误，不是去反复确认、反复检查，而是把精力放在努力把事情办好上，这样一来，放弃了对抗怕出错的恐惧症状，就不会受到对抗恐惧产生的反作用力的影响，这样反而使原有强迫、恐惧症状减轻。也就是说，放弃对过去担心、害怕的事的排斥，或暂时把它放下，让它顺其自然，而自己做该做的事，这样对治疗强迫和恐惧症状更有利。不过有时让患者放下以往强迫和恐惧的症状，不与其斗争是很难的，甚至是不容易被接受的，但是把消除症状当成下一阶段的内容，而目前这个阶段努力的方向是着重解决更重要的问题，这样可能相对更容易被接受。比如，某患者总是想找5年前欺负过自己的那个人讨回公道，但又害怕他，不敢去找，不敢出门，怕再被欺负，一直在纠结这件事。让他放下这件事很难，因此可以说服他暂时搁置这件事，不找欺负过自己的那个人讨回公道，也不把害怕他、躲他当回事，这件事以后再说；为了今后再也不被欺负，现在去健身、交友、工作，成为朋友很多、身体健壮、事业干得很好的人，这样会受人尊敬，就不容易被欺负。他同意了这个观点，接受了这个建议，就容易放下对以往愤怒和恐惧的纠结，就等于放下了与原来症状的对抗，坚持按照这个目标去做了，也就是说提高了症状受容性。这就会减轻"被束缚"状态的程度，有益于病情缓解，也就自然不会去纠结以往的事了。

四、不断努力提高身体社会功能

一些恐惧症和强迫症患者由于过分关注自己的症状，因此对症状周围的事物注意减少，表现为在工作、学习、生活中注意涣散、注意难以集中或不能像以前一样比较长时间地集中精力做事，有时记忆减退、丢三落四，因此工作效率下降、生活节律紊乱、人际关系出现问题。这些身体社会功能的减退会进一步增加烦恼、影响患者情绪，以至于出现恶性循环。还有很多患者过高估计症状的负面影响，认为只有不上班、休学、不做家务、休息、每天围绕担心的事做点什么才可以缓解目前的状况，这种情况导致社会功能的下降和停滞，使自己有更多的时间和精力去关注症状，结果休息不仅不能根本转变自己身体社会功能减退的状态，不利于改善强迫和恐惧症状，相反一些人各种症状进一步加重。

从这种意义上来讲，尽快恢复力所能及的工作、学习、正常生活，力所能及地去做一些有建设性意义的活动，对打破"被束缚"状态有积极促进作用。并不是一开始这样做就可以马上打破"被束缚"状态和改善各种症状，症状减轻也是需要时间的。因此，症状没有根本改善之前，烦恼和痛苦还是要持续一段时间，一般没有任何一种疗法可以瞬间缓解一切症状，所以这期间即使有一些痛苦，还是要坚持做力所能及的事，这就是对症状的顺其自然，而自己为所当为。既然无论怎么努力都无法排斥症状，那么它存在就让它先存在吧，自己不在抵抗、关注、消除症状方面下功夫，而是按照医生的指导去做，自己把症状放在一边，尽量恢复以往正常的生活。

有人问：这样做了症状就不会来了吗？回答：即使这样做了，症状也不是马上消失，症状可能还是会有的，但你继续下去，注意就会继续转移到眼前所做的事情中，其结果是对症状的注意渐渐减少，那么注意强度与症状的乘积减少（精神交互作用减少），而过去不能干的家务、工作、学习、娱乐等活动现在能干了、干好了，这就等于身体社会功能在不断改善，有利于"被束缚"状态的减轻，持续下去，症状会在不知不觉中减轻甚至消失。

五、纠正思想矛盾

有的强迫症和恐惧症患者只是靠读心理方面的书和医生的一番心理指导便使多年的心理顽疾减轻，为什么呢？是因为通过这些方法纠正了他们多年的思想矛盾（包括思想偏差、歪曲、错误），改变了错误的思想观念，有益于打破"被束缚"状态，俗话说"打开了心结"，就回到有建设性意义的生活行动中。特别是有些人的思想矛盾是由缺乏生活常识、缺乏专业知识所致的。比如，有位同学固执地认为"别人都看着自己是不对的"（其实他在班里坐在前面，后面的同学能看到他是正常的，他觉得不正常是思想矛盾），所以别人看自己时，对此十分反感，于是找各种理由躲避别人看自己，如经常不上学，老师提问拒绝回答（怕同学们看自己），不得不去后排坐着，总是低头等。再比如，有人认为在大家面前脸红是不对的、可耻的（思想矛盾），于是最怕开玩笑、最怕不好意思而脸红，不改变患者的思想矛盾，上述症状也难以改善。一旦患者明白了别人有时看着自己是正常的，有时忙于其他事情，根本就不看你一眼也是正常的，你有时会脸红是正常的，不好意思也没有脸红也是正常的，没有任何必要去把它当作一个症状去对待。明白了这一点，心结就容易被打开，"被束缚"就可能被打破，怕见人或者怕脸红的症状也就会随之减轻，甚至消失。但并不是所有思想矛盾都那么简单地被纠正，有些人自幼就形成了一种不正确的思维模式，认为"应该这样，不应该那样""理应如此"，而不知实际上世间的感情与理智、主观与客观、理论与实际、想象与现实等都可能是不同的，或者有一定差距的。换句话说，即使是这些方面出现了不同也不能算作异常，但是有时候两者一致当然也不能说是正常的。如果认为只有两者一致是正常而不一致就是不正常，那就是思想矛盾，若不能及时发现和纠正这种认识上的偏差，就容易给自己的思维、判断、理解带来误导。一旦由于思想矛盾而引发心理问题或障碍时又片面地从外界寻找原因（当然无济于事），于是一偏再偏、一错再错。比如，某年轻人由于被领导批评以后一直害怕再被批评，这很正常。如果不在意，该怎么工作就怎么工作，好好干，就不会出现问题；但是如果为了不被批评而不见领导，也就没有这种害怕的感觉了，可是这样一来，恐惧领导的症状就确立了，而且会越来越怕领导，最终可能导致无法在这家单位工作。每一个出现的思想都可能是正确的，也可能存在偏差、矛盾、歪曲、错误。自己的思想到底是属于正确的还是属于存在偏差、矛盾、歪曲、错误，那就要经过实践的检验才知道。有些事很快就能得到验证，而有些事要经过数月甚至数年才能得到验证，可是数年后很多人已经忘记自己当初的思想、判断、决定，也就无法知道自己是否存在思想矛盾，那么他可能还始终认为自己是对的，这是思想矛盾长期存在的原因之一。认识到这一点，经常不断地根据事实去修正自己的错误思维，是纠正思想矛盾的关键。另外，每个人都处于一种文化背景、家庭背景，受到的教育不同，看问题的方法和角度就不同，那么对问题和事物的判断和得出的结论就会不同。不承认这个差异，而坚持自己是对的，就是思想矛盾或偏差，这本身就是片面的，就会得出片面的结论。帮助患者认识到这一点，对于修正思想矛盾或偏差具有重要的意义。一旦患者真正认识到这个问题，学会站在多个不同的角度去观察、分析事物和问题，做出更加全面的、客观的判断，就会容易改善以往的思想矛盾。

不同的人思想矛盾的严重程度可能不同。比如，一些思想尚未成熟的青少年或者有人格问题的人，他们的思想矛盾可能已经比较严重，甚至接近妄想，所以这样的人对于心理医生想要帮他们纠正思想矛盾不仅不会心存感激、积极配合，甚至还怀恨在心，导致治疗不仅无效，反而症状变本加厉。对于这样的人，上述方法往往效果不好，需要精神科医生给予适当的药物治疗，待严重程度减轻以后再进行心理治疗可能效果更好。

六、陶冶神经质性格

如果按照上面的治疗方法去做，"被束缚"状态就可能被打破，强迫和恐惧症状减轻，患者就容易逐渐恢复正常的生活、工作、社交。但是，经常会遇到在恢复和治疗过程中病情时常反复、容易波动，其原因之一就是完善欲过强这种性格倾向没有得到调节。那么生活中这种性格倾向就会不断地影响自己的情绪和身心状态，成为症状再次加重的导火索，所以在疾病治疗过程中，即使症状有所减轻，也要不断地纠正完善欲过强的性格倾向。性格是不容易轻易改变的。但是就没有办法了吗？不是的。我们不是直接去改变性格，而是可以降低对人、对己、对事物的要求和标准。因为自己原有的标准可能太高，反而对自己不利，对自己不利的事就不要坚持。日本森田疗法理事长中村敬教授说过这样一句话："80 分万岁！"做事能达到 80% 的完美就感到满足，这样你会发现每天关注的焦点发生变化，由每天关注那些不好、不愉快、不正确的事并为此而烦恼，转变为经常看那些做得好的、对的、愉快的事（不然怎么算出来事物好的和不好的比例？），这样会感到每天都很满足。因为你的努力成果每天都基本达到这个标准，那就会经常处于很高兴、愉快的状态，也就是说你的行动使你的性格看起来开朗了（行动改变性格），这样会使工作、生活更有干劲，这种状态就会对心身产生正面的影响。

七、激活并发挥生的欲望

前文说过，死的恐惧是人的一种防卫本能，单纯围绕死的恐惧的行动则属于消极防卫行动，消极防卫行动会带来消极的结果，容易陷入不良的恶性循环。强迫症患者常常是单纯地围绕死的恐惧去行动，比如觉得万一自己的手没有洗干净，得了传染病怎么办，所以就不停地洗，不洗就无法安心，其结果往往反复洗手、洗衣物等，症状加重，别人要是笑话这样的行动，患者就偷偷地做。面对这种局面应该怎么办呢？我们首先要明白死的恐惧越强烈，说明生的欲望也越强烈。生的欲望与死的恐惧虽然互相对立，但不是矛盾的，它们是一个事物的两个侧面，表达的意思是一样的，比如怕死就是想活着。但我们既然知道了围绕死的恐惧而行动（比如怕患传染病就不敢到人多的地方、就不停地洗手等），其结果容易使强迫、恐惧症状加重，那我们为什么不去围绕生的欲望去进行有建设性意义的行动呢？激活并发挥了生的欲望，通过注意锻炼身体或饮食营养平衡，来改善不良饮食、生活习惯；对工作积极进取，对学习积极向上，不断改进学习方法，认真做好生活中的每一件事；人际关系方面注意自己修养，不断提高自己的思想道德素质，敬老爱幼，为人谦逊。这样围绕着生的欲望的行动，容易形成各种良性循环，使人生不断向上发展，活得更好。那么原来由于围绕死的恐惧的行动所引起的症状也会减轻和消失，因此把围绕死的恐惧的行动转变成为围绕生的欲望去行动，使精神能量转向注入生的欲望，这是恐惧症状、强迫症状治疗成功的重要环节和关键步骤。

　　即使是这么说，患者可能仍然不明白为什么要围绕生的欲望来行动才是正确的，才可以获得精神健康。那么简单地说，"死的恐惧"可以用2个字来概括："怕丢"，即怕丢命、怕丢健康、怕丢财产、怕丢面子、怕丢官。其实不是只有患者才怕，我们每个人都会怕，"怕丢"其实是"想得"，想得到长寿、想得到健康、想得到财富、想得到面子和荣耀、想得到官职。殊不知世界上没有白得的道理，不付出就没有获得。有的患者来门诊咨询，她说最怕丢面子，因此不敢在别人面前说话，怕说错了话丢面子，开会不敢坐到前面，怕被提问答不出来丢脸。医生对她说："我给你10元钱，如果你能用这10元钱帮我买一辆名牌汽车，我就可以让你永远处处有面子。"她说："10元钱怎么可以买汽车，买个玩具都不够。"医生说；"为什么？"她说："就是钱不够呗。"医生说："你付出的不够，当然就得不到你想要获得的东西，你付出足够多的劳动才可以获得足够多的财富，有足够的金钱才可以买到名牌汽车，也就是说你自己不付出足够的代价，就永远得不到你想要的东西；如果你想要面子，那你就要想想你为了得到面子付出了什么？当你付出了时间、体力和精力去工作时，你就可以获得金钱，你用自己劳动获得的金钱去过上了好生活，别人就羡慕你、称赞你；你辛辛苦苦学会了一门技术，用这门技术改变了生活状况，使社会为此有了此项技术而便利，那么你就被尊重，你就有面子；锻炼身体，使身体十分健壮，那么比起那些疾病缠身、什么也不能干的人，你就有面子；你每天辛辛苦苦地练唱歌，当你有一天站在大舞台上高歌，使所有的人为你的歌声所感动时，你就会有面子。所以为了你'不丢'，你先用你的付出去获得，当你已经真正用你的付出获得了你想要的东西，那么这就是你从围绕死的恐惧行动转向围绕生的欲望行动。这就是激活了你的生的欲望，你就走向通往精神健康的道路。也就是说，通过锻炼身体、努力工作、学习、交友等，就可以摆脱爱面子的困扰。"

八、以目的或目标为行动准则

很多强迫症和恐惧症患者具有情绪本位的特点，即以情绪或者感觉好坏为指导自己行动的准则，以情绪或以感觉来左右行动。对于喜欢去做的事或者感觉舒服的事，往往不辨好坏而固执地去做；而不喜欢去做的事或者感觉不舒服的事，不管是不是需要就是不去做。比如，感觉反复洗手舒服了，就反复洗手；觉得反复提问就安心，就反复提问，即使知道自己这样做不对也不改。用情感或感觉决定自己的行动不一定都错，但很多情况下会出现错误和偏差，根据情感或感觉来决定行动往往容易忽视思维的主导作用。每一个正常的人其行动是应该受认知来支配的，即对待事物要经过综合判断、推理后才做出应该怎样行动或者不应该怎样行动的决定。而绕开这一过程，直接根据自己的情绪或者感觉来决定应该做出什么行动，这样的行为模式往往产生不良的后果，这些后果往往又影响情绪。所以这种以情绪或感觉的好坏来采取行动的行为模式对于强迫症、恐惧症的治疗是极其不利的。比如，对自己所患病症十分关注的强迫症、恐惧症患者，医生不建议他们去网上查找与疾病相关的信息，以免过度关注疾病信息会使精神能量聚集在这些方面，会更容易担心和恐惧，但是往往患者很难做到不去查找；医生建议患者每天出去活动，而不是总待在家里，但是患者往往还是喜欢终日待在家里。所以在心理治疗时，指导患者放弃情绪本位十分困难，但又非常重要。直接指导患者不要情绪本位往往是不会生效的，因为这种以情绪的好坏为行为准则的行为方式是多年来一直奉行的行为模式，已经形成习惯，并不是那么容易改变的。心理治疗时可以指出这是一种不成熟的、对自己远期利益有害的行为方式，但是改正这种行为方式的重要一环是树立以实现目的或目标为自己行动的准则，即目的本位。为了实现自己的目的或目标，比如不用担心会患病，那就要注意养生，保持乐观，讲卫生，加强运动，改正不良生活习惯。即使这样做不习惯，运动很苦、很累，甚至不喜欢去运动，也要循序渐进地去做，否则对患病的担心就无法解除。不断训练以目的为准则来决定要干什么、采取什么行动，一旦成功地形成了这种行为方式，那么就等于修正了情绪本位的行动方式。

九、学会灵活调节正负向思维

强迫症和恐惧症患者往往具有负向思维的模式，运用负向思维指导行动。这种负向思维模式的存在不仅诱发强迫和恐惧症状的发生，对治疗强迫和恐惧症状也十分不利。因此，使患者学会正向思维模式，进而学会灵活调节正负向思维十分有必要。针对患者具体症状，指出患者的这种负向思维倾向及其危害，同时给患者布置作业，经常在遇到问题时或闲暇时，训练用正向思维看待事物。比如，有一次被别人笑话了，负向思维是觉得很可耻，因此很不好意思，甚至好像有地缝都想钻进去；但正向思维是这次获得了一个经验，做什么事都必须认真，不能马虎，否则是会被笑话的。学会看到事物的正面，有利于消除单纯负向思维模式的不良影响，掌握思维平衡具有重要意义。负向思维模式是长期以来逐渐形成的，因此不会那么容易在短期内改变。如要改变负向思维模式，应首先认识到这种思维模式的不良影响，然后经常给自己布置作业，训练自己能够看到自己、周围人以及各种事物的好处、优点，不断训练下去，慢慢就会发现自己看人和事物正面的优点越来越多，这有益于减少以往的负向思维模式。

十、不断提高行动力

森田疗法的理论虽然重要，但只懂了理论而没有行动，那还是等于零。比如，懂了有钱就可以过好生活，可是不去赚钱而只是懂有钱的道理，那还是照样贫穷。所以按照森田疗法的理论去行动、反复实践更为重要，从各种行动中改变不良生活习惯，提高人际交往能力、工作能力、适应社会的能力、解决困难的能力，从身体锻炼中改善身体素质。采取这些行动提高各种能力的同时，也会产生强迫和恐惧症状减轻的效果。因为这导致了精神能量从围绕死的恐惧而行动转变到围绕生的欲望而行动，这等于激活了生的欲望。但这说起来很简单，患者却不一定都能马上理解其重要性，不一定能马上做到这些，总是怀疑这样做的有效性。行动很被动而且不持久时，就很难得到持续的效果。很多人以行动难以进行为理由拒绝行动或者不能持续地行动，甚至为此躲避医生、躲避治疗，那么此时医生和亲友需要不断地督促、鼓励患者，必要时与患者一起行动、一起去做事、一起去体验，带动患者做事，以不断提高患者的行动力。症状带来的痛苦也可以成为想改变的动力，为了改变现状不得不行动，就像为了治好躯体疾病，即使不喜欢吃药和打针也要吃药和打针，即使不喜欢手术也要接受手术，一旦这样做带来了好的感觉，就会产生继续做下去的动力。

第四节 森田疗法治疗强迫症与恐惧症的技巧

一、不问症状

森田疗法有一条治疗原则："不问症状"。其实这是日语直接翻译过来的一个概念，本意并不是医生不去询问病史，而应该理解为让患者不刻意关注症状，不经常讨论症状，不总是到网上去搜索症状相关信息，避免强化症状，使病情因此加重，而是重点去改善现实生活中存在的问题。如果患者整天诉说症状多么难受，则实际上等于在不断强化症状。整天想着去除症状又无法实现，不仅对症状改善没有任何帮助，反而使自己的注意力聚焦于症状而产生恶性循环，加重症状。

但医生在运用这条原则时经常会造成患者的误解。患者是由于症状痛苦而来找医生帮助的，想治愈症状、消除症状。如果医生一开始就"不问症状"，容易造成患者的反感和不信任而使患者形成对治疗的阻抗。所以，初诊时倾听、理解患者的痛苦，分析症状形成的机制是十分必要的。在治疗过程中告诉患者不要整天诉说症状、到处询问关于症状的问题，不要无休止地在网上搜索与症状相关的信息，这是为了减少由于这样关注症状而使注意固着于症状，往往导致注意与症状之间的精神交互作用，进而导致症状不断加重，不利于打破"被束缚"状态。不关注症状的同时，去关注现实生活中存在的问题、不良习惯，重点去解决这些问题，消除不良生活习惯，养成良好的生活习惯，如改正吸烟、喝酒、吃零食、不运动的习惯，开始孝敬父母、改善人际关系、锻炼身体、努力工作、增加兴趣爱好等，这些方面做得好了、做得多了，那么可以推测症状就会有所减轻。

二、行动方案的可操作性

无论是医生、心理咨询师、教师还是家长，都可以学习森田疗法的理论，用森田疗法理论指导患者生活实践，以期达到治疗目的。但是在心理治疗开始阶段，忌讳只注重理论的说教、解释，而不注重实际操作。应将重点放到指导患者具体的行动方案，而不要只是说：你去运动就好了、转移注意力就行了。这样会由于指导不具体、没有操作性而使患者有理由拒绝执行医生的治疗意见。应指导患者每天做哪些活动、哪些运动，帮助他们选择、确定运动项目，什么时候去做，多少活动量、多长时间等。

三、指导语简明、易懂

一部分强迫症和恐惧症患者经常会由于文化水平低、理解力差、对疾病有错误理解而对医生的指导不理解，或容易产生误解。另外，由于"被束缚"状态，导致注意固着于躯体不适症状，而对其他事物注意涣散，因此患者很容易出现听不进去医生的话，或者好像听到了医生的意见，但是没有往心里去。结果是患者不能按照医生的指导去行动，仍然按照自己原来的行为模式去生活。所以医生如果用比较简明、易懂的指导语，如打比方、举例子、画草图等，帮助患者理解，将会收到更好的效果。有时医生或心理咨询师、心理治疗师出于职业的习惯，在与患者谈话过程中会不由自主地说一些专业术语，比如不由自主地说了器质性、CBT、SCL 90、潜意识、移情等术语。自以为患者能懂，但是患者不一定懂。如果不懂，就会影响整个心理治疗的进行。

四、提出配合治疗要求时给出理由

在森田疗法治疗过程中，医生经常向患者提出配合治疗的要求，让患者去运动、去做家务、去与人为善、去做好事、去感恩等，但是不说出理由，只是提出要求。患者往往容易无意识地抵抗，不能按照医嘱去做。如果患者不去做，那么肯定达不到预期效果。因此，简明扼要的理由在森田疗法中十分重要。什么样的理由容易使患者接受医生的建议呢？不能一概而论。比如胆小者、肥胖者、体弱者、怕得病者需要锻炼，强壮身体；怕被别人瞧不起者和特别好面子者需要好好工作、好好学习、与人为善，只有这样做才会获得别人的尊重。要让患者知道：面子是靠努力赚来的，你通过努力，提高了地位或者增加了财富，自然会被别人尊重，你对周围人友善，周围人自然对你友好、亲善。此外，不良生活习惯、坏毛病需要改，人际关系不好需要纠正，原来不够孝敬父母也需要改正，原来懒惰也需要变勤快等。这些理由如果被接受，并在行动中认真执行，那么有助于转变行为模式。

五、对医生的指导要求患者反馈

医生每次对患者的指导，都要求其反馈，口头、书面都可。通过反馈才会发现患者对医生的指导理解了多少、实施了多少；通过反馈，强化患者对医生的心理指导的理解和实施；通过反馈，使患者用精力去思索医生提出的问题和解决方法，去体验每次行动的感受。比如，在学校老师讲课，学生好像都听懂了，可是一考试就会发现有些人真正懂了，而有些人没懂，因为一考试就不会了；所以医生给患者苦口婆心地讲，觉得患者应该懂了，其实不一定，还要通过不断反馈（就像复习和考试）来理解和强化，才能达到预期目标。

六、巧用逆向思维法

逆向思维法是指为实现某一创新或解决某一常规思路难以解决的问题，而采取反向的、不同于常规思维来寻求解决问题的方法。人们解决问题时，习惯于按照熟悉的常规思维路径去思考，即采用顺向思维，比如，怕脏就勤洗；怕别人瞧不起就不上班、不上学，常年躲在家里；怕社交就不出门，躲避社交活动，见人低头不语等。这些都是顺向思维的产物。可是，总洗还是怕脏；总是不上班、不上学、常年躲在家里不见人就更容易被人瞧不起；常年不社交，在社交场合就更不自在、不受欢迎。所以，用顺向思维找不到解决问题方法的情况很多，而此时运用逆向思维去解决问题常常会取得意想不到的功效。比如，怕脏是因为怕得病，那就为了预防得病而多出去运动，做好养生，参加娱乐活动，调节心情，卫生只是定期做就可以了，这样反而更健康，不容易患病；怕别人瞧不起就好好工作、好好学习，掌握一技之长，与人为善，这样才会被人看得起，被人尊重；怕社交反而应多去参加社交活动，多锻炼社交能力，慢慢习惯就好了，一定会成长起来。患病不休息反而去劳动，不排除症状反而接纳症状，让症状顺其自然，不消除烦恼反而放下烦恼，这都属于逆向思维模式。上述方法都是森田疗法把逆向思维模式运用于心理治疗的经典方法。学习和掌握这种思维模式，正确运用会起到意想不到的效果。

第五节　森田疗法与生物－心理－社会医学模式

　　生物医学在医学史上为人类的健康、为人类与疾病做斗争做出了巨大贡献。100多年来，生物医学模式已在人们思想中扎根，即使是现在，生物医学模式的医学教育仍是主流的医学教育模式。受此教育的医护人员在医疗实践活动中，总是从人的生物学特性上认识健康、认识疾病，在诊治疾病时，总是试图在器官、组织、细胞或分子层面上寻找病理变化，以确定疾病诊断，查到了病灶、血液生化改变、心电和脑电变化、CT或磁共振成像等影像学改变，均将其视为有病，用手术、药物、理疗等方法治疗疾病。查不到这些改变则视为无病。这就忽视了心理、行为习惯、社会因素在疾病发生发展中的作用。目前的强迫症、恐惧症治疗中，很多医生仍然重视生物医学模式的治疗，一旦确定上述疾病诊断，即应用以抗抑郁药物为主的药物治疗，理论上这是合理的，效果不好就增加药量或合并用药，还应用电休克、物理治疗等。即使这样，有效率和治愈率还是有限，说明单纯生物医学模式对于强迫症、恐惧症的疗效有一定局限。而在森田疗法诞生的年代，尚没有开发出像现在这样有效的精神药物，因此对于精神疾病的治疗极为困难。就是在这种背景下，森田正马教授更加重视心理和社会因素对心理疾病的影响，重视人的性格、行为习惯、生活模式等因素对疾病发生、发展的影响。精神药物出现以后，森田疗法学派不排斥药物治疗，把精神药物治疗与以往的心理治疗方法有机结合，取得了令人瞩目的治疗成绩，这提示了森田疗法的治疗模式更符合疾病的医疗需要。美国罗彻斯特大学医学院精神病学和内科学教授恩格尔（G. L. Engel）在1977年国际著名的《科学》杂志上发表了题为"需要新的医学模式：对生物医学的挑战"的论文，指出了现代生物医学只关注致病的生物学因素，而忽视社会、心理因素在发病中的作用，这个模式不能解释和解决所有的医学问题。为此他提出了一个新的医学模式，即生物－心理－社会医学模式，这种医学模式在注重生物学因素的同时，也重视患者的生活环境、行为习惯、生活模式在疾病发生发展中的作用。医学模式的转换在医学史上是一个新的里程碑，对人类医疗事业发展做出了巨大贡献。新的生物－心理－社会医学模式与森田疗法的医疗治疗模式不谋而合，学习运用森田疗法对于临床医生顺应医学发展需要，把单纯生物医学模式转变为生物-心理-社会医学模式（图 4-5-1），对于提高强迫症、恐惧症的医疗技术水平具有很大帮助。仅仅是做到这一点，那么看待疾病的视野就会扩大，解决问题的角度就会增多，以往难以解决的疾病可能就会得到解决。比如，很多学生述说注意力不集中、头疼、头胀、头晕，上课或写作业时会胡思乱想，有很多因素可以导致这个问题出现，但是其中一个很常见的因素往往被忽视，这就是疲劳。现代学生为了考高分、考名校，每天学习强度很大，从早到晚，不停地学习，睡眠时间很短，久而久之就会出现注意涣散、头晕脑胀等症状。这往往与精神高度紧张而身体长期处于不动状态有关，只要经过一段时间的身体运动，就会改善。而忽视了这一点，往往这一症状长期难愈。又比如，口渴、恶心、厌食、乏力等症状，很多医生可以一下子想出许多病，其实脱水的临床表现就是这些症状，真的有些人每天几乎不喝水，说不喜欢喝水，想不起来喝水，怕喝水多了总去厕所，一旦遇到天气炎热，吃了很多咸的或者甜的食物等，就会更缺水。出现上述症状时，大家想到的是各种疾病的可能，而往往忽视我们日常的行为习惯。因此重视生物-心理-社会医学模式是当代医学中重要课题。

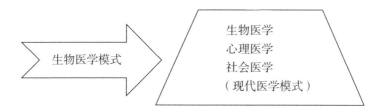

图 4-5-1　单纯生物医学模式向生物-心理-社会医学模式的转化

第五章　强迫症与恐惧症病情迁延、难治的影响因素与对策

强迫症和恐惧症的负面心理影响因素很多，在治疗中如果忽略了这些因素的影响，或者当治疗陷入困境时，只是一味地增加药量或药物种类，而不去发现和消除这些负面影响因素（这是单纯生物医学模式下的治疗），那么治疗的效果就会大打折扣。众所周知，单纯药物治疗强迫症和恐惧症的疗效有限，而如果克服这些负面影响因素则可以增加疗效。

第一节　对治疗的无意识抵抗与对策

很多强迫症和恐惧症患者在发病早期阶段不认为自己有什么毛病，疾病进展到一定程度，对生活、工作、学习出现明显影响时，才急切地到处求医，甚至寻求名医，迫切寻求各种良方。此外，对医生的指导、治疗意见有意无意地保持怀疑态度，对医生提出的治疗方案婉言对抗："这个药我吃过，效果不好（其实只吃几次或只少量吃过）。""我腿不好，不能运动。""天气太冷或热，没法外出运动。""看说明书这药副作用太大，没敢吃。""最近太忙，没时间来医院。""最近总是忘了吃药。""你说的我不认可，我认为……"好像患者总是有意与医生作对。其实这也是患者思想矛盾的一个特征，患者虽然没有说只有自己是最正确的，但事实上很多患者只相信自己，对别人不轻易相信，因此才会出现此现象。此现象严重影响患者对治疗的依从性。设法使患者放弃对治疗的无意识抵抗，也

是治疗的重要一环。医生如果能根据患者的病情、实际的身体状况，抓住患者的部分问题，对说服患者放弃情绪本位，放弃抵抗有一定作用。比如，患者总是担心自己是不是患了癌症，但躯体各种检查无异常。此时医生如果告诉他们：身体检查没事，不会得癌症，该干什么就干什么。这往往怎么说都是没有用的，是不能消除其顾虑的，患者很难按照医生说的去做。这种抵抗不消除，恐癌就不能解决。以下是解决抵抗治疗的对策。

一、先肯定，再否定

医生应该首先肯定患者的顾虑："你的想法没有错，我们每一个人都不能肯定自己不患癌，或者说每个人都有患癌的可能，只是现在没有检查出来。起码现在没有患癌的可能性远远大于已经患癌的可能性，也就是说目前你只是万一才会得癌，那你为什么不生活在'一万'里，而是活在'万一'里呢？"如果患者恍然大悟，那么告诉他："为了今后不患癌，我们现在开始戒掉一切不良饮食习惯，增加有益于身体的好习惯。"如果他接受了这个观点，去做了，就等于放下了抵抗，就会产生积极作用。抵抗治疗是多方面原因造成的，医生要根据具体情况，采取不同的措施。有时用逆向思维解决抵抗比较有效。比如，治疗强迫症和恐惧症患者时需要药物治疗，他们害怕药物副作用，不敢吃药，医生问他："那就不吃药，不治疗，行吗？"或者说："你不希望治好病吗？既然希望治好就是想获得效果，那不付出可以吗？"

还有一种方法是先肯定，再疑问，后否定。比如医生希望患者接受药物治疗，患者立即回答："不想吃药。"医生马上给予肯定，说："这种想法是对的（肯定），哪有人渴望吃药呢（疑问）？可是不吃药能尽快治好病吗（疑问）？恐怕困难（否定），所以争取尽可能少地用药去达到最大的效果，这也许还是可以达到的。"以上方法可以有助于克服抵抗。

二、给苦药加点糖

喝中药汤的时候，患者会抱怨一大碗苦汤药是真难喝呀！往往有一些人实在是喝不下去，即使家人苦口婆心地劝说也不愿意喝，甚至一喝就吐。这个时候在汤药里加些红糖，再喝时就比较容易喝进去了。利用这个原理，在建议患者去做他不愿意做的事情时，把做这件事的好处充分地说清楚，就可能改变患者的抵抗。

三、选择

即使是用上述方法，患者还是对医生的建议有所抵抗。那么就让他选择，在"虽然不愿意做的这件事（比如运动）但做了对治疗强迫和恐惧症状有很大帮助"和"如果不做强迫或者恐惧症状就很难治愈"之间选择，这也会有助于解决抵抗问题。

还可以让患者选能做的事，在建设性意义的行动之中选择 1 至 2 种可以做的事情。比如，医生建议强迫症患者选择一个可以有意义的事情做，而不是选择强迫行为，目的是使其减少强迫行为的时间和空间。如果患者说不知道该做什么，无法上班或上学，也不愿做家务，也看不下去看，也不想看电视等，医生建议他去运动也不愿意去。医生可以反问："你可以干什么有用的事？"患者回答："不知道。"医生说："去跑跑步吧。"他说："跑不动。"医生说："那就多走走路。"患者说"没有力气。"此时医生说："那你自己选择，看这些活动中你能干什么。"患者说："每天打打球吧，或者还是走路吧。"这样，目的就达到了。但是实际上的行动，开始时很可能是打折的，只做了一点，或者是次数比较少。此时医生不是批评没有完全按照医生说的去做，而是表扬已经做到的部分，肯定由此带来的成绩，这样就容易逐渐延伸其行动，向好的方向发展。

第二节　情绪或感觉主导行为与对策

情绪或感觉主导行为是情绪本位或感觉本位，是一种幼稚、不健康的生活态度。以情绪或感觉的好坏主导自己的行动，常常表现为喜欢的事或感觉好的事就去做，不喜欢的事或感觉不好的事就不去做。正常的情况下，人首先应该是用自己的思想去判断事物，然后指挥自己的行动，而不是仅仅凭情绪的好坏、感觉的好坏来办事的。而他们喜欢的事（如喜欢熬夜，喜欢玩游戏等）有时恰恰是对疾病治疗、生活、工作、人际交往不利的事；但他们不喜欢的事（如不喜欢与人交往、不爱运动、不爱吃的东西、不爱多说话等）有时却是对生活、工作很需要的事；还有的患者感觉好就立即决定这件事可以做，感觉不好就不做，可是感觉好的事有时（如花言巧语、长期大量喝酒等）事后证明不一定就是好事，感觉不好的事

（如被批评等）也不一定是坏事；所以凭情绪或者感觉主导行为非常不利于治疗。

由于有些人固执于这种以情绪或感觉为本位、为主导的行为模式，因此在治疗时严重影响对治疗的依从性，甚至产生与医生对立的情绪，严重影响治疗效果。医生建议患者多参加运动，患者却说，"我不喜欢运动"，或者说"一运动就感觉不好"。医生指示患者："尽量减少上网打游戏。"可是患者说，"我喜欢上网打游戏"，或者说，"我玩游戏时感觉最好"。照样该怎么玩就怎么玩。如果能让患者认识到这种情绪本位、感觉本位是不成熟、幼稚的心理以及治疗的一大障碍，这就是成功的第一步，然后设法使患者变得有想变成熟的愿望，告诉患者一个心理成熟的人应该为实现自己的目标而采取相应行动，即以目的为自己行动的准则（目的本位）。比如，为达到某种目的、实现某个目标，即使不愿意、不喜欢去做的事也要去做，即使很困难、很不容易也要坚持，这就是目的本位。学习虽然很累，但是为了达到考上好大学这个目的，忍住疲劳、艰苦，克服困难去学习也是目的本位，仔细观察人类生活都是在这种目的本位的原则下做事的。教给患者这样一个行动原则，让其学会在各种情况下去领会运用这个原则。往往患者一开始时好像是明白了这个原理，但是实际应用起来就不那么容易，就像在学校上课，老师教给学生一个公式，学生好像听明白了，可一旦在具体作业或考试中还是经常出错，经过反复实践才有可能慢慢掌握这一行动原则。掌握了这一原则并能够主动去运用，对纠正情绪本位或感觉本位具有极其重要的意义。

第三节　注意固着于症状而难以自制与对策

一些强迫症和恐惧症患者的注意经常严重地固着于自己的担心、恐惧的事情上面，越是注意这些问题，它就越严重。其实患者自己也会发现忙碌时症状会减轻，因为忙时注意在忙碌的事情上，闲暇时症状会加重，因为闲暇时容易关注症状。他们常常会说："我也知道过分注意这些症状没什么好处，我也想转移注意，但是我控制不住，总是不知不觉就又对症状关注起来了；不知不觉就又强迫起来或者不由自主又害怕和恐惧。"这种情况对治疗非常不利。对于这种现象光用说教常常是白费口舌，不起作用的。因此不是设法让患者不去关注症状，不是单纯让患者转移注意，而是让患者进行可操作性的、力所能及的、有意义的行动。比如，鼓励他们去做一些比较容易做到的事情，把因患病而停下来的家务继续做起来，到外面去散步，去画画、练字、练唱歌等。做任何活动都必须有注意做保证，注意转到了生活行动方面以后，就会不自觉地减少对症状的注意，所谓"一心不可二用"。对症状的注意减少了，就切断了精神交互作用，也会使对症状的感觉减轻，症状减轻又会减少注意，形成良性循环，久而久之达到改善注意固着于症状、烦恼、痛苦的目的。

第四节　执着于思想矛盾或偏差与对策

有一部分强迫症和恐惧症患者，即使被医生或其他人指出了思维矛盾的存在，指出这种思维会对症状、烦恼、痛苦的形成起到的负面影响和对预后不利，但患者还是轻易不会相信医生的分析。表面上患者理解了医生的话，回过头来仍然按照自己原有的思维去行动，他们虽然没有说自己是最正确的，但他们的所作所为证明他们认为自己最正确，别人都不可信。所以不太可能通过一两次心理治疗就改变思想矛盾，这样也影响心理治疗效果。

很多患者不懈地坚持自己最初形成症状时对症状的认识，越想越是这么回事，越想越应该坚信自己的判断，顽固地按照最初的判断去行动，不轻易相信别人（哪怕是专家）的建议，直至若干年后，已经被疾病折磨得痛苦不堪了，才不得不改变原来的认识和态度。比如，某患者20年前就开始对疾病恐惧，反复到医院检查，相同检查反复做多次也不厌其烦，检查没有发现异常，仍不相信，又到别的医院检查还是正常，仍然不放心，从此奔走于本市、外地各家大小医院，在各医院的各科反复检查，求治，无论怎样治疗都无明显疗效。别人建议她到心理科去看看，她认为别人不理解她，当被家人勉强带到心理科时，也不听医嘱，或以各种理由拒服抗精神病药物治疗，拒绝接受医生的心理指导。患者多年来花钱无数，痛苦万分。最后实在没办法了，才来到心理科就诊。经过医生认真的心理和药物治疗，在经过治疗使症状改善的事实面前患者才不得不改变了对疾病的认识。所以，这种执着于对身体不适症状的不正确认识可能是难治或者病情慢性化、迁延的原因之一。逐步使患者认识这一问题，并加以纠正，有益于其症状的改善。因为大多数患者都是很难改变思想矛盾的，所以医生通过故事、案例、典故、打比方等多种方法去改善思想矛盾是有效的方法。而对于那些极其严重的思想矛盾，医生在治疗时除了应用抗抑郁药物治疗以外，适当配合一定剂量的抗精神病药物也会增加治疗效果，这样可以改善睡眠，改善认知，改善情绪，促进加快改善强迫和恐惧症状。

第五节　执迷于负向思维模式与对策

负向思维即遇事不分好坏都好往负面想的一种思维模式，这种模式常可以使人围绕死的恐惧行动。比如，小 C 是高一学生，经过努力这学期他的总分从期中的 520 分，上升到期末的 560 分，可是他一点都不为此高兴，因为他的排名从班里第 10 名，下降到了第 15 名；事实上，虽然小 C 的成绩有所提高，但是他不为这些进步而高兴，却为自己名次后退而烦恼，因此以后无论写作业还是考试，都要反反复复地检查，生怕再出现错误，可是越是这样，效率越低，疲劳导致更容易出错，医生让其作正向思维的训练常常不能坚持，仍我行我素。在这种情况下，改变这种思维模式十分重要，抗抑郁药物治疗和心理治疗可以起到关键作用。此外，性格因素也有较大影响，自幼就有这种倾向的人对这种情况的纠正就比较困难，需要反复训练。比如一种情况出现后，负向思维出现的同时，它的相反思维应该是什么呢？还可以通过行动的方法，证明事情并没有想象的那么坏那么糟。反复训练思考自己、家人、周围人的优点、长处，每一件物品的有用之处等。

第六节　重视药物治疗而轻视行为改善与对策

很多强迫症、恐惧症患者都说："只要把症状消除了就可以正常工作、学习、生活了，但症状没有消除就无法正常生活。"一些患者对于药物治疗寄予很高的期望，而对医生建议其带着症状进行有建设性意义的行动却不以为然，如去上班、干家务、恢复以往的快乐生活。患者往往多以各种理由不肯去实践，强调说："实在是太痛苦了、太难受了，什么也干不下去。"在这种情况下让患者按照医生的指导去行动确实很难，最好能够找到充足的理由，有了理由，患者的行动就容易多了。这个理由可以从患者的检查结果、生活习惯、体质情况等方面入手。比如，患者强迫动作很多，强迫行为充分地做过以后又后悔，请求医生给予好方法去改变这种状态；可是医生告诉他强迫的想法来了不去管它，去做有用的事，患者却总是想要更好的药物，而不愿去费劲干事，还找出各种理由，说难倒我要强迫自己干不愿干的事吗？医生告诉他，在强迫动作和有意义的事之间，患者必须去进行选择。患者说如果不去强迫而是选择有用的事去做太痛苦了。医生告诉他：干什么事不需要付出代价呢？这一点代价都不想付出，怎么能治疗你的病呢？这样用一些简单易行的方法去指导患者，往往能够比较容易达到使其实践于行动的目的。只要患者坚持有建设性意义的行动，就会逐渐从这些行动中体验到行动带来的快乐，进一步理解行动的意义，行动加上药物会大大提高疗效。

第七节　顽固地围绕死的恐惧在行动与对策

强迫症、恐惧症患者会有很多"怕"，因此围着这些"怕"在做事，即如图5-7-1所示围绕死的恐惧在安排自己的各种行动。由于不同的患者所怕的对象不同，围绕死的恐惧所进行的行动方式也有所不同，如有人十分怕说错话，所以经

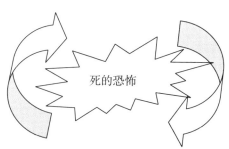

死的恐怖

图 5-7-1　围绕死的恐惧在行动

常反复确认自己是不是说错了话，其实正常人也并不是一点都不害怕说错话，关键是害怕不知话应该怎么说，说的对不对，说的对就没什么事，说的不对就可能要为此而付出代价。正常人怕生病就注意养生、锻炼身体；怕工作出错就认真地干；怕被欺负就设法强大自己。只要行为是正确的，那么恐惧的事情就不容易发生。围绕生的欲望而行动才是有建设性意义的行动，是积极的防卫行动，既可以保护个体，又可以使人活得健康、有意义、愉快。如果懂得了这个道理，就等于知道了通向健康、愉快生活的道路一样，而沿着这条路走下去、做下去，自己的理想就会容易实现。

第八节　不停地纠结症状或烦恼与对策

有些症状，如胡思乱想、强迫行为或者恐惧等，是错误的排斥怕的行动、是错误判断的结果。出现这些令人不快的结果，没有人愿意接受。若要想解决它，就要解决它的原因，而对其原因视而不见，单靠自己的意志去改变其结果是很难实现自己的愿望的，往往是做不到的。而我们去改变导致上述结果的原因，有可能避免其结果再次发生。比如，把自己的生活安排得非常充实，则会减少胡思乱想；做事准备得很充分，就会减少焦虑；身体锻炼得很强壮，就会减少患病的可能，因此减少对疾病的恐惧；注意提高各种能力，就会减少做事时可能失败的忧虑。生活中大多数事情无论好坏一旦发生了，其结果往往是无法改变的，即使是很不好的结果，也不得不面对和接受。值得庆幸的是，这个不好的结果使我们增加了经验，吸取这些经验也许可以改变我们下一次的结果。例如，高考这样重大的考试中，某考生由于疏忽把不该错的大题搞错了，结果差几分没有考上理想的大学；想改变这个事实已经不可能了，除了来年重考，否则只有接受目前的结果；如果不接受目前的结果，也不愿意来年重考，只是拼命地后悔，反复地回想是怎么搞到这一步的，想的脑袋都痛了还是在想。靠反复想能改变这些事实吗？不能，结果反而会发动精神交互作用，越搞越糟，越糟越不甘心，形成恶性循环。本来想排除自己没有考好和大脑里停不下来地回想的烦恼，反而使烦恼和强迫性地回想症状更加严重，那么遇到这种情况怎么做才最好呢？最好的办法就是先放下这些烦恼、症状，放弃对这些烦恼和症状的排斥，而去干与之无关的事，去做自己应该做的事，这等于间接地接纳症状、接受事实，对这些症状不加任何干预，而是让它顺其自然。比如，上文举例中的某考生虽然因为高考失误而未考上理想的大学，但可以先把这个被录取的大学读下来，然后再考一个自己理想大学的研究生；或者干脆放弃这次高考结果，准备复习一年，来年重新高考，也许来年可以考上理想的学校；但是也不能说来年重考一定会顺利，也许成绩还不如今年；将这些选择都充分考虑周全以后再做出决定，无论怎样选择，没有绝对的对和错。在做事的过程中这些症状就会逐渐减轻直至消失。做这些的目的就是不去围着已经无法改变的结果转，而是考虑下一步应该怎么办。然而，放下症状和烦恼并不那么简单和容易，胡思乱想会不由自主地闯入脑海，对做过的那些事就是放不下、不接纳，该怎么办？办法就是：不管大脑里怎样胡思乱想，你不是去排斥它，也不是去按照胡思乱想去做事，而是不管它来不来，努力做好眼前最该做的每一件事情，通过具有建设性意义的行动，改变注意和精神能量的运行方向，使之向着生的欲望的方向运行。随着生的欲望被逐步实现，生的欲望会不断获得能量支持，而死的恐惧会相应失去能量的支持，自然渐渐对它的感觉减小，慢慢就不被在意了。

第九节　想获得却不肯付出与对策

　　一种情况是过去由于父母、老师或者自己对自己的要求过高，虽拼命努力也一直难以实现、难以满足，久而久之就对原有的目标、欲望失去了信心，变得再也不愿意努力，不愿意为理想、愿望而行动、而追求，行动上表现出不求上进、无欲无求、悲观失望的状态；另一种情况是迫切想治好自己的病，想受人尊重，想获得健康身体，想得到好成绩，想过好生活，想考上好大学，想找到好工作，想娶到漂亮媳妇，也就是说有很强的欲望……这些都是想获得的、正常的欲望。但如果有病还怕服药、怕药物的副作用、怕治病花钱，不愿意按照医生的建议去安排自己的生活和做有建设性意义的事情；不愿意去尊重他人，不愿意关心、照顾别人；不愿意改变自己以往的不良习惯，不愿意锻炼身体，还经常发脾气；不愿意努力学习，不愿意努力工作等。这些为满足欲望而需要做的事都不去做，不愿意付出。不愿意付出，当然就得不到自己想要的回报和结果，就实现不了自己的愿望，也就是说虽然欲望很强，但是为实现愿望而付出的行动很少，甚至把精神能量都用到了与自己的愿望或目标完全没有关系的事情上，必然最终无法满足自己的欲望。比如，有人经常、反复胡思乱想、对一些毫无意义的事情追根问底；还有些人付出了，也努力了，可是没有得到想要的结果，马上就灰心。其实任何我们期望得到的结果都是有一定标准的，你付出的努力没有达到这个标准，就很可能得不到，这也是容易理解的；有时你虽然很努力，但是别人更努力，你的努力没有超过别人，也无法达到自己的期望。懂得了这些道理，不断为自己想要达到的目标而付出，努力去行动、做事，这有利于收获到自己想要的结果，有助于按照目的本位而行动，也就对治疗强迫症、恐惧症有一定积极意义。

第十节　为所欲为与对策

有些人由于自幼就养成想干什么就干什么的习惯，不让干就不罢休，不让干就难过、受不了，久而久之就养成了为所欲为的习惯。这些人一旦患了强迫症或恐惧症，往往想怎么洗手就怎么洗，想怎么重复动作就怎么重复动作，需要患者配合医生的治疗时，比如需要去吃药，需要去运动，恰巧这些是患者不想干的，就会不管怎样都不愿意去配合、不去做。生活中有些事情是不能做的，做了会对治疗不利，但是有些人不管结果怎样就是要做。比如，恐惧症患者对自己恐惧的对象极其关注，尽可能地回避，医生再三强调：恐惧感是正常人应该有的一种情感，人有七情，缺一不可，不能想排斥恐惧就排斥恐惧。可患者还是照样去回避恐惧，这样的结果对治疗恐惧的阻碍极大。我们不是特意去突入恐惧之中，是正常的生活中该恐惧时就恐惧，而是即使恐惧，但此时还是做应该做的事情。这样一来情绪只是人的晴雨表，而非敌人，不一定要除之而后快。一个正常人应做到**想归想、做归做**，即对有些事想了可以做，对有些事情想了也不能做，而对有些事不想做也得做。比如，怕见到某人，想躲开，可还是没有躲，还是打了招呼，这就是**想归想，做归做**。但是有时突然想到要体验一下超高速开车的滋味，可是这样开车危险很大，可能会发生交通事故，所以想了也没有做；看到人家的高级轿车停在路旁，想开这台车兜一圈，可是没经过车主的同意把车开走就是违法行为，想了也不能去做。有些人只要什么事想了就要去做，理由是不做就难过，这种感觉受不了，于是就做了，其行动受感觉左右，这就是为所欲为，是情绪本位的一种表现，其结果是给强迫症、恐惧症状增加动力，使其难以改善。懂得这个道理，从现在起去学会做到**"想归想，做归做"**，是改变为所欲为的第一步。有些人可能没有那么容易改变，需要反复多次的指导，一旦做到**"想归想，做归做"**，并因此改善自己的行动，从而改善了强迫、恐惧症状，就会愿意自觉地改善为所欲为的行为模式了。

第六章 恐惧症的森田疗法实践

第一节 恐惧症门诊森田疗法实践

一、特定恐惧症的门诊森田疗法实践

例1 小唐，男，23岁，大学四年级学生，大麻恐惧、艾滋病恐惧1年。

【生活史】

既往对文化课学习很努力，而且喜欢运动，高考考上了名牌大学，而且在大学期间成绩优秀，作为交换生被选拔到西方某大国的名牌大学学习2年。既往的生活可以说顺风顺水。

【相关病史】

2年前小唐在大学二年级时很幸运得到国外名牌大学交流学习2年的机会，在国外期间接触到当地许多外国"友人"，他们说当地吸食大麻是合法的，多次被劝导尝试吸食大麻。他没有经得起诱惑一共尝试过5次大麻，每次吸食过大麻以后产生了快乐感，这种感觉可以持续2小时，过后反而难过。尝试5次以后他害怕了，不敢再碰大麻了，害怕上瘾。虽然不再接触大麻时没有产生那种接触大麻时的快乐感，也没有产生快乐过后的难过，但是从此产生了越来越强烈的对大麻的恐惧，害怕提到大麻，又怕因接触过大麻而患艾滋病。回国以后，又想到自己是从新冠疫情最严重的国家回来的，因此又开始恐惧自己被新型冠状病毒感染，变得暴躁，好发脾气，因此得罪了许多朋友，影响了人际关系，因而有时突然变得非常恐惧、害怕、痛苦。他总是控制不住地想这件事，憎恨自己为什么不能把持住自己的行为，多次到医院检查是不是患了艾滋病，检查结果为阴性，但他还是不放心，惶惶不可终日。因为家在医院本地，从学校回家探亲时来诊。

体格检查：无阳性体征。

精神检查：意识请，接触可，对艾滋病、大麻、新冠肺炎极端恐惧，为此影响日常生活，无幻觉妄想，易激惹，有时与人吵架。

辅助检查：90 项症状清单（symptom check list 90, SCL90）焦虑、敌对极重，抑郁轻度，其余重度。艾森克人格问卷（Eysenck Personality Questionnaire，EPQ）神经质。

诊断：恐怖性焦虑障碍。

药物治疗：盐酸帕罗西汀片 20 mg，每天早饭后口服。

【第一次心理治疗】

医生：你特别害怕大麻成瘾，而且还怕患上艾滋病是吧？

小唐：是的。

医生：这就对了，如果一点都不害怕，那才是有毛病呢，说明没有保护意识。但是怕就没有事了吗？怕就不会发生你所害怕的事情了吗？

小唐：摇摇头。

医生：那说明你害怕是没有用的，是徒劳的，既然这样为什么还要去围着怕在徒劳地转呢？其实即使你怕的事情真的发生了，那也没有办法，那也是你的行为所要付出的代价和需要承担的后果，摊上了这种情况也只有面对和承担。现在幸运的是你及时停止了吸食大麻，也没有造成什么不良后果。

小唐：那我现在应该怎么办？

医生：不要再反复检查是不是患艾滋病，因为你已经检查多次了，这个问题已经证明不是问题了，应该感激你的身体素质不错，没有因为几次误入歧途的行动而导致不可收拾的后果。去抓紧完成学业吧，把精力用在最有用的地方。

小唐：我的害怕怎么办？

医生：害怕就害怕吧，不想怕也不行，但是已经过去这么久了，再出现后果的概率已经很小很小了，或者说那只是万一才会出现的事，那我们还是活在一万里吧，这样对我们最有利。现在该干什么就去干什么，不是等不怕了再去干，这样慢慢就习惯了。关键是你是不是按照我说的去做了。

小唐：好的。

【3 周后复诊】

医生：这些天怎么样了？

小唐：上次就诊以后恐惧感减轻了一点，情绪有一点进步，但还有点头昏，白天困倦，仍然还是有胡思乱想，又想去医院检查，但是没有去。

医生：不错，这些天每天在干什么？

小唐：以前我喜欢健身，很久没有训练了，近1周又开始健身训练了。还看看书，朋友聚聚，脾气好像好些了。

医生：不错，继续这样做，在家里也适当做点家务。

小唐：好的。

【5 周后复诊】

医生：这些天情况怎么样了？

小唐：不那么害怕了，再也没有去化验艾滋病。

医生：每天干什么呢？

小唐：健身训练，上网课，和朋友们一起游玩。对以前的事没有那么在意了。

医生：太好了。

【预后】

5 周以后小唐就回学校上课了。1 个月后家人替他来复诊取药一次，说他恐惧感明显好转，生活、学习状态恢复了很多。5 个月后上述症状基本消失，帕罗西汀减到每天 10 mg，巩固治疗，大学毕业以后小唐又去国外留学，读研究生去了。

【病例讨论】

小唐具有完美主义性格，在国外经不住诱惑吸食了 5 次大麻，反复体验了吸食大麻的反应，才越来越感到大麻可能会影响到自己的身体健康，越想越怕、越怕越想（精神交互作用），陷入无比恐惧的漩涡。越是这样、越觉得自己已经大麻中毒，甚至已经患上艾滋病（思想矛盾），因此极端排斥大麻中毒和可能感染艾滋病，反复化验检查是否有艾滋病（受容性低下），每天都想着这件事（注意固着），学习和人际交往受到影响（身体社会功能低下），陷入"被束缚"状态，使其无法自拔。森田疗法治疗首先提高其受容性，指出："排斥恐惧感是徒劳的""即使患了你所恐惧的病那也没办法，那是错误行为的代价，也只有面对和承担，不是重复检查，好在目前为止多次检查的结果都没有问题"。指导其放弃排斥恐惧感（放弃因害怕艾滋病而反复血液检查，反复查资料等），做目前最应该做的事，这样等于提高了受容性，把注意力转移到最该做的事情方面，切断了精神交互作用，减轻了"被束缚"状态，加上抗抑郁药物的作用，减轻了负面情绪，逐渐使其顺利恢复健康。在这个恢复的过程中，还会有反复的斗争，一方面为了排斥患艾滋病的可能，一有点不适感就想去检查是不是患了艾滋病，另一方面要放下对艾滋病的排斥，不断去做力所能及的事情。医生要做的就是不断去鼓励其做对的方面，并且不断指明下一步前进的方向，这样坚持下去，直至改善了恐惧症状，恢复社会功能。

例 2　小汪，女，初三，丑陋恐惧半年治愈后 6 年复发。

【相关病史】

小学和初中一、二年级学习努力，成绩很好，好追求完美。半年前初中三年级上学期时，同学和自己开玩笑说自己长得不好看，她便开始觉得自己脸长得很丑，经常照镜子，觉得脸长得很不好看，有时连续几个小时照镜子，越看越觉得自己长得丑。家人说她长得好看，根本就不相信，容易生气，不愿意见人，强烈希望父母带她到医院做整容手术，也不愿意接受心理科治疗。她被母亲劝说勉强到儿童保健科求治，诊断、药物不详，因治疗效果不佳而治疗中断。半年后来诊，躯体检查、实验室检查结果无异常。

精神检查：意识清，客观地看，小汪不仅不丑，而且挺清秀的。坚决认为自己脸长得不好看，很丑，希望整容，易激惹，因此不愿意见人，回避社交，过度关注自己长相，无幻觉妄想，却偏执、任性。

辅助检查：SCL90 轻度强迫、人际关系敏感、抑郁、焦虑、中度恐惧、偏执。EPQ 神经质。

诊断：恐惧症。

药物治疗：舍曲林，早上饭后 50 mg（1 片）口服。

【第一次森田疗法治疗】

医生第一次见到小汪，觉得她长得挺清秀的，但是这样说估计她不会同意，于是说：你觉得自己长得不好看，想整容手术是吧？

小汪：点点头。

医生：可以理解，但是手术之前必须接受检查，不仅看有没有身体疾病，还要看是不是有什么心理问题，如果没有问题才可以做手术，我给你开检查单，检查结果没有问题了，我来帮助你联系整容科好吗？

小汪：好的。

医生：你的检查结果已经出来了，查出了一些很明显的心理问题，看来你得先治好这些心理问题才可以手术了。也就是说，手术的事要稍微往后推一推了。

小汪：那你就抓紧给我治吧。怎么治？吃什么药？

医生：我一定给你开最好的药，你配合医生治疗就可以了。

小汪：怎么配合治疗？

医生：因为手术的事要放在下个阶段了，所以先把长相的事先放下，把精力放在每天锻炼身体上，这样对下个阶段的治疗有利。

小汪：为什么要把长相的事先放下呢？这是我最希望解决的问题呀。

医生：因为越快治好心理问题才可以越快考虑手术，那心理问题就应该放到前面，优先考虑解决。

小汪：锻炼身体为什么对下个阶段治疗有利呢？

医生：把身体锻炼得强壮些，免得小孩子手术时身体坚持不下来，或者胆量太小被手术吓得不能完成手术。

小汪：每天怎样锻炼？

医生：每天课间时间出去走动，每天8堂课的课间就可以走动70分钟，放学以后快走或者慢跑30分钟以上。

小汪：好的。

【2周后第二次复诊】

医生：这段时间怎么样？

小汪：还好。

医生：每天都在干什么？

小汪：课间时间出去走走，放学回家不坐车，走路回家，每天大概走半个多小时。

医生：吃药没什么反应吧，心情怎么样？

小汪：没什么反应，心情好些了。

医生：这段时间有什么体会呢？

小汪：没什么体会，想快点好，好可以做整容手术。

医生：太好了，相信你的情绪很快就会好起来的，你知道吗？你现在评价长相的事不是时候。

小汪：为什么不是时候呢？

医生：假如你是个雕塑家，你在制作雕塑作品，作品完成一半，还是半成品的时候，这时你就来判断这个半成品好看还是不好看吗？

小汪：摇摇头。

医生：你今年14岁吧？14岁是什么意思？

小汪：青春期。

医生：是青春期没错，14 岁也是未成年人，也相对于成人来说相当于半成品，不是吗？这时即使不好看也是很正常的，是吧？正常的事你为什么要在意和关注呢？

小汪：在思考。

医生：既然你现在好不好看都是正常的，就没有必要先关注这件事了。你现在最需要关注的是把身体锻炼好，把书读好，培养好自己的人品。这对于打造一个美女是最重要的。

小汪：为什么说身体、读书、人品对是不是美女最重要呢？

医生：这个问题你回去思考一下，下次我告诉你。

小汪：脑子里要是出现了想要关注长相的想法怎么办？

医生：既然现在这个问题不是最重要的，不是现阶段需要关注的，那出现了这个想法时你不去管它就可以了。

小汪：出现了这个想法不去管它就会很难受。

医生：我们做事情不是根据好不好受或者难不难受来决定的，而是根据需要不需要来决定的。只要是不需要关注的事，不论怎么难受都不去关注，而去关注最需要关注的事，这样做下去，慢慢就适应了。

小汪：好的。

【第 4 周复诊】

医生：这两周怎么样？

小汪笑呵呵地说：挺好的。

医生：上次我让你想的那个问题，你想明白了吗？

小汪：我认为美女嘛，那一定是长得美。你说的身体、读书、人品，那都是次要条件。

医生：有道理，第一眼看上去，这个人是个美女，但真正的情况是身体、读书、人品决定了一个美女的先决条件。比如，选美时这个美女身体有病或者脑袋空空，问什么都答不上来，或者人品很差，那她连进入选美的资格都不会有。

小汪点头，表示不反对。说：谢谢医生。

【预后】

以后每个月母亲替小汪来一次门诊取药，母亲述她不再纠结长相问题，又刻苦学习了，3 个月以后考入本市重点高中。舍曲林减到每日半片（25 mg），1 年以后停药。之后多年没有联系。

时隔 7 年，小汪再次复诊，述说这几年的经历：在本市重点学校顺利读完高中，考上国内名牌大学，到大学二年级以前都非常顺利。但是大学三年级时（1 年半以前，身高 170，体重 120 斤），关注到自己体重比过去重了几斤，觉得自己变胖以后变丑了，于是每天跑步、节食，把体重减回到了原来的 110 斤，这时又感到体重减了以后有些脱发，还是觉得不好看，说太阳穴、头发、脸型不好看了，不能照镜子，一照镜子就生气。毕业前想考研究生，所以没有积极找工作，却经常睡懒觉，感觉无聊。大学四年级到过三所国内知名大医院就诊，有的诊断强迫症，有的诊断恐惧症，服用阿立哌唑、氟伏沙明治疗 4 个月，无效，还是每天纠结长相问题，考研也没有干劲，不愿意见人，父母想起来其小时候的就诊经历，建议其回家乡本地就诊，因而时隔 7 年来复诊。

【时隔 7 年，第一次复诊】

医生：多年没见，你真的长大了，而且亭亭玉立，典型的江南美女，还获得名牌大学学历，医生看到你真的非常高兴。这次你的情况我知道了，还是对现在的长相不满意是吧？可以理解。好，咱们就讨论一下关于一个美女的标准，假如最美的美女是 100 分，那么你认为长相可以占多少分？

小汪：占 90 分。

医生：那人格有问题、经常打爹骂娘、不知孝敬老人、和周围人无法相处要扣多少分？

小汪：可以扣 15 分。

医生：身体不健康、很虚弱、患很多病扣多少分？

小汪：可以扣 15 分。

医生：虽然身体很健康，可是心理不健康了，甚至患了心理疾病，扣多少分？

小汪：扣 15 分。

医生：人很懒，每天什么也不干，吃了睡，睡了吃，这种人扣多少分？

小汪：扣 10 分。

医生：人很孤僻，不爱说话，每天总是愁眉苦脸，一个朋友没有，而且被周围人所讨厌，扣多少分？

小汪：扣 5 分。

医生：素质很差，不管和谁说话，一张嘴就是脏话，不知道卫生，浑身很脏扣多少分？

小汪：扣 10 分。

医生：那你算算如果除去其他影响因素，脸长得好不好看在漂亮不漂亮这个问题上还占多少分了？

小汪：没多少分了。

医生：既然脸在是不是美女的评价中所占比重没有那么大，为什么那么在意它呢？是不是可以暂时把关注脸的问题放一放，把其他方面好好提高更好呢？

小汪望着医生，没有反对。

医生：特别是现在心理健康的指标出了问题，是不是应该作为首要问题来解决呢？

小汪：默认。

医生：那就从现在开始，一边服药一边对上面提出的问题对照自己，是不是有不足之处？身体、心理方面是不是健康？做人怎样？是不是很懒？是不是不求上进？一一对照，发现问题进行改善。

小汪：点头。

【时隔7年，间隔2周第二次复诊】

医生：这两周情况怎么样？

小汪：笑了。

小汪母亲：情绪好多了，不再那么在意和纠结长相好不好看的事了，但是早上还是睡懒觉，不爱运动，学习也没有干劲。

医生：能把过度在意长相的事放下，这太好了，说明你成长了。我就是我，如果我和某个明星长得一模一样，大家见到你的时候都认为不是你，这有意思吗？

小汪：摇头。

医生：美不美女的不重要，为自己成为美女加分还是可以的。改掉不良生活习惯也是美女的加分项目。睡觉是一件好事，不睡觉容易影响身心健康，但并不是睡觉越多越好。睡眠多了，不仅耽误时间，养成坏习惯，而且还会减少体力消耗，增加体重，容易肥胖。

小汪：我喜欢睡觉。

医生：你喜欢睡觉可以理解，但是要想身心健康，那对于睡觉的问题，就不能按照喜欢不喜欢来处理，而是按照需要睡眠多少时间来处理。一般情况下需要睡 8 小时左右，为了自己的身心健康，喜欢睡觉也就睡 8 ~ 9 小时。睡得太多不一定对健康有利，而且对于美女来说睡懒觉是减分项目。

小汪：噢。

医生：最近你心理出了一些问题，不能安下心来学习，这可以理解。既然心理出了问题，就解决它。最近就把它放在首要问题来解决，那医生提出的多进行一些运动，比如每天适当安排散步、慢跑、打乒乓球、做瑜伽就比较重要了。

小汪：好的。

【时隔 7 年复诊的预后】

经过 4 周的治疗，对自己的脸感到丑陋的症状基本消失，生活状态逐渐恢复到复发以前的状态，积极准备攻读研究生，2 个月以后舍曲林由本次初诊的每日 100 mg 减到每天 50 mg，1 个月复诊一次。半年以后出国读研究生了。

【病例讨论】

小汪从青春期一次同学玩笑开始十分关注自己的长相，经常长时间照镜子，反反复复地看自己的脸，寻找缺点，觉得自己的脸形状不好（思想矛盾），越关注脸越觉得不好看（精神交互作用），于是十分排斥自己的长相，要求手术来改善脸型（受容性低下），每天花很多时间照镜子，观察自己的脸型（注意固着），学习受到了影响（身体社会功能低下），陷入"被束缚"状态。此时改变她对脸的认知比较难，即使家里人和周围人说她长得好看，她也很难接受。但如果同意她的观点，她会更难过。所以，医生以提高受容性为目的，让其把手术的事情推迟，先解决心理问题。这一步实现了以后，通过药物治疗和增加运动，使情绪有所改善。经过一段时间把长相的问题搁置后，患者对长相问题的关注减少，精神交互作用减轻。为了进一步使其接受长相的现状，医生用"半成品"来比喻她目前还在成长过程中，这时的长相好不好看不能作为最终判断的标准，这时即使不那么好看也是正常的（正常化）。患者接受了这个观点以后，改变了原有的认知，减少了对长相的关注，进一步提高了对长相现状的受容性。减少了对脸的关注就等于切断了精神交互作用，形成良性循环，打破了被束缚精神病理状态。之后，她又全力以赴地投入到学习之中，并且相继考上重点高中和名牌大学。但是大学期间，患者又因为关注到体重增加带来的变化和体重减少以后掉头发的情况，再次关注到脸的长相问题，越看越觉得自己难看，越觉得难看就越关注自己的脸（精神交互作用），这样一来做不了其他事情，大部分精力都关注到长相这件事（注意固着），使以往的症状复发。其症状的核心表现还是认为脸的长相不好看（思想矛盾，她所谓的胖并不是公认的胖，她所谓的瘦也不是低于正常体重的瘦，其实她的体重一直在正常范围）。它只关注体重增加或减少伴随的负面信息，为此烦恼和痛苦，什么事情也干不下去（身体社会功能差），又想通过手术等方法整容，达到自己理想的长相（受容性低下），再一次陷入被束缚精神病理状态之中。她在外地读大学期间，到当地各大医院就诊，吃了许多抗抑郁药物，但效果不佳，因而再次来求治。来就诊期间，医生的治疗策略不是设法让她感到自己长得漂亮，而是让她关注到美女不仅需要有漂亮的脸，而且还要有许多方面的素质。这使她增加了对这些方面的关注以后，同时通过增加运动逐渐减少了对长相的关注，从而提高其受容性，并将注意焦点转移到改善人品、身体和心理健康、建立良好生活习惯等方面，从而进一步降低了对长相的重视和关注程度，进而打破束缚精神病理状态。通过这些方法解决了小汪对自身长相感觉丑陋和不断纠结长相问题的症状，恢复了其社会功能，并且帮助她顺利地考上国外大学的研究生。

例 3 桃先生，男，58 岁，某中学领导，恐惧狗 5 年。

【相关病史】

桃先生平素对工作特别认真，总是怕给学生上课讲错了。他认为如果错了，就会影响学生高考。由于工作认真，他被提拔为领导，上任以后上课机会少了，但是更加害怕讲错了课，有时还向学生求证是不是讲课有错，但是也不耽误工作。学校的一个老师因事向他请假，由于学校老师比较多，他一时记不得这位老师的名字，虽然处理了这件事，并没有影响什么事，还是十分纠结，反复想这位老师的名字，想不出来就十分烦恼。5 年前，他的腿被狗抓破，因此他十分恐惧，怕患上狂犬病，反反复复地多次要求打狂犬疫苗，走到哪里都要先确认有没有狗，哪怕是很可爱的宠物狗都恐惧，有时显得很尴尬、可笑。新冠疫情期间不敢坐公交车，新冠疫情结束过后 1 年多了还是一直不敢坐公交车，非让妻子开车接送，即使妻子工作很忙，但还是坚持让妻子接送自己上下班。因此前来就诊。

身体检查：无阳性体征。

辅助检查：强迫量表 23 分，SCL90 强迫中度、恐惧，轻度躯体化、焦虑、人际关系敏感、敌对、偏执等。EPQ 神经质。

精神检查：意识清，接触可，自知力可，有恐惧和回避症状，无幻觉妄想，情感协调。

诊断：恐惧症。

药物治疗：舍曲林，100 mg 早饭后口服。

【首次森田疗法治疗过程】

医生：你几年前被狗咬了以后十分害怕患狂犬病，打了狂犬疫苗，这是正确的。按照医生规定的打针次数打完了以后，你还是不放心，这也可以理解。但你还是反复要求打狂犬疫苗，这就是问题了，因为并不是多次打疫苗就可以降低发生狂犬病概率。多打几次可能是为了缓解自己心里的不安，但这样反而会增加药物副作用的风险。被狗咬了以后你就怕狗，这可以理解，但是走到哪里都先确认有没有狗，怕狗怕到几乎不敢出门的地步。不出门并不能减轻你怕狗的症状，说明这样做是徒劳的，既然是徒劳的，那就不能做，怕就怕，该干什么就去干什么。遇到狗真的要咬自己的时候，再去应对，这样就可以了。

桃先生：我也知道不是哪里都有狗，可就是控制不住地想去确认有没有狗。

医生：不需要控制，也没有必要去控制，该怕狗就怕，但是不能为了怕狗就时时刻刻地观察有没有狗或者根本不出门。生活中该做什么事就去做什么事，比如你现在胆子特别小，你不甘心总是胆子这么小，那就每天多抽出一些时间去健身，经过不断的锻炼（可能经过几个月的时间），身体强壮起来，那么胆子就会自然地大起来。

桃先生：万一遇到狗咬我该怎么办？

医生：万一遇到了具有攻击性的狗来攻击你的时候，往往你越怕它，它就越凶，就越有可能攻击你。反而你主动去做出毫不惧怕它的样子，往往它就会怕你。

桃先生：是嘛？

医生：你害怕给学生讲错了课，这并没有错。但是怕讲错就不会讲错吗？没有这个事吧？

桃先生：没有。

医生：既然这样，怕就怕吧，但是不能像以前一样思想和行动都围着"怕"来转，因为这样没有任何作用。怕讲错其实是希望讲好，让大家都佩服自己，那么你就认真备课，讲课时认真按照准备好的内容讲就可以了。即使是这样也不一定 100% 不出错，但是认真备课以后，出错的概率会大大降低。为了很低的出错概率而去把自己搞得这么紧张值得吗？

桃先生：一想到万一出错我就受不了。

医生：去掉"万一"出错可能性不就剩下 9999/10000 的可能没事了吗？为什

么不为 9999/10000 可能没事而安心，却非要为万分之一出错的可能性而恐惧呢？万全往往是不太可能的，在"万一"和"一万"中做一个选择，还是选择活在"一万"里吧，这样你会安心下来。

　　桃先生：好吧。

【2 周后复诊】

　　医生：这些天怎么样了？

　　桃先生：上班以外每天都抽时间去散步、慢跑，对狗的恐惧好像好多了，也不到处观察有没有狗了，好像胆子大了不少。

　　医生：太好了。关键是你把精力放在健身上，而不是无谓的防御狗上。这样起作用了。

　　桃先生：是的。

　　医生：讲课的时候还是那么小心谨慎，恐惧讲课吗？

　　桃先生：我现在主要工作放在管理上，可以不讲课，尽量不代课，免得紧张、讲错。

　　医生：回避算是一种解决不安心的方法，但不是解决问题的最好方法。最好的方法是如果有需要讲课，事先认真准备，剩下的事就顺其自然了。也就是说按照准备好的内容讲课，万一出现问题就承担、纠正，这样就可以了。

　　桃先生：好吧，我试试看。

【4 周后复诊】

　　医生：这两周怎么样了？

　　桃先生：好多了，几乎没有问题了。

　　桃先生妻子：原来的那些问题确实好多了，可他担心谨慎的事还是太多了，比如吃半片药时，剩下的半片药宁可扔掉也不留着下次吃；煮鸡蛋时如果蛋皮煮破了，这个鸡蛋就不吃了；下班不肯坐公交车（怕感染新冠病毒），非要我去接他，不管我忙不忙。

　　医生：你说的这些事虽然不一定是对的，但也不一定是错的。家庭生活条件好，不计较这点小事，也不影响生活，那就不需要在意。没有必要太在意他的谨慎，但是妻子如果有实际情况，实在无法接送上下班时，还是要有什么条件办什么事。

　　桃先生：好的。

【预后】

第4周以后每个月复诊一次，桃先生对狗的恐惧逐渐改善，不再关注周围是不是有狗了，4个月后工作、生活恢复了正常状态。舍曲林减到每天75 mg，半年后舍曲林减到每天50 mg，一直巩固治疗。

【病例讨论】

桃先生是个极其小心谨慎的人，各方面防御心都很强。他遇到狗咬的事件以后，开始对所有狗都十分恐惧，认为只要是狗都对自己有威胁（思想矛盾），越害怕狗就对狗越恐惧（精神交互作用），所以才会时时刻刻地害怕看到狗，观察周围有没有狗，脑子里总离不开狗（注意固着）。如果看到狗，不管是什么狗都要躲避（受容性低下），导致他活动范围受限，陷入"被束缚"状态，因此对狗的恐惧越来越强。要解决这个问题首先就要打破"被束缚"状态，切断他对狗的关注，让他知道不是有没有狗的问题，而是自己胆子太小和怎么使自己胆子大起来的问题。接受了这个观点等于让怕狗症状顺其自然，为解决胆小该做什么就做什么，多抽出时间去强身健体，以达到改善胆小的目的；这就是"为所当为"。这样一来，加上服用舍曲林药物的作用，桃先生对狗的关注越来越少，精神交互作用减少，症状受容性提高，注意固着于怕狗的状态改善。"被束缚"状态被改善，恐惧症状逐渐改善，桃先生还有很多怕的问题，比如怕桃先生讲错课、怕被传染、怕服的药物掰开后效果受影响等，这些都是围着死的恐惧的行动，这是一种防御的行动，适当的围绕死的恐惧的行动具有保护作用，但是过度围绕死的恐惧做事，生活质量会受到影响，严重时还可以发展为精神症状。所以医生指导患者时不是制止其围绕死的恐惧的行动，而是提倡围绕生的欲望的行动，比如，认真备课、经常戴口罩、增加洗手次数等，来解决担心的问题，而不是空担心。通过这样的心理治疗和药物治疗相结合，桃先生的恐惧症状很快得到了缓解，社会功能也有很大改善。

二、场所恐惧症的门诊森田疗法实践

例1 沈先生，男，43岁，小公司老板。

【相关病史】

6年前一次干活时，沈先生突然出现强烈的心慌、胸闷、呼吸困难、恐惧发作，当即送到医院急诊室就诊，各种检查结果没有发现异常改变。此后上述症状多次发生，每次发作持续几分钟到十几分钟不等，而且发作的频率越来越高。刚开始发病时，是 1 ～ 2 周发作一次，逐渐缩短至 1 周一次，最后到 1 天发作 1 至 2 次。因此他逐渐不敢出门，如果实在需要外出，则需要家属陪同；还不敢一个人在家，害怕自己发作时身边没有人。他曾到精神科就诊，诊断为惊恐发作，给予帕罗西汀每天 40 mg，阿普唑仑每晚 0.4 mg，同时进行精神分析治疗，逐渐惊恐发作改善；但是治疗 2 年了，还是不敢出门，不敢到人多的地方，不敢到狭小的空间，不敢到广场，每天待在家里，一出门就担心惊恐发作，而且越担心就越紧张，就真的可以诱发惊恐发作，出现出汗、心慌、极度紧张，所以他基本不敢出门。他觉得吃了药还是会紧张，近 2 年就断药了。他每天待在家里，公司都是通过视频或电话指挥的。他经人介绍到本科室就诊。

体格检查：无明显阳性体征。

精神检查：意识清，接触可，有自知力，容易紧张、恐惧，回避恐惧的场所，无幻觉妄想，影响社会生活。

辅助检查：SCL90 重度恐惧、焦虑，中度强迫，轻度躯体化、人际关系敏感、敌对、抑郁、偏执等。EPQ 神经质。

诊断：恐惧症共病惊恐发作。

药物治疗：帕罗西汀，每天早上和中午各 20 mg 口服。

【第一次心理治疗】

医生：你的恐惧导致不敢出门、不敢到很多地方，最初是因为突然的心慌、胸闷发作引起的吧？

沈先生：是的。

医生：从那以后就越来越害怕发作，因此才有越来越多的地方去不了了是吧？

沈先生：是的。

医生：什么情况下最容易发作呢？

沈先生：一出门，马上就紧张，一紧张就容易心慌、胸闷、出汗。家人陪着还好些。

医生：在家里没事吗？不会害怕吗？

沈先生：爱人在家陪着就没有事，一个人不敢在家，怕万一出事了不好办。

医生：在家一般每天都怎么过的？

沈先生：上上网，看看电视看看书，开公司视频会议。

医生：可是你总是待在家里，你的问题解决了吗？

沈先生：没有，好像不能去的地方越来越多了。

医生：你的惊恐发作确实是个问题，一旦发作起来确实很吓人，可是你越躲，胆子越小，越躲就越容易紧张、恐惧，不是吗？

沈先生：是的，是的，那我没有什么办法呀？

医生：紧张、恐惧是我们每个人都应该有的一种情感，该喜就喜，该忧就忧，该恐惧就恐。不应该每次产生了这种情感都刻意回避，而应该做我们该做的事。

沈先生：那我应该做什么呢？

医生：你现在容易出现惊恐发作，或者出现焦虑发作，说明你的胆子实在是太小了，而且越来越小。不敢去的地方越来越多。

沈先生：是的，确实是这样，那我该怎么办呢？

医生：首先药还是需要吃的，帕罗西汀每天2片。这个药对惊恐发作还是挺好的。

沈先生：我以前也吃了，可还是胆子小，不敢出门。

医生：以前吃药以后没有安排其他的措施，所以效果打了折扣。我们先用药物把容易惊恐发作控制住，让它不那么轻易发作。

沈先生：就算不发作我也不敢出门，怎么办呢？

医生：恐惧是我们的一种情感，也是一种防御功能，没有恐惧的人往往就麻烦了。

沈先生：为什么呢？

医生：如果遇到什么事情都不害怕，那不就是一个傻子吗？

沈先生：我是太害怕了，控制不了。

医生：害怕不需要控制，而需要选择，在害怕的时候选择干什么。过去害怕的时候你选什么了呢？选择了躲避，好像躲过去以后就轻松了，可是结果呢？是不是还是害怕呢？

沈先生：是的。

医生：那就说明躲避不是好方法，不能帮你解决面临的实际问题。但是还没有一种药物可以使你的胆子变得越来越大。

沈先生：那我应该怎么办呢？

医生：其实还有一个方法可以使你的胆子大起来，但是这个方法需要你的配合。像你现在这样生活，是不行的，胆子只能越来越小。

沈先生：我怎么样配合呢？

医生：你最需要去工作，可是你去不了，为什么呢？心理出了问题，那就通过锻炼身体的方法，把身体和心理变得强大起来，心身强大了，胆子也就自然强大了。

沈先生：我就是怕跑步再引起发作。

医生：为什么你锻炼身体就容易出现心慌、胸闷发作，而别人锻炼就没有事呢？还不是因为你的身体素质相对比较差嘛？

沈先生：我怕发作呀，等我不怕了再锻炼不行吗？

医生：可以理解，确实你以前出现过多次惊恐发作，而且不知道什么时候再发作，可是躲着也不一定不发作，所以我们通过服药的方法，这期间在家里锻炼，通过2周左右的时间，你就会变得不那么轻易发作了，再实施锻炼身心的方法。害怕是我们每个人应该有的功能，你想消除它是不可能的。也就是说你想等不怕了再出去锻炼，那可能就像现在一样，一直怕下去，胆子大不了了。比如，要是等你不怕下水了再去学习游泳，那就学不了游泳了；要是等不害怕骑自行车摔倒，就学不了骑自行车了。这也是一样的道理。

沈先生：就是说，即使怕也得逼着自己出去锻炼身体吗？

医生：不是逼自己出去锻炼，而是选择怕就怕，但是该干什么还干什么，不选择怕就躲，因为躲了以后就越来越怕了，越来越不敢出门了。比如，你想开公司，又害怕开公司失败而赔钱，可是你等不怕开公司赔钱时再开公司吗？那样的话就永远开不了公司，所以如果你已经调研和计划好了，决定开公司了，虽然害怕开公司赔钱，但只要你想开公司并且万事俱备，还是可以一步一步地实施，是吧？

沈先生：也是。

医生：你害怕惊恐发作是可以理解的，所以先服药，在控制惊恐发作的前提下再去实施逐渐强身的计划就比较现实了。通过我的了解，你最近几年只要在家基本不出现惊恐发作，在外面就特别紧张，所以容易发作。紧张为什么容易使你惊恐发作？是因为你对紧张特别排斥，特别想让自己不紧张，越是这样就越容易紧张，这种恶性循环就是精神交互作用，所以越来越紧张。严重时就表现出惊恐发作。

沈先生：是的，是这样的，那怎么办？

医生：为了防止惊恐发作，你服药第1周不出家门，每天3次在家里做原地踏步走，每次半小时，每天甩手运动3次，每次30分钟。你已经很长时间没有活动身体了，如果一开始每次运动坚持不下来，可以每次中间休息一会再继续。第2周开始外出，每天最少一次。

沈先生：好的。

【2周后心理治疗】

医生：这两周情况怎么样？

沈先生：第1周基本按照你说的去做了，可是第2周出去还是让我爱人陪着出去的，而且每次出去时紧张得不得了，手心都出汗了，好像头有些晕，但是没有惊恐发作，10分钟就回来了。

医生：每天都是出去10分钟吗？

沈先生：是的。

医生：非常好。这是一个非常大的进步。很久没有出门了，出去还有些紧张，是正常现象，你选择了紧张就紧张，还是在外面坚持散步，这就对了！我们干任何事情都是这样，万事开头难，闯过这一关，接下来慢慢就好了。

沈先生：我还是不敢一个人出去。

医生：这是与原来解决不敢出门问题的方法一样：不敢就不敢，但是该出去就出去，这样就可以了。现在是不敢一个人就不敢，但是该一个人出去时就一个人出去，就按照这个原则办就可以了。

沈先生：好的。

【3周后心理治疗】

医生：这一周是什么情况？

沈先生：这一周情况有点糟糕，我感冒了，很难受，睡觉都困难。

医生：得病是比较难过的，这周你都是怎么过的？

沈先生：我爱人陪我去医院看病了，我虽然不想去医院，可是也不得不去，硬着头皮去医院看病了。

医生：这就对了，关于出门的事，不是你想不想的问题，是需要不需要的问题，需要的话不想去也得去，不需要的话，想去也不去。你体会体会。

沈先生：是这么回事，不过这几天确实比较难受。

医生：你在服药治疗，过几天就会减轻了，然后就继续原来的计划吧。

沈先生：好的。

【5周后第4次心理治疗】

医生：这两周情况怎么样？感冒怎么样了？

沈先生：好多了，这些天没有惊恐发作，因为得病了，我也没怎么出门，按照你的方法每天在房间里锻炼了，不过这期间我单独 4 次到小区门口取快递了，虽然快去快回，不过这还是我按照你说的，需要的话，不敢去也得去，在外面的时候有些慌，急急忙忙地跑出去，取了以后没有停留就赶快回来了，不过也没有惊恐发作。

医生：你已经能单独出门了，这真是太棒了，了不起！这就是你恢复正常生活的开始。就是这样，根据需要做事，而不是根据自己情感怕还是不怕来决定怎么做事。

沈先生：人多的地方我还是不敢去的。

医生：我们出去办事，想的都是怎么把事情办好，而不是关注哪里人多，哪里人少，一定要记住，关注的方向是怎么把眼前要办的事情办好。

沈先生：到时候自然地脑子里就出现了自己害怕的场面，控制不住的。

医生：这个不需要控制，因为越控制反而越被强化。而是需要选择，在这种情况下，突然想的一种情况，越想越怕，那么就什么也干不成了，因此对于突然的想法不去管它、不去关注、不去执行，而是选择去干你眼下最该干的事情，把突然来的想法放在一边，用这样的方法多次应对上述局面，你逐渐就适应了。

沈先生：好的。

【7 周后心理治疗】

医生：这两周情况怎么样？

沈先生：这两周在家里锻炼几次，每天到小区里去转 2 次，时间不长，每次 20 多分钟，基本不敢走远，都是在小区附近转悠，对远距离还是很害怕。

医生：你有这么大的进步为什么不给自己点赞呢？你已经能够自己单独外出了，不是吗？

沈先生：是的，不敢一个人走远。

医生：已经能一个人外出，这是这两年来很少有的吧？太好了！不是你现在会外出了，而是你原来就有这样的功能，现在有所恢复了。

沈先生：不敢走远怎么办呢？

医生：我们出去办事，不是根据距离远近决定去还是不去的，所以主要想的也不是远近问题，而是这个事应该在哪里办就去哪里办，不是根据敢不敢去，而是根据该不该去。一定要根据这个原则去做事。还有一个原则是：每天一定要选当天做事的目标，再选择做事方法和行程路线，选好了就去实行，不要被"怕"

还是"不怕"所左右。"怕"是我们的一种情感，帮我们防止危险，但是危险也是有高有低的。你现在的情况是，惊恐发作已经缓解，出门就发作的概率已经极低极低了，那我们就不能和发作概率极高的时候采取一样的方法去防卫了。

沈先生：就是不敢。

医生："不敢"和"不做"要分开。不敢做，但是该做，就要设法去做；敢做，但是不该做，就不能去做。

沈先生：好吧，我努力。

【9周后心理治疗】

医生：这两周怎么样？

沈先生：锻炼还是以前那样，但是这两周走出小区了，虽然很害怕，不过出去了也就慢慢习惯了。我孩子从外地回来，我去接站，自己去邮东西，就是还没有上班。好像要惊恐发作的感觉一点都没有了。

医生：太好了，你又进步了，而且进步很大，非常好！

沈先生：好，我还担心药物吃多了有副作用呢。

医生：你到目前为止不是没有什么不良反应吗？那就这样继续努力吧。

沈先生：好的。

【11周后心理治疗】

医生：这两周情况怎么样了？

沈先生：不错，陪着孩子上街，到处去玩一玩，有时间就散步，每天1万多步。在家里做做饭。每天公司和电话联系。

医生：很好，你的生活越来越向有意义的方向发展了。

沈先生：可还是身边有人就比较安心。要是自己一个人是不是能在远处到处走，还不一定。

医生：因为孩子在外地上大学，很久没有回来了，所以好不容易回来一次，陪着她去玩，很合情合理，而不是为了自己害怕才和她一起出门的，这个是不一样的。

沈先生：看来还是我想的比较多。想多了问题就来了。

医生：记住，"想"没有"做"重要，重要的是去做。比如，你想"别怕"，可是你想不怕就不怕了吗？不会吧，也就是说很多情况下你只是"想了"是没有用的，为什么说"做"更重要呢？虽然怕，但是这事该做，也做了，结果就实现了自己的目标，是不是"做"更重要呢？

沈先生：是这么回事，我尽量去做。

【13 周后心理治疗】

医生：这两周你的情况怎么样了？

沈先生：还不错，把女儿送走了，每天的时间安排越来越好了，都是围绕着各种锻炼身体来提高胆量，精神状态越来越好了，精力越来越足了。我现在要是一天不走 15 000 步就不好受。

医生：太好了，身体觉得比以前好多了是吧？完全可以一个人独自出门了吗？

沈先生：还是不行，每天出去锻炼都是爱人陪着。特别还是不敢到远的地方。还是过不去这个坎。

医生：可以理解，这样做你好像是感到更安全和有把握是吧？

沈先生：是的。

医生：你是等完全万无一失了，一点也不怕了再独自行动是吧？

沈先生：是的。

医生：可以理解，但是你需要注意的是，你想好得快些还是慢些。

沈先生：当然希望好得快些了。

医生：那就要为此而付出努力，在"尽快能够恢复到正常状态"和"很长时间也恢复不到正常状态"之间进行选择。

沈先生：为什么呢？

医生：因为一点也不怕了再独自行动可能不知要再等多久，世界上几乎没有万无一失的事。坐车不一定保证永远不出事故，乘飞机不一定保证永远不发生坠机事件。如果你等绝对不怕发生事故那一天再坐车和乘飞机，不知道要等到什么时候了。

沈先生：是呀。那怎么办呢？

医生：那不需要等敢独自出去那一天，身体状态成熟了自然就可以了。所以你每天关注的不是敢不敢出去，出去走多远，和谁出去，而是完成你计划的锻炼任务和要做的事情，这些事情都是顺其自然的。

沈先生：就是不管自己紧张不紧张是吧？

医生：是的。紧张是人的正常情感，不需要关注。让紧张感顺其自然，你去专注做事就可以了。

沈先生：好的，我尽量去做。

【15 周后心理治疗】

医生：这两周情况怎么样？

沈先生：还不错，我已经上班了，虽然是和我爱人一起开车去的，但是已经是几年没有到公司了。每天在公司人很多，大家一起一点事都没有，已经和以前一样工作了，我已经太满意自己了。

医生：恭喜恭喜！继续努力。专注的是做事，而不是距离远近，身边人有多少。

沈先生：是的，再努力一下，不需要别人陪就更好了。

医生：你特别希望能出入自如。其实是你早就能出入自如了，只不过你把这个事当一个问题时，这个问题就成了你的"拦路虎"了。你现在要做的是不把这件事当回事儿，需要干什么就去干什么就可以了。

沈先生：那要是紧张、难受怎么办？

医生：既然你想要恢复以前那种不需要别人陪伴也可以随意自由出入、行动的状态，那你就多少要付出一些代价。你现在每天的锻炼、服药就是在付出代价，现在已经收到了一定的回报。你近几个月没有出现过惊恐发作，可以在家人陪伴下外出、可以上班了，有些近距离的地方自己也可以单独去了。但是回报还没有达到你的期望，那就是你还要多付出一些代价，遇到紧张或者很难受的情况时，你知道这是情绪紧张所致，继续去做你该做的事，不去管紧张的感觉，这就是要付出的代价，付出了，回报就会来了。

沈先生：其实我现在已经挺满意了，我现在能做到的事情都是好几年不能做的，不过我一定咬咬牙，再加一把劲。

医生：不是让你咬牙坚持上刀山、下火海，而是让你把精力、注意力放在最该做的事情上（意识不放在害怕或不害怕上），不去关注自己的感觉。如果不关注但是感觉自己来了怎么办？不去理它。就像被批评了，脸红心跳，但是还是毕恭毕敬地听上级领导讲话，回答问题，而不是因为脸红心跳而回避。

沈先生：好，我明白了。

【19 周后心理治疗】

医生：这个月情况怎么样了？

沈先生：这个月我让爱人上班去了，我身边没有人了，我不得不自己行动了。开始一个人单独行动还是很紧张的，有几次差点想回去了，但还是坚持了下来。几次这样的经历以后我就习惯了，不那么怕了。

医生：恭喜恭喜！太好了，你终于领悟了。就是这样，不去关注是不是紧张，而是想着怎么去办好自己的事，干活自己的工作，锻炼好自己的身体。

沈先生：现在基本没有什么不可以的了，除了坐飞机、火车还没有试过。

医生：这些都是你过去可以做的事情，你不要把这些当成问题，不该去外地就不去，该去外地就去，乘什么交通工具方便就乘什么就可以了。

沈先生：好的。

【预后】

以后沈先生每月一次门诊，半年以后他可以和家人一起坐飞机到外地了。帕罗西汀减到每天 30 mg，1 年以后减到每天 20 mg。1 年以后完全恢复以往健康时的状态，包括能乘飞机、高铁等交通工具。初诊到现在已经 2 年半了，一直服药，1 个月一次门诊，社会适应良好。

【病例讨论】

沈先生本来是一个生的欲望极强的人，所以他在身体状态比较好的情况下开了一家公司，公司业务不错，顺风顺水。可是由于惊恐发作，诱发了害怕再次出现惊恐发作的心理，怕在外面发作没有人管自己，不敢到人多的地方，怕发作时出丑，怕发作时没人管而丢了性命，不敢乘坐飞机和高铁，怕在这些地方发作没有办法及时救治，越是这样害怕，就越不敢单独外出行动（精神交互作用）。他认为自己可能是得心脏病了（思想矛盾），可是到各大医院就诊都没有发现异常。他认为在家有人陪着就可以避免发作（思想矛盾），非常排斥惊恐发作，而且自认为非常有道理，越排斥就越不愿意出门，不愿意独处（受容性低下），总是关注自己的害怕（注意固着）。不能正常上班和社交，不能正常独处和单独行动（身体社会功能低下），陷入被束缚精神病理状态，被束缚与恐惧症状互相作用，陷入恶性循环。另外，沈先生还有个特点，他患病期间的一切行动都是非常固执地围着死的恐惧在转，不出门、不独处、不上班、不与人交往等，都是以"怕惊恐发作"为理由，但是很长一段时间不吃抗抑郁药了，这些都是难以治愈的原因。所以，即使以往服过抗抑郁药物和进行过心理治疗，但是没有打破被束缚精神病理状态，那么恐惧症状就很难消除，社会功能就无法恢复，几年都不能正常地生活。

改善这种状态从说教入手是不容易起作用的，他对惊恐发作极端排斥，那么就非常关注这件事，注意就固着于此，注意与恐惧感之间的精神交互作用就越强。为了打破这个恶性循环，从控制住惊恐发作的抗抑郁药物治疗入手，在此前提下，让其身体动起来，着手打破精神交互作用，以便打破被束缚精神病理状态。人在家不怎么动的时候，注意往往比较容易指向自己最关心的地方，而此时他最关心能不能出现恐惧发作，这就容易陷入精神交互作用之中。如果身体活动多了，那么关注惊恐发作症状的时间就会减少，精神交互作用就随之减少，症状就会向好的方向转化，身体活动对他的治疗来说是非常有意义的，等于把他从围绕死的恐惧的行动转向了围着生的欲望的行动，这种活动的时间越多，那么围绕死的恐惧的行动就越少。以往的被束缚精神病理状态的程度太严重，所以好转也需要时间，医生对他的每一点进步都给予鼓励，加速了良性循环，最终帮助他步入了正常生活的轨道。

三、社交恐惧症的门诊森田疗法实践

例1 汤女士，女，42岁，初中文化，家庭主妇，已婚，社交恐惧症。

【相关病史】

自幼胆小怕事，脸皮薄，自尊心特别强。20多年前有一次看到一位英俊的男青年，一下子心慌起来，脸一下子就红了，感觉好像特别丢人，好像别人看出来自己脸红了，为此十分尴尬，迅速低头，离开。此后逐渐总是低头，不敢看男生，见到男人马上低头，低头又好像看到男生的下半身了，又觉得很尴尬。好像周围人都看出来自己尴尬的样子了，就更不愿见到男人。好像男女在一起，不仅自己不自在，好像男人也不自在，自己好像影响人家了，怀疑人家觉得自己是坏女人。因此，她变成尽可能躲避见到男性，躲避人多的地方，躲避熟人多的地方，躲避男人的目光，从不敢与别人对视，特别是不敢与男人对视。人多的地方特别是熟人多的地方不愿意去，人多的场合不愿意发言讲话。处对象时也是对方追求自己，而自己从来不敢去主动追求男生。她在服装厂工作，基本都是女人，相对还好些，但是生孩子以后还是再也不去上班了，为了尽量减少与人接触。她自己也觉得这样生活不自在，甚至有些痛苦，到过几家医院心理科求治，诊断为恐惧症，断断续续用帕罗西汀、舍曲林等药物治疗，可是效果不够理想，而且感觉自己的上述症状越来越严重，甚至给孩子开家长会、到商店买东西都觉得痛苦，因此来诊。

身体检查：无阳性体征。

精神检查：意识清，接触可，有自知力，无幻觉妄想，回避医生视线，显得拘谨，怕见人，影响社会生活、易焦虑。

心理量表：SCL90 强迫、焦虑中度，恐惧重度，其余轻度。EPQ 神经质。

诊断：社交恐惧症。

药物治疗：帕罗西汀，20 mg 每天 2 次口服。

【第一次心理治疗】

医生：你的发病经过我了解了，你的问题就是见到男人容易脸红、紧张、尴尬是吧？

汤女士点头。

医生：你好像发病是从 20 多年前开始的吧？

汤女士点头。

医生：你没有注意到，20 多年前你是什么年龄呢？

汤女士：20 来岁。

医生：20 来岁是什么意思呢？

汤女士：年轻。

医生：年轻会有什么特征呢？

汤女士：比现在漂亮？身体好？

医生：对，还有一点是年轻时更容易对异性感兴趣，特别是对自己喜欢类型的异性比较感兴趣，不是吗？

汤女士：没说话，默许。

医生：那一个 20 来岁的小女孩见到自己比较喜欢类型的男生时感到有些紧张或者不好意思，难倒不正常吗？

汤女士：我不仅紧张、不好意思，而是心慌、脸红了。

医生：紧张、不好意思会有程度之分，严重一点的就会感到心慌、脸红。

汤女士：这肯定不正常，别人没有这样，我这个样子太丢人了，别人都看出来了。

医生：你去确认过其他人了吗？问问他，你是不是看出来我脸红、心跳了？

汤女士：摇头。

医生：其实年轻人看到比较喜欢类型的异性产生不同程度的紧张、不好意思甚至是脸红，或者没有产生这样的感觉都是正常的。就像肚子饿的时候看到别人吃着自己喜欢的美味佳肴，感到特别想吃，馋得流口水了，这很正常。但是有的人饿的时候看到别人大吃大喝的场面没有什么感觉，这也没有什么不正常，因为他（她）觉得这与自己无关。

汤女士：男人看到女人那样还可以理解，女人不应该那样呀。我就觉得女人在男人面前脸红是非常丢人的事。

医生：我们每个人都会在不同的场合有不同的表情，脸红就是其中一种表情。在某种情况下，自然地露出了自己的表情是正常的，没有露出自己的表情也是正常的。

汤女士：也就是说，我见到男人就脸红、心跳、紧张也是正常的现象吗？

医生：是的，没什么不正常。如果你一直认为这是正常的，就会不那么在意见到男人会脸红的感觉，只要不在意了，就会慢慢地不那么脸红心跳了。

汤女士：你说年轻人那样我也认可了，可是我都40多岁了，怎么还是那样呢？

医生：正是因为你过去一直认为见到男人脸红心跳是丢人的、不正常的，所以就会排斥这种感觉，越是排斥却越排斥不掉。排斥的反作用力就会影响你，你就会特别关注此事，越关注遇到异性时心慌脸红的感觉就会使这种感觉越强，发生了精神交互作用，导致这种感觉不仅不能消失，反而越来越强。

汤女士：那我现在应该怎么办呢？我挺讨厌这种感觉。

医生：你已经讨厌、逃避、排斥这种感觉和场面20多年了，不但没有解决你的问题，反而影响了你的生活，而且越来越严重，说明你原来的做法都是不对的。今后要想解决这个问题，不能再像以前那样躲避、排斥。见到异性不主动躲，不低头回避目光，该怎么样就怎么样，这样做开始时是不习惯的，可是只要继续这样做下去就会慢慢习惯的。

汤女士：这不是暴露疗法吗？我以前暴露过，不行的。

医生：这不是暴露疗法。暴露疗法是故意出现在恐惧的环境中，多次以后就可能会不那么恐惧了。而森田疗法是认为在异性面前脸红、心慌是正常的，既然正常的事就不需要排斥，不需要躲避。比如，没有人把耳朵长在脸两侧当成异常，因为这本身是正常的，就没有人为此而烦恼。该说话就说话，不该说话就不说，这样就可以了。

汤女士：那见到异性心慌、脸红怎么办？

医生：不去理会这件事，因为这是正常的事，没有人去故意纠正一个正常的事。既然正常那就不管它，没有必要去识别你面前是男还是女，该干什么干什么就行了。过去你是该干什么干不了了，回避了，低头了，这才成为问题。

汤女士：那我不回避就难过这么办？

医生：难过就难过，这是你对抗它的结果，你不去在意它了，多次以后就好了。第一次开汽车或者第一次骑自行车时不紧张吗？可是只要你不管紧不紧张都坚持开车或者骑车，慢慢就熟练了，也就不那么紧张了，甚至感觉开车、骑车很轻松。

汤女士：我试试吧，看起来比较难。

医生：干什么事不难？万事开头难。难，但是你做到了，就有可能治好你的毛病。如果还是按照你以前的方法去对待这件事，那结果可以预料。

汤女士：点头，我尽量去做吧。

【2周后复诊】

医生：这两周你的情况怎么样了？

汤女士：还是不敢到人多的地方，不敢看异性，看到异性还是脸红、心慌、不敢对视。

医生：这两周你都做什么了？

汤女士：在家做家务，看电视，和以前差不多。

医生：那你想治好你的病吗？

汤女士：想啊，肯定想啊。

医生：既然想获得这个效果，那就要为此付出努力，没有付出就不会有获得。至于怎样付出，上次我都告诉你了。

汤女士：道理我都懂，可就是控制不住地怕，不想出去。

医生：懂得道理那只是万里长征的第一步，离长征结束还远呢。意思就是说"只是懂了"离"获得效果"还远呢。

汤女士：那我不想出去也得逼着自己出去吗？

医生：不是想不想的事，是需要不需要的事。既然你求治，想治好，那么就得按照医生的指导去做，否则你就放弃治疗。如果你愿意像以前那样过一辈子，医生也没有什么可说的。

汤女士：上次回去以后，我也不是没有试过，可还是不行啊，受不了啊。

医生：你这个病已经20多年了。这么久的病了，你就是按照医生说的去尝试了几次就奇迹般地好了，这也是不现实的。一定是需要一些时间的。

汤女士：那我应该怎样才可以好得快呢？

医生：从简单的事情开始，比如每天出门散步两三次，遇到异性不故意躲避、低头，自然地从身边路过。走路或是闲逛时不可以关注有没有异性、自己的脸红没红，而是观察道旁的风景，周围的建筑物，等等。

汤女士：那如果心慌、脸红呢？

医生：你在服药，药物对你的上述感觉是有效的，慢慢感觉就会减少。即使有感觉也是正常现象，既然是正常现象就不要去关注，看看该干的事干了没有。比如，散步时对面来了帅哥，可你还是在走你的路，看你周围的风景，也不因此而快走或慢走，也不特意低头或者转头特意躲开，原来怎么走还是怎么走就行了。

汤女士：其实我也不是对帅哥感兴趣，就是不由自主地害怕遇到时会脸红、心慌，怕控制不了。

医生：不需要控制，你就按照我说的走路时遇到人该怎样就怎样就行了。

汤女士：那我试试吧。

【4周后复诊】

医生：这2周你怎么样了？

汤女士：这些天出去的次数多了，没有刻意去人少的地方，像你说的那样走路。别说，还真的逐渐自然多了，不那么在意见到的是男人还是女人了。但是见到异性还是有那种感觉。

医生：你是不是认为见到异性有感觉就是不正常呢？

汤女士：我同意你的观点了，有感觉也正常。

医生：既然这样，有感觉就让它有，不管它，干你该干的事就可以了。

汤女士：好，我有点明白你说的意思了，要是不按照你说的那样走几趟，还真的没那么深的体会。

医生：走路是这样，遇到其他的场面都是这样。遇到没遇到异性不重要，重要的是，遇到异性时是按照我说的那样去做的，还是按照你以前那样（尽量躲避）去做的。

汤女士：好的。

【6周后复诊】

医生：这2周你怎么样了？又有些进步了吗？

汤女士：这段时间我感觉出去见人自然多了，原来的感觉有是有，也不那么在意了，所以出去办事、散步都不那么抵触了。

医生：有感觉就说明你是正常的，这两周你每天都干什么了？

汤女士：除了干家务，每天出去买菜、散步，哪都能去了。

医生：太好了，继续这样生活就行了。

汤女士：那我的药需要吃多长时间？

医生：吃药时间长短因人而异，可能要吃药 1 ～ 2 年时间。不过只要你不断进步，药物可以适当逐渐减少剂量。

汤女士：好的。

【预后】

半年以后，以往的脸红、心慌等症状基本不被在意，患者可以正常地生活。帕罗西汀由每天 40 mg，减到每天 30 mg，9 个月后减到每天 20 mg。每天做家务、带孩子、出去散步，有时还能和邻居聊天。定期门诊治疗。

【病例讨论】

汤女士原本具有神经质性格，在青春妙龄时，因见到一个陌生英俊男士而感到心慌、脸红，自认为不应该这样，这样是羞耻的事（思想矛盾），于是排斥自己的这种感觉（受容性低下），越是这样就越是关注这件事，越是关注上述感觉，它就越是增强（精神交互作用），于是这种见到异性就心慌、脸红的症状就越来越明显，导致自己不愿与人交往，不愿出门（身体社会功能低下），经常想着怎样去躲避这种尴尬的场面（注意固着），陷入"被束缚"状态中。这些年来虽然经过药物治疗几次，但是因效果不好而中断，一直对上述症状排斥，越是这样越是无法打破被束缚精神病理状态，对人恐惧的症状也无法改善。我们治疗这个症状，首先是纠正思想矛盾，让她认识到遇到异性时不论有没有心慌、脸红都是正常的。既然是正常的，那过去躲避异性就是不正常的了，要想改善目前的症状，就需要对正常的现象不比过度关注，而是按照医生指导的方法去实践。经过反复的指导，她终于可以按照医生指导的方法，走出了家门（不是像以前那样，低着头、躲着人才能走出家门），见到异性时不是像以前一样躲避。她体会到这样做也没有什么，并没有脸红越来越严重。这就等于通过改变患者的行动方式改变了患者的思想认识，进一步减轻被束缚程度，同时药物治疗也有一定帮助，心慌、脸红的感觉逐渐减轻，因此这个症状逐渐不被在意。这有益于她多出去活动，逐渐建立良性循环，半年以后真正地、完全地感觉正常了，不再在意这件事了，可以全身心地投入家庭生活和一般人际交往中。

例 2 王女士，25 岁，高中缀学 1 年，专升本，本科刚毕业。考研刚结束，恐怖症（社交恐惧＋特定恐惧）。

【相关病史】

王女士小学大概四年级到初中一年级这个阶段特别害怕上学校的厕所，有几次一直憋尿到放学，极其痛苦，放学后赶紧走，把人群远远地甩在后面，赶紧到没人的农田里在植物的掩盖下撒尿。初一以后就没做过这种事了。小学四年级时听说蚂蟥会钻到人的肉里，揪不出来，还喝人血，当时上学要经过农田，也确实看到过蚂蟥，但上学放学又不得不走那条路，那时候每天在恐惧中度过；还听说头发吃进肚子里会把肠子缠住，这样就会死掉，为此一学年都不停地吐口水，害怕嘴里有头发。家里父母总是争吵，小学六年级时父亲喝农药欲自杀，被医院抢救过来。爸爸非常重男轻女，疼爱弟弟。爸爸在外面很怂，被别人打了也不敢还手，回家拿孩子撒气，常骂女儿在家什么活都不干，天天挑母亲毛病。

9年前初一的一天晚上，家里五口人都睡在同一房间，半夜突然听见爸和妈"办事"的声音，青春期的王女士已经懂得发生了什么，当时特别紧张，突然喉咙发出吞口水的声音，一下子使房间安静下来。从此以后，小王变得孤僻，脾气也变得越来越暴躁，还出现了一个新问题，就是不知道如何吞口水了，感觉自己每次吞口水的声音特别大，上课时害怕咽口水的声音被同学听到而注意常不能集中。不愿意见人，尽量避免与人交流，学习成绩下降，高中留级1年，高考只考上大专，虽然后来专升本，但一直受到害怕咽口水、不愿与人交流等问题的困扰，无法得到解决，为此前来就诊。

体格检查：无阳性体征。

精神检查：意识清，表情拘束，声音小，有自知力，对吞咽口水恐惧，害怕与人交往，尽量回避与人交往，无幻觉妄想。

诊断：社交恐惧症。

药物治疗：舍曲林，早上和中午各服50 mg，5天后改为早上一次服100 mg。

【第一次心理治疗】

医生：你的问题我理解了，你把你问题的来龙去脉说得非常清楚，说明你的表达能力很好，也说明了你对自己存在问题的重视。当你第一次听到父母做那个事的时候，那种紧张程度和咽口水发出声音的尴尬局面，医生非常理解。这个情况不仅你，估计大多数人在这种情况下都可能会出现类似反应。既然大家一样，就说明这是正常反应。对于正常的反应，如果不去在意它，那么之后也许就不会出现这么多的问题了，但问题是你偏偏一直很在意，而且越来越控制不住地去在意这件事对吧？

王女士：是的，不由自主地就在意起来了。而且越来越觉得这是一个大问题，必须得解决。怎么才能做到不去在意这件事呢？我觉得咽口水的声音大了确实影响别人。

医生：是的，咽口水声音太大了的话，别人可能会听到，听到了就可能会产生一些想法，这可能是你最担心的事情吧？

王女士：是的。

医生：问题是多大的声音算大？多大的声音算小呢？

王女士：我咽口水的声音就很大。

医生：可这是你个人的判断，你个人的判断是不是和大家的判断尺度都一样，还另当别论。对于你的声音，有可能别人认为不是很大而是巨大，不能忍受，也可能认为很小，根本就没有感觉到，就算仔细听也感觉很小，这样问题就来了。

王女士：什么问题来了？

医生：声音很大还是声音巨大的可能性大呢？还是声音很小根本就没有引起多数人注意的可能性大呢？

王女士：不知道。

医生：既然这些都不确定，也就是说还不一定声音很大，还不至于让人家对自己有看法，那么有必要那么在意这件事吗？再说了，口水是咽下去好还是吐出来好，咽口水的声音是大好还是小好，咽口水的声音别人能听到好或者不能听到好，这些都没有规定。也就是说无论怎样都是正常的，是吧？

王女士：这个我没有想过，不过我是不由自主地关注这个问题，控制不住怎么办呢？

医生：不需要控制，顺其自然就好。

王女士：既然咽口水是正常的，我怎么那么怕咽口水呢？

医生：这说明你认为这是不正常的。我们每一个正常的人对正常的事是不关注的，比如我们从来不关注自己脖子前面有一个包（喉结），因为这是正常的。

王女士：怎样顺其自然呢？

医生：正常人对于正常的事是不在意的，比如眼睛经常会眨眼，有痰就自然地吐出来（当然需要用纸巾，而且不能乱扔），有口水就自动咽下去或吐出来。不去在意这件事，这就是顺其自然。

王女士：虽然咽口水是正常的，但我控制不住怎么办？

医生：不去控制咽口水，无论是咽还是吐口水都不是错的，不去有意关注就好。去解决其他最亟需解决的问题，比如人际关系问题等。

王女士：我害怕见人，总是躲着人，不愿意与人说话，不敢与人对视。

医生：可以理解，你的胆子比较小，这也无可厚非，但是你愿意这样吗？

王女士：我也不愿意这样，可是不由自主地就这样了。

医生：既然你不愿意这样，我告诉你一个方法。

王女士：什么办法？

医生：胆子大有两方面原因：一个是身体强大，另一个是能力强大。

王女士：怎么才会强大。

医生：去锻炼身体，比如跑步、走路、打球、游泳等使身体强大；去努力学习，锻炼各种能力，使各种能力逐渐提高。

王女士：我不喜欢锻炼身体。

医生：不是喜欢不喜欢去锻炼身体，是需要不需要锻炼身体。你既然希望胆子大一些，就需要锻炼身体。

王女士：这样就可以了吗？

医生：这样就会慢慢地改变，胆子慢慢地大起来。

王女士：好的，我试试吧。

【1周后复诊】

医生：好像你的药还可以吃1周吧，怎么今天就来复诊了，目前还害怕咽口水吗？

王女士：这几天恐惧感比以前好些了，但是我这几天怎么头晕呢？是不是吃药吃的呢？我特意到医院检查，医生说没有问题。但我上不了班，昨天把工作辞了。

医生：既然检查结果说身体没有问题，就不应该辞职，休息几天可以恢复工作的。不过既然已经辞职了，就集中精力把身体状态调整一下，再去找工作也行。这几天睡眠怎么样？

王女士：上次就诊以后很高兴，觉得自己的病好像有救了，一兴奋晚上就没有睡好，第二天就有点头昏，早上上班就比较难过，就不想上班了。嗨！反正对这个单位我也不太满意。

医生：没有睡好，就有点头昏，这很正常。既然身体检查结果没有问题，头昏可能是跟这几天睡眠差有关。有时间了，多走走路，锻炼锻炼身体，慢慢就会好的。

王女士：既然不是药物引起的我就放心了。

【第 3 周复诊】

医生：这两周情况怎么样？

王女士：口水问题已经解决了（做了一个高兴的手势），但是这两天不知为什么每到睡觉前，脑子里总是出现亲属的名字。

医生：口水问题解决了，太好了。这个现象你觉得算一个问题吗？

王女士：开始我也没当回事，可是总是出现，挺烦人的。

医生：你每天几点上床睡觉？

王女士：没上班，也许是这些天经常锻炼身体的原因，睡觉特别好，也不头昏了，晚上 8～9 点就睡了，早上 8 点多才起来。

医生：睡眠少了肯定不好，但不是睡眠多了就好。睡多了就可能入睡不那么容易，没睡着的话，容易想这想那，包括想亲属名字。既然觉得没有意义，那就不去关注它。你目前睡觉时间偏长，容易导致入睡不那么容易，那就把睡眠时间缩短到 8 小时左右，白天如果困倦，中午休息一会儿就可以。

王女士：好的。

【第 11 周复诊】

医生：很长时间没看到你复诊了，药物断了吗？

王女士：没有断药，一直按照你说的方法服药，我已经上班了，所以时间比较紧张，来就诊时没有赶上您出诊。目前各方面还好。

医生：太好了，每天你怎么过的？

王女士：睡眠时间调整了，每天睡 8～9 小时，每天坚持散步，好像胆子确实大一些了。

医生：每天锻炼多长时间？

王女士：加在一起大概有将近 1 小时吧。不过不是每天，有时下雨或者感觉有点累了就没有去。

医生：很好，你的不断付出会有所收获，付出的越多，收获也会越大。

王女士：好的。

【第 20 周复诊】

医生：好久不见了，情况怎么样了？

王女士：我和这个单位的同事相处的还不错，而且还谈恋爱了。不过我还有一个问题，感觉记忆力不好。

医生：你受过外伤或者患过什么脑部疾病吗？做过脑 CT 检查吗？

王女士：没有受过外伤，也没有患过脑病，做过几次脑 CT 检查都是没有问题。

医生：你年纪轻轻，脑部又没有异常。那记忆问题多半是注意方面的问题导致的，比如经常注意力不集中就会影响记忆力。

王女士：是的，有时注意力不集中。

医生：你有许多不愉快的过去，对过去不好的事记忆犹新，说明你远记忆没有问题。但是过去的事没有完全放下，它也会影响注意力，会间接影响记忆力的。

王女士：怎样才能完全放下过去不愉快的事呢？

医生：你的过去，留下许多十分不愉快甚至是痛苦的记忆，但是人如果没有吃过苦也就不知道什么是甜。如果人没有受到过生活的磨炼，就不那么容易成长。你现在注意力还不是很好，这也算身体的问题，那么你在工作之余还是要坚持不懈地锻炼身体。

王女士：是的，上班以后我基本没有锻炼了。好的，我记住了。

医生：你的总体情况很好，你服的舍曲林可以减到每日 1 片半了。

王女士：太好了。

【第 32 周复诊】

医生：情况怎么样了？

王女士：以前的问题没有了。记忆改善了一点，还一直胖不起来，体重总是不到 90 斤（身高 160cm）。

医生：你的体重指数是 17.6，属于消瘦，需要把体重指数增加到 19 至 23 之间。饮食有什么习惯？

王女士：不喜欢吃荤，基本不吃荤。

医生：荤菜吃多了不一定是好事，但是不吃荤对身体也不好。所以不是喜欢不喜欢，而是需要不需要适当吃些荤菜的问题。应该是需要适当吃些荤菜的。

王女士：吃不下去怎么办？

医生：药都能吃下去，少吃一点荤菜怎么吃不下去？只要你下决心吃了，一定会逐渐吃一些的。

王女士：好的。

【第 40 周复诊】

医生：最近几个月情况怎么样？

王女士：还好，工作、处对象、人际关系都没有什么问题，注意力、记忆力好像也没有什么问题了。

医生：太好了，可是体重好像还是那样吧。

王女士：我就是瘦人，我不在意瘦，挺精神的。

医生：是的，可能自己还觉得很美吧，可是重视美了，你却容易忽视健康，体重太低，免疫力、身体对疾病的抵抗力都容易变差，一旦患上什么疾病，那就麻烦大了。

王女士：是嘛？可我就是吃不下荤菜，连鸡蛋都不能吃。

医生：那就喝点鱼汤、鸡汤、肉汤，慢慢就习惯了。目前你的原有症状已经消失，舍曲林可以减到每日 1 片，继续治疗。

王女士：好的。

【预后】

以后每个月复诊一次，恐惧症状消失，能够正常工作，人际关系改善，恋爱进行顺利。每日口服 50 mg 舍曲林。

【病例讨论】

王女士家庭背景对她的负面影响很大，她过度在意过去的那些负面因素，放不下过去的那些不快的事情，又给她发生心理障碍奠定了坚实的基础。她具备产生心理障碍的环境背景和自身条件，所以她产生恐惧症状、社交障碍不足为奇。症状发生时遇到的事件确实很特殊，咽口水以后产生的反响自认为很不好，所以才感觉尴尬，以至于后来一直埋怨自己不应该那个时候咽口水（思想矛盾），越是这样，越是觉得那次自己咽口水太不是时候、太不应该了。越是这样想其尴尬的感觉就越是无法释怀（精神交互作用）。这个症状一直困扰着她，由于害怕再次发生咽口水导致的尴尬局面，在有外人在的场合时时刻刻注意咽口水问题（注意固着），这样很累，影响注意力，影响学习成绩（身体社会功能低下），极力躲避咽口水（受容性低下），存在被束缚精神病理状态。治疗的目标是打破被束缚精神病理状态，首先把咽口水这件事正常化，因为咽口水时有无声音、声音大小或者口水咽下去还是吐出来都不是异常的现象，因此没有必要在意它。过度在意这件事才是目前症状发生的重要因素，降低对这件事的排斥，以提高受容性，这样就会减少对这件事的关注，从而改善注意固着于咽口水这件事情。她很配合，按照医生指导的方法去行动，很快又找到新的工作，又找到对象并进入热恋期，投入建设性意义的生活，所以这个症状改善得很快。但是长期以来在其家庭环境下形成的一些思想认识问题，继发对人际关系应对困难的问题、性格固执问题、饮食习惯营养不平衡的问题，都对其有负面影响。治疗之初，虽然症状有所减轻，却反而辞职了，这看起来恐惧感不那么严重了，社会功能一下子更差了，增加了不利因素，但是有了更多时间去调节情绪，重新把生活秩序整理一下，也有一定好处。通过把生长环境恶劣的不利因素中的有利因素进行分析，逐渐对过去耿耿于怀的事淡化，通过记忆力不好、找到注意质量不好的线索，推测其对过去父亲经常骂自己的事仍没有完全放下，所以在每次复诊时不断激活生的欲望，随着工作、恋爱的顺利进行，不仅最初就诊时的症状改善，而且人的精神面貌发生了可喜的变化，比患病前更阳光、更愉快了。

第二节 恐惧症的短程住院森田疗法实践

例 1 薄女士，22 岁，外省来本地就读大学三年级，余光恐惧 4 年。

【相关病史】

4 年前高三时无明显诱因下注意力不集中，害怕自己眼睛的余光看到别人，总是怀疑周围人在议论自己，说自己不正常，因而老是用余光看别人，但又害怕自己的行为会影响到别人，为此很焦虑。害怕去公共场合，别人在自己身边会非常不安。曾到国内 2 个大医院就诊，诊断为恐惧症，给予帕罗西汀、舍曲林等治疗，效果不佳。半年前到本院就诊 1 次，没有按照医生指导服药和安排生活内容，上述症状一直没有得到改善。目前在学校和一些公共场合仍控制不住担心眼睛余光影响别人，担心见到人会脸红、丢人，尽量回避公共场合；上课也总是低着头，焦虑明显，特别影响正常的生活和学习。因而再次来诊，门诊以恐惧症收入院。病程中，饮食、睡眠尚可，二便正常。

身体检查： 神志清楚，呼吸平稳，颈软，五官端正，两肺呼吸音清，未闻及干湿性啰音，心率 74 次 / 分，心律齐，各瓣膜听诊区未闻及明显杂音，神经系统无阳性体征 (−)。

精神检查： 意识清晰，接触合作，对答切题，可引出超价观念，未引出明显幻觉及妄想，情绪焦虑，紧张不安，对余光极其反感，恐惧，极力回避余光，定向力完整，智力及记忆力良好，自知力完整。

辅助检查：SCL90 恐惧、强迫中度，其余轻度。EPQ 神经质。

诊断：恐怖性焦虑障碍。

药物治疗：舍曲林，早 100 mg 口服；丁螺环酮，早中晚各 100 mg 口服。

【住院后第二天心理治疗】

医生：你总是对眼睛的余光特别反感和排斥是吧？据说是高三时开始的，是吗？就是在这种情况下还能考上一本大学，很了不起。

薄女士：如果没有这个病，我可能考得更好些。这个病耽误老多事了，而且这么长时间了也治不好。

医生：你知道为什么以前无论怎么治也治不好吗？

薄女士：不知道。

医生：你能不能把你身上的正常功能通过自己的努力消除掉？比如把鼻子弄得闻不到味了，眼睛弄得辨别不了颜色……

薄女士：恐怕不能，这些是正常功能，消除不了。

医生：余光还有脸红难倒不是一个人应该具备的正常功能吗？

薄女士：迟疑的目光望着医生，没有说话。

医生：余光和脸红也是正常功能，不仅你可以用余光看到旁边的人或者物，我们大家的余光都可以看到周围的人和物，都可能在不好意思的时候脸红。

薄女士：我控制不住啊，我的余光好像影响周围的人了，我脸红好像别人都看出来了，多丢人啊！

医生：你怎么知道你的余光影响了别人？你问过他们吗？你怎么知道脸红很丢人？

薄女士：人家对自己不满意可以从表情看出来的。

医生：不满意一定是余光或者脸红引起的吗？你确认过吗？

薄女士：没有。

医生：其实余光或者脸红是人的正常功能。

薄女士：那为什么我控制不住它呢？为什么影响我呢？搞的我一遇到这个情况就心烦意乱的，慢慢就不敢到人多的地方了。旁边有人就不自在。

医生：这是由于你把正常当成异常，过于排斥它造成的，你越是关注这件事，对余光或者脸红就越是在意，通过精神交互作用，余光或者脸红的感觉被不断放大，你就不由自主了。

薄女士：那我应该怎么办呢？

医生：你的目标不要放在排斥余光或者脸红上，而应该放在正常的学习、生活方面。但是，你现在受这个问题的影响，已经不能正常地学习和生活了，注意力很难集中到这方面来，这才算一个大问题。那就一边服药，一边锻炼身体，以达到恢复身体功能的目的。

薄女士：我现在最应该做的就是服药和锻炼身体吗？

医生：是的。

薄女士：药物会不会有副作用呢？

医生：服多了可能会有副作用，但是你现在是住院。在医生的视野里，他们能随时观察到你，随时会根据实际情况调整治疗方案，那受到副作用影响的可能性就小。

薄女士：服药不会产生药物依赖吗？

医生：你如果以前是正常人，不吸烟，你现在开始吸烟了，而且戒不了了，那是吸烟依赖了。但你因为有病吃药，病没有彻底治好之前，药物停不下来，那说明你的病没有彻底好，而不是药物依赖了。

薄女士：我知道了，我尽量按照医生说的做吧，估计很难。

医生：任何事情想要成功，都需要付出努力。虽然难，但是成功了，那才是意义重大呢。

薄女士：好的。

【住院后第 4 天心理治疗】

医生：这两天怎么样？前天医生和你交流以后有什么体会？

薄女士：难，太难了，你说的我全懂，可就是做不到。

医生：难是在预料之中的，任何难做的事都需要付出更多的努力和代价才可以得到。你来住院的目的是什么？不就是想治好你特别在意余光、怕脸红的毛病吗？你想获得这个效果，就要为此而付出努力，至于怎样付出努力呢，上次我已经告诉你了。

薄女士：低着头，没有说话。

医生：那你这 2 天时间怎么过的呢？

薄女士：服药，经颅治疗仪治疗，打点滴。

医生：剩下的时间干什么了呢？

薄女士：看手机，休息。

医生：你希望快点好还是慢点好呢？

薄女士：当然是希望快点好了。

医生：那你就要为此而努力呀。你上午打点滴的时候好好休息，可以看看手机，下午从出去走走、散散步。散步的时候，不要挑选人多还是人少的地方，人多就多，少就少，你走你的路，观赏你的风景就可以了。

薄女士：那我难过了怎么办？

医生：虽然因为余光或者看到人脸红难过，但是该散步还是散步，不去管难不难过的事，这就是你要付出的努力，这就是你需要配合做的第一件事。

薄女士：我要逼着自己去做不愿意做的事吗？

医生：这不是逼自己，是选择，二选一，是选择治好病，即使付出一些努力，有些难受，也要配合医生，按照医生指导的去做，争取把现在的毛病治好，还是选择难受就躲避，治不好就治不好。你肯定知道怎么选择。

薄女士：是这样啊。我是应该选择前者。

医生：有医生支持你，相信你一定能成功。

薄女士：好吧。

【住院第 7 天心理治疗】

医生：这两天你怎么样了？

薄女士：这两天我下午主动出去走了走。以前我不是不出去，而是出去以后尽量躲避见人，躲避打招呼，低头躲避别人目光。这次是按照您说的，别人怎么样走路，我就怎么样走路，开始是非常非常紧张的，非常不自然的、难过的，可是走着走着，慢慢就好些了。

医生伸出右手大拇指：太棒了。不是你想什么、有什么感觉重要，而是你做什么、做对了什么最重要。

薄女士：我也没有想到，我还可以好。

医生：你原本就是正常的，是你把正常当作异常，越是这样越是感觉不正常了，才越是难过的。

薄女士：看来，原来我是一错再错才变成不可收拾的。吃药以后心也没有那么慌了，这药可能也是有帮助的。

医生：药物和你的配合两个方面都起作用了吧。

薄女士开心地笑了。

【住院第9天心理治疗】

医生：这两天你怎么样了？

薄女士：我每天早上出去转1个多小时，下午除了经颅磁刺激治疗，都在外面散步，下午大概走3～4小时，累了就路旁休息一会，好像不那么在意余光或者脸红什么的了。

医生：这太好了！我们的治疗也不是把余光和脸红消灭，而是不在意这些，能够正常的生活就好了。

薄女士：这两天我还抽时间看书，也能看进去了。

医生：太好了！

薄女士：不过看不了太久，就累了，就注意力不集中了。

医生：说明好些了。才1个多星期就有这么大进步，已经很不错了。还有什么难过的、烦心的事吗？

薄女士：我也很满意，有方向了，知道今后该怎么做了。我可以出院了吗？

医生：你离完全恢复正常可能还有一段距离，不过主要问题已经基本解决了，剩下的问题出院以后在门诊继续治疗一段时间，还会更好的。还有什么难过的、烦心的事吗？

薄女士：没有了，那我就明天出院可以吗？

医生：那就明天出院吧。出院半个月来复诊。

薄女士：出院以后我应该怎么做。

医生：做家务、学习、每天散步。快开学了，为开学做好准备。不要等没有余光、不脸红了再干事。不管有没有余光、脸红，该干什么就干什么，能做到这些就可以了。

薄女士：好的。

【出院后2周复诊】

医生：出院后这两周怎么样了？

薄女士：平时还好，已经开学一周了，学习时只要学习时间超过2小时，余光就明显地出来了，就容易受别人影响，注意力也容易分散了。是不是犯病了？

医生：不是犯病了，是你的病虽然好些了，还没有好彻底，所以还不能像正常时一样学习。注意力也是一种资源，不是取之不尽、用之不竭的，就像力气一样，也是会慢慢衰减的，衰减了就需要休息调整。你学习2小时以后怎么办了？

薄女士：注意分散，余光出现，焦虑起来了。

医生：课间时间、学习闲暇时做什么了。

薄女士：看看手机，偶尔出去走走。

医生：力气每个人有大有小，有人可以肩扛 100 斤，有人只能肩扛 50 斤。注意力也是，每个人注意力集中时间长短不一样，有人持续一天学习也没有事，有人 1 到 2 小时就注意力不集中了。你如果希望能注意力集中时间长一点，那就课间、课余时间多运动，会慢慢好起来的。看手机时身体不动，没有起到调整注意力的作用。

薄女士：那余光出来也不需要管吗？

医生：有余光是正常的，只不过你注意力不集中时，注意力容易被余光吸引，你不应该去在意余光，而是设法去改善学习一段时间就容易出现精神疲劳的状态。你以为看看手机、闭目养神一会就可以休息好了，其实学习导致疲劳时，身体活动活动后往往更容易得到改善，精神疲劳改善了，注意力也会随之改善。

薄女士：是这样啊，我以为我又犯病了，这样我就放心了。

【预后】

此后每个月复诊一次，出院 3 个月以后情绪稳定，不在意余光和脸红，生活、学习状态良好。丁螺环酮减到每天早中晚各 5 mg 口服，维持舍曲林原剂量不变；半年后逐渐停用丁螺环酮，舍曲林到 9 个月时减到每天早上 75 mg 口服；出院 1 年时减到每天早上 50 mg 口服，巩固治疗。

【病例讨论】

薄女士具有神经质性格，高中三年级学习压力比较大，比较劳累，出现注意力不集中，此时注意到余光的存在，余光可以看到周围的男女同学，她很不好意思，脸都红了。她特别害怕别人说自己偷偷地在看男同学，那样会使自己很尴尬，很没有面子，越是害怕别人说自己余光在看旁边人，就越感觉自己余光不由自主地在看旁边，就越不好意思，就越容易脸红（精神交互作用）。她觉得自己这样不正常，思想不健康，别人好像看出来自己用余光看旁边和脸红，周围人好像看出来自己不正常了（思想矛盾），非常排斥这个症状，设法躲避自己周围人（症状受容性低下），于是派生一系列症状，经常低头不与别人对视目光，见到熟人能躲就躲，不愿意与人说话，以减轻这种尴尬局面。上大学以后这些症状不仅没好，还逐渐加重，时刻都注意到自己的余光或脸红症状（注意固着），导致学习状态很差，上课注意不集中，不能认真学习（身体社会功能减退），陷入"被束缚"状态之中。虽然之前也到过其他 2 家大医院心理科和本院心理科门诊求治，但是由于恐惧症状比较严重和害怕药物副作用，只是断断续续地药物治疗，门诊治疗时间比较短，没有得到恰当的心理治疗，仍然不能消除对治疗的抵抗，不能消除既想治疗又怕药物治疗带来的副作用，怕对恐惧症状顺其自然带来的难过症状，不肯按照医生的指导付出行动。本次住院以后，在医生的监护下进行药物治疗，怕药物副作用的恐惧感得到缓解，医生有条件隔 1～2 天就做一次心理治疗，这就解决了门诊医生的指导很容易被抵抗、遗忘和不能得到执行的问题。这是一个对治疗影响很大的问题，许多治疗失败，都是受这个因素影响的。经过短期内反复纠正她认为余光、脸红不正常的想法，以解决受容性低下和思想矛盾的问题，反复鼓励她虽然恐惧、难过但还是像正常人一样走路，从这个最简单的行动做起，通过这个行动让她体会到不低头走路、不排斥由此带来的身体不适症状、不故意躲避别人走路的好处，不像想象的那样尴尬，切断了精神交互作用，使"被束缚"状态被打破。治疗过程中反复强调有余光、脸红是正常的，但是如果是学习疲劳导致了注意力不集中因而眼睛余光被旁边人物所吸引，这时要解决的是学习导致的疲劳和注意力不集中问题，而不是解决余光问题，这样就不能产生注意力与余光之间的精神交互作用，使余光和脸红症状没有再影响其正常的学习和生活。由于余光和脸红恐惧症状逐渐改善，所用的抗焦虑药逐渐减量、停药，抗抑郁药舍曲林减到半量长期维持疗效。

第七章 强迫症森田疗法实践

第一节 强迫症门诊森田疗法实践

例1 黎先生，男，37岁，已婚，工人，强迫动作8年。

【相关病史】

8年前开始无明显诱因，干什么事总是喜欢重复，如反复锁门、反复检查水龙头。做的次数多了又后悔，觉得不应该这样，想用不看水龙头的方法，让自己想不起来检查水龙头，可还是要反复检查水龙头、反复检查门窗、反复洗手，洗澡的时间很长，每次都是洗1～2小时，家里人意见很大。因此到某医院就诊，诊断为强迫症，口服帕罗西汀，每天40 mg，逐渐加到每天60 mg，服药3年，上述症状改善得不明显。于是停止了治疗。1年半前看到一条狗在过马路，担心狗毛掉到鞋上，于是那天的鞋就不能穿了，甚至不能看到那双鞋，以后就不管什么鞋都不敢看了；每次大便时反复擦屁股，没完没了地擦，明知道擦干净了还是不放心，控制不住地反复擦。上述症状让黎先生十分烦恼，排斥不掉，工作不认真，勉强应付，最近已经准备辞职不干了。为此来诊。

精神检查：意识清，接触可，有自知力，存在强迫思维，强迫行为，无幻觉妄想，易焦虑，工作能力下降。

心理测验：强迫量表25分。SCL90中度强迫、偏执，其余轻度。

诊断：强迫症。

药物治疗：舍曲林，每天早上100 mg口服。

【首次心理治疗】

医生：你的强迫症状很多，不太可能一次全部解决掉，那么你现在把所有症状排列一下，哪个症状是最困扰你的、最先想解决的呢？

黎先生：我害怕狗毛掉到鞋上，现在连鞋都不敢看了，不敢看还是能看到，控制自己不看鞋，但又控制不住，还是不由自主地会看到鞋，很难受。

医生：你害怕狗毛，但你以为我们大家很喜欢狗毛吗？我们希望浑身沾一身狗毛吗？其实大家都不太希望很多狗毛粘在身上或者脚上，那说明这是正常现象，只不过你在意的状态更严重一些。严重也好，不严重也好，既然是正常的现象，那就不必去管它。只要你从现在起不去在意有没有狗毛，那么这个症状就会慢慢地减弱，甚至消失。

黎先生：那我控制不住怎么办呢？

医生：不需要去控制，怕狗毛就怕，怕看到鞋就怕看到。有的狗可能是疯狗，很多鞋有臭味，不喜欢看甚至讨厌看它们是正常的，看到就看到，看不到就看不到，不需要理会和排斥这件事，该去干什么就干什么，这样就可以了。慢慢这件事就不会影响你了。那么你的这个最想排除的症状就会好起来。

黎先生：你说的我理解了，但是我控制不住去关注这件事怎么办呀？

医生：不需要刻意地去控制自己，有怕的想法，不去理会它，怕就怕，不去围着它转，而是该上班就上班，该休息就休息，该娱乐就去娱乐，该健身就去健身就可以了。

黎先生：就这么简单吗？

医生：就这么简单，你一直还在工作，这很好，休息时多出去跑跑步、散散步、打打球，有利于身体恢复。其他的症状下一次再说，就按照我说的去做，会不会治好不用管，药物会慢慢起作用的。

黎先生：好的。

【2周后复诊】

医生：这两周你的情况怎么样了？

黎先生：好像不那么害怕狗毛了，不那么害怕看到鞋了，也不像以前那么想辞职了，这一点有进步。可是上班还是比较消极，不太想去上班，睡眠差，每天只是吃了一片舍曲林，没有按照医生说的每天吃2片舍曲林。

医生：每天下班以后跑步锻炼了吗？

黎先生：没怎么跑，但是散步了，每天溜达1小时左右。

医生：不错，你付出了就会有收获。你的其他症状怎么样了呢？

黎先生：还是那样，控制不住地检查门窗、水龙头，洗澡时间很长，这些症状时间太长了，可能治不好了吧。

医生：你不放心门窗没有关好，怕水龙头没有关好，怕身体没有洗干净这些都没有错，但是并不是会因为你检查的时间越长或检查次数越多，就越安全，或者洗的时间越长就越不会生病，也就是说你所做的努力是多余的，做了无用功。

黎先生：那我该怎么办？

医生：正常的检查是可以的，离开家时看看门窗、水龙头都关好了没有。但是反复多次的检查是多余的，那么这个反复多次检查的想法来了怎么办？不去执行，该离开家就离开，不需要离开家就赶快去找一个别的有用的事去做，想做强迫动作而不去重复动作可能挺难受，这就是想治好强迫需要付出的代价，只要这样做了，就会逐渐好起来。

黎先生：好的，我试试。

【4周后复诊】

医生：这些天怎么样了？

黎先生：还是不放心，要检查门窗，但已经不是反反复复了，每天检查一两次就可以了。洗澡也不是时间很长了，和别人比还是有点长，和自己以前比时间短多了，洗澡不会超过1小时了。不过我总是害怕和别人交流，所以很少和别人交流，你有什么好办法吗？

医生：你的进步这么大，太好了，对安全问题不放心，需要时检查一下是没有错的，但不是反复检查了就一定安全，万无一失的事是没有的，关于安全问题，该做的防范是要做的，剩下的就顺其自然了；关于人际交流问题，你说害怕交流就不交流，结果现在的你并不满意你这样的做法，才来咨询我有什么办法。那么我告诉你，不要用害怕不害怕来左右你是否与人交流，而是看需不需要交流，如果需要交流，那么害怕就害怕，但是交流还是要交流。就像打针一样，虽然害怕打针，但是到了需要打针的时候，还是咬着牙接受打针治疗；害怕手术治疗，可如果不手术就可能影响生命了，还是得接受手术治疗。按照这样原则去对待人际交流就行了，慢慢地就会习惯了。

黎先生：好的，我一定按照您说的去办。

【8周后复诊】

医生：最近的情况怎么样了？

黎先生：以前的那些害怕狗毛、反复检查门窗、煤气开关这些问题都不在意了，可是我又特别关注哪里脏不脏了。

医生：怎样关注？

黎先生：就是经常反复洗手、洗澡，每天洗很多次。

医生：也就是说，一部分症状改善了，这太好了，可是发病初始就有的反复洗手洗澡的症状还没有完全改善，你说说为什么这样呢了？

黎先生：害怕脏啊，万一得病怎么办？

医生：怕脏是对的啊，但你认为反反复复地洗了就没事了吗？就可以不得病了吗？

黎先生：我也觉得不需要这样，洗过了以后又后悔，可是我也控制不住啊！

医生：不需要控制，只要辨别这样做有用没用，有用的话该洗还是要洗，可是不需要过分地洗，也没用，那就把多余的时间用来干别的有用的事情。比如说，自己定下洗手需要多长时间，洗澡需要多长时间，就按照计划办，到时间就结束，然后去干别的事，不管这样是舒服还是不舒服，都这么办，时间长了就习惯这样了。

黎先生：好吧。我试试。不知道能不能行。

医生：你怕脏、怕因脏而得病是正确的，关键是你的方法不能真正解决你的问题，所以你需要换一种方式，比如在健身运动、开心生活上下功夫。如果你整天想的是怕这怕那，这不仅不开心，还战战兢兢，恐慌不安。

黎先生：运动我已经在做了，可是怎么去开心快乐，而不是围着这些不开心的事去做，这方面做得不好。利用休息时间，除了运动以外，我会教育孩子，和家人一起出去玩玩，还会画画，把这个特长搞得更精。

医生：这就对啦。

【预后】

此后，黎先生每3周复诊一次，反复洗手、洗澡的强迫症状逐渐减轻，正常工作，半年以后强迫症状明显改善。舍曲林减到每天75 mg，半年以后每个月复诊1次；1年以后舍曲林减到每天50 mg，上述强迫症状基本消失，工作顺利，家庭和睦。

【病例讨论】

黎先生的强迫症状（怕门窗没关好损失财产，煤气没关好引起火灾，水龙头没有关好引起家里被水浸泡，还浪费水资源，怕狗毛沾到身上脏，怕手脏、身体脏得病，怕屁股没有擦干净会臭等），主要是由不安全感、恐惧感导致的，"怕"本来是一种自我保护机制，但是过度保护不仅不能使自己获得安全感，反而使自己越来越感到不安全了（精神交互作用），认为这些怕的事情不处理好真的很容易出问题（思想矛盾）。他不接受这样的状况，想方设法地去排斥自己的症状，可为了使自己安心，还是反复去做各种事情，如反复检查门窗、煤气开关，洗涤、去狗毛、擦屁股等（受容性低下，无法接受哪怕一点的不安心），越是这样就越关注那些反复做的事（注意固着），而且从一个症状跳到另一个症状，工作不认真，人际关系差（身体社会功能低下），陷入被束缚精神病理状态，即使服用抗抑郁药物，强迫症状仍很难改善。

森田疗法治疗首先把他怕的想法正常化，让他彻底认识到怕是一种非常正常的情感（改变思想矛盾）。既然是正常的，就不需要排斥（旨在提高受容性），去做应该做的事，这样可以减少对怕的对象的关注，改善注意固着状态，减少精神交互作用，使"被束缚"状态逐步减轻。这样一来，精神能量由一直供应给围绕死的恐惧的行动转变到供应围绕生的欲望的行动，能量方向的转变对改善强迫行为起到重要作用，经过不断地指导、督促，加上舍曲林药物的作用，强迫症状逐渐减轻，基本达到正常人的状态。这类强迫症患者不是不洗澡、不检查水龙头、不检查门窗、不关注狗毛、不擦屁股了才是治愈，而是该做的事做了，没有过分地做，当他从一个症状跳到另一个症状的时候，肯定他改善了一些症状，指导他进一步把时间和精力放在工作、生活、人际关系方面，达到愉悦地生活的目的。这些方面有大的改变，一定会减轻强迫症状，逐渐恢复正常状态，强迫症状改善以后，黎先生的关注点发生了根本改变，关注家庭、孩子多了，关注使自己快乐的事情多了，家庭更加和睦了，工作状态好了。

例 2 董先生，男，31 岁，木工，强迫症 6 年。

【相关病史】

6 年前有一次在干活时想到用电钻碰一下脑袋会怎么样，一想到这里觉得很兴奋，非要试一下不可，于是就真的用电钻碰了一下脑袋，结果搞的头破血流。有时工作中突然想了解"锯碰手会怎么样"，于是忍不住把手锯伤，过后又害怕再去这样做怎么办，这样就不敢上班工作了；有时吃饭时想到把碗摔一下会怎么样，于是就摔了碗，但过后就后悔，家里无缘无故被摔了好多碗，慢慢家里不能使用陶瓷和玻璃器皿，都使用铁盘、碗和铁茶缸；不论想到什么有时就会突然产生冲动要试一下，因此不敢上班，不能做事。他一直在本地各大医院及外地多家医院治疗，到目前为止还在每天服氯米帕明 100 mg、氟伏沙明 200 mg、利培酮 1 mg，效果不好，被曾经的主治医生介绍来诊。

体格检查：心肺无异常，右手多处外伤，脑袋也可见多处到被弄伤过的瘢痕。

精神检查：意识清，有自知力，求治欲望强烈，接触可，强迫行为，无幻觉妄想，容易冲动，社会功能减退，不能工作。

量表检查：EPQ 神经质，强迫量表 28 分。

诊断：难治性强迫症，

药物治疗：每天早上服用舍曲林 100 mg，中午氯米帕明 75 mg，晚上利培酮 1 mg，口服。

【 第一次心理疗法治疗 】

医生：你既然来找医生，说明你是想治好自己的毛病，是吧?

董先生：是的，非常想治好，实在太痛苦了。

医生：其实你的毛病既不好治，也好治。不好治是因为你去了这么多医院，花了这么多钱、这么长时间，吃了这么多药，都没有治好；好治的意思是说：不论干任何事情都是要付出代价的，不付出代价还想达到目的是基本不可能的。你是不是愿意配合医生来一起治好这个病? 如果愿意配合，就会好治。

董先生：我肯定愿意配合，需要多少钱?

医生：需要买的药，需要交的治疗费肯定是要交的，但是不仅如此，医生布置给你的任务，你需要认真完成，医生教你的方法，你要去认真实践。

董先生：那我的冲动来了怎么办?

医生：来就来，不要去理睬它，还是去完成医生交给你的任务。

董先生：那我难受怎么办?

医生：这就是我刚才说的，这是你需要付出的一部分代价。即使冲动来了，难受就难受，先去想医生教你的一句话，那就是"想归想，做归做"。比如，你的那些冲动来了，你可以想，但不能做，不能做关于冲动的事，而是去做其他有意义的事，这就是"想归想，做归做"。

董先生：冲动来了我做什么呢?

医生：做你最应该做的事，比如工作，可是一下子就去工作，有些困难，有点难为你了，那就去健身（走路、跑步、打球等），去做力所能及的家务，打扫卫生等，反复做下去，就是不做那些不该做的事，这样一来慢慢就会出现好的变化。

董先生：你具体一点说，冲动来了怎么办?

医生：比如一个冲动来了，想要摔一下碗看看是什么感觉，但是你知道这样不好，就用"想归想，做归做"告诉自己：现在吃完饭应该洗碗了，洗碗后应该打扫卫生了，然后去外面散散步吧，回来以后看看电视吧。这就是该干么就干什么事情。

董先生：那多难受啊，是强迫自己去干别的事吗？

医生：不是强迫自己去干别的事，而是此时面临一种选择，在摔东西和去干别的事之间的一种选择，选择对了就可以了，慢慢就从这个状态里面出来了。

董先生：那我忘了，又去做了，怎么办？

医生：那就做一块小木牌子，随时拿出来看看。然后按照正确的选择去做该做的事。

董先生：比较难。

医生：想干成什么事，不付出一点代价怎么能干成？连这点代价都不想付出，怎么会好呢？

董先生：也是。

医生：你这几个月没有上班都在家干什么了？

董先生：看手机，看电视，睡觉。

医生：这样的生活对治疗你的疾病不利，你现在上不了班，要把家务都担当起来，打扫卫生，做饭做菜什么的。

董先生：刀切菜时来冲动了怎么办？

医生：先从打扫卫生做起，逐渐做饭做菜，还是"想归想，做归做"。

董先生：那我试试。

【1 周后复诊】

医生：这一周情况怎么样？

董先生：还是很害怕，不敢拿瓷碗、玻璃杯，不想出去，不愿意干家务。

医生：决定干什么事不是愿意不愿意，而是需要不需要，如果非常需要这样做，不管愿意不愿意都要去做，这样做的多了，就习惯了。

董先生：做得多了就可以好了吗？

医生：可以这么说，因为有用的事做多了，那么没用的事就会做得少。

董先生：出现想尝试的危险动作的时候我就害怕，按照你说的去做就能不害怕么？

医生：害怕是人应该有的一种情感，没有必要去消灭害怕，要知道害怕的时候应该干什么就可以了，出现想尝试的危险动作的时候，用"想归想，做归做"

来应对，我们每个人都可能会有很多想法，可是实际上不一定每一种想法想了就一定要去做。比如看到一辆非常漂亮的汽车，很想开走，可是开走了吗？如果开走了，那就会犯法，可是如果只是想了并不犯法。

董先生：嗯，好的，我知道了。

【第3周复诊】

医生：这2周怎么样？

董先生：还是不敢拿瓷碗或玻璃杯，家里使用的都是铁的用具，但是原来的冲动少多了，你的"想归想，做归做"很管用。

医生：每天干什么呢？

董先生：干点家务，也做饭了，还好，那些冲动还是少多了，每天都到外面走1～2小时。

医生：太好了。你记住，决定干什么事不是敢不敢的事，而是需不需要做的事。非常需要做的事，不敢也得去做，想办法也要去做；不需要做的事，敢做也不做，这也是"想归想，做归做"。

董先生：原来想归想，做归做还可以这么理解。好，我试试。

【第5周复诊】

医生：这2周怎么样？

董先生：我敢拿刀切菜，敢拿瓷碗和玻璃杯了，好几年没有拿了，太高兴了！有什么想法时，我就用"想归想，做归做"应对，就没事了，不过我还不敢上楼，我还害怕艾滋病。

医生：不敢上楼就没有上楼吗？

董先生：上楼了，就是很害怕，怕我万一控制不住跳下来怎么办？

医生：其他人不怕跳楼吗？其他人不怕艾滋病吗？怕跳楼是正常的，怕艾滋病也是正常的。你可能还有很多的"怕"是不是？有怕是正常的，正常的事就不需要去管它。一定要知道害怕的时候你应该干什么？既然知道了该干什么，那就去干什么，这样就可以了。你的这些怕都可以归结于怕死，其实怕死就是想活，不想活的人就不会怕死了。

董先生：也是啊，别人也会怕跳楼、也会怕艾滋病啊，看来我是自己吓自己啊。

医生：你虽然怕跳楼，可是你每天该上楼就上楼了，这样就对了。怕艾滋病就不去搞婚外情、吸毒，而是努力为活得好，活得健康快乐而努力。

董先生：好的。

【预后】

16 周后患者强迫、恐惧症状消失，继续吃舍曲林每天 100 mg，氯米帕明减到每日 25 mg，利培酮停药。患者到外地打工去了，半年回本地一次，没有再次出现冲动性的冒险体验行为，有什么念头也不会影响正常工作和生活。不仅上述症状改善，而且过去的恐高和恐艾滋病症状也随之不被在意了。1 年以后只服用舍曲林每天 100 mg，其余药停服。1 年半以后舍曲林减到每天 75 mg，仍在外地打工，半年从外地回来复诊一次。

【病例讨论】

董先生发病以后一直活在死的恐惧之中，他明显缺乏精神拮抗作用，脑子里出来一个想法就不分好坏一律去做，做了以后又后悔，越来越害怕自己再去做这些事（精神交互作用），越害怕就越想排除自己的想法，怕再出现尝试危险行动的想法以后自己就去做，于是用不切菜、家里不使用玻璃和瓷器用品、不使用木工工具等方法来排斥这个症状（受容性低下），而且不能工作、不能做家务（身体社会功能低下），出现什么想法就要去实现，实现了就安心一会儿，但是之后就更害怕了，每天都想着这件事（注意固着），形成被束缚精神病理状态。这种状态很难单纯用药物解决，服了大量的抗抑郁药和抗精神病药都效果不明显。解决这种状态的突破口是要解决"想要做什么，就不分好坏地去做什么"，缺乏精神拮抗作用的问题。这种为所欲为的问题不解决，他所有的症状就无法解决。解决这个问题就要从区分开哪些事可以做，哪些事不可以做开始。董先生不是不知道哪些事不可以做，而是明知道有些事不可以做，但是不做就难受，用感觉左右行动，不得不做。于是他就做了不该做的事，事后又后悔，要把感觉左右行动转变为思想左右行动，就需要牺牲做了就舒服的这种感觉，又要忍受不做就不舒服甚至难受、痛苦的感觉。这些牺牲和忍受就是要解决这个问题所需要付出的代价，使他觉得即使付出一定代价，只要能治好，还是值得的。那么此时教给他"想归想，做归做"的方法，使他理解这句话的深刻含义，把想和做分开，让他知道想做和需要做应该选择哪个，从而按照需要去做事，实现目的本位。这样每天关注做家务，锻炼身体，专注做应该做的事，就等于不关注去尝试危险动作的事，切断了关注那些危险动作所产生的精神交互作用，逐渐打破了被束缚精神病理状态，精神状态不断改善，社会功能逐渐恢复，进而能够恢复正常工作。上班半年后复诊时说，半年来没有出现过一次以前的那些尝试危险动作，现在已经恢复工作 1 年半，使用的药物也不断减少，没有出现过以往症状的反复。

例 3 杨女士，25 岁，护士，强迫症。

【相关病史】

既往杨女士是一个十分爱干净的护士，2020 年初新型冠状病毒开始在武汉流行时，杨女士被派往武汉去支援，期间十分注意预防感染，当时大家都这样并不觉得有什么问题。从武汉回来半年来，她更加害怕被传染，不敢碰医院的任何东西，白天几乎不坐着，从医院出去一次就把内外衣服全部换洗，用开水烫衣服。她回到家里就必须彻底换洗一次衣服，长时间洗澡，每天一到医院上班，就马上紧张起来，防止碰一切东西，直到下班不能碰东西，否则十分紧张。自觉没有必要这样，但就是控制不住。因此来诊。

躯体检查：未见阳性体征。

精神检查：意识清，有自知力，双手端着，在诊室内一直坚持站着介绍病史，不肯坐诊室椅子，自己觉得自己有些过分紧张，明知不必这么紧张，可是控制不住，无幻觉妄想，无情绪低落，有强迫行为。求治欲望强烈。

量表检查：SCL90 强迫重度，恐惧中度，其余轻度。EPQ 神经质。强迫量表 23 分。

诊断：强迫性障碍。

药物治疗：舍曲林，每天早上 100 mg 口服。

【第一次心理疗法治疗】

医生：由于今年新冠疫情的原因，你亲自赴疫区去支援医疗工作，所以你是值得尊敬的人。由于你的经历，你特别注意防止被病毒感染的问题，这是对的。你已经从疫区回到低风险地区来了，虽然你还是很谨慎，很害怕不知不觉被新冠病毒或者其他病菌感染，这也没有全错，即使这么害怕，你还是坚持工作，坚持上班，这是很值得尊敬和赞赏的。但是你现在并没有在传染病科工作，我们地区也不是中高风险地区，最起码我们全省范围内是 0 感染的，你现在这样的表现是不是防卫过当？当然目前阶段也不是一点风险也没有，但只是为了消除这一点点低风险被感染的可能性，而你使用如临大敌的方法去应对，你觉得恰当吗？

杨女士：我也知道这样做不合适，可是我控制不住。

医生：不需要控制，只要根据疫情的风险程度去选择应对方式就可以了，你现在的应对方法是用最高级别的应对方式去应对低级别的感染可能。现阶段国内多数地区感染者基本清零了，被感染的可能性明显降低，但是不能放松警惕，因为万一的情况下还是可以感染的，但是应对万一感染和应对很容易感染的紧张度是完全不一样的。

杨女士：那我应该怎么办呢？

医生：该做的预防还是要做的，如严格遵照规定消毒、戴口罩、打疫苗、定期核酸检测等。而不是按照到疫区工作那样高度戒备、高度紧张，也没有必要每天反反复复清洗衣物、反复消毒衣物、长时间洗澡等。

杨女士：我不这样就不安心啊。

医生：做了之后你安心了吗？不还是很紧张吗？其实怕感染没有错，但怕感染就不会感染了吗？不可能。也就是说，你单纯怕感染是没有用的，没用的事就不要去做了，而是去做可以提高抵抗力的事，万一被感染时自身抵抗感染能力还能抵抗一阵。提高抵抗力需要注意饮食营养，经常锻炼身体，增强体质，注射疫苗，这样才能减少感染的威胁。

杨女士：好的。

【2周后复诊】

医生：请坐，这两周怎么样了？

杨女士自然地坐下来了，说：好多了。

医生：这两周都干什么了？

杨女士：正常上班，晚上吃完饭出去走走。洗澡的时间缩短了。你那句话提醒我了，总是活在"万一"里就没办法了。

医生：换衣服，不敢碰医院的东西，这种情况怎么样了？

杨女士：换得少了，有时还是换，还是害怕感染。

医生：并不是说害怕感染是错的，也不是说换衣服、勤洗澡是错的，而是不能太过，不能做无用功，却影响了其他事情。关于预防感染，该做的都做了就行了，剩下的就顺其自然，把精力放在提高身体素质上就可以了。

杨女士：好的。

【预后】

2个月后强迫、恐惧等症状消失，舍曲林减到每天1片；社会功能恢复，每天继续服用舍曲林 50 mg，半年后症状完全消失；舍曲林减到每天 25 mg，巩固治疗。

【病例讨论】

其实在新冠疫情爆发期间，医院往往是感染风险相对高的地方，那么小心谨慎是必要的也是应该的。但是疫情过后，新冠病毒感染风险程度已经降到低级别的时候，还是用应对病毒感染高风险的方法就不合时宜了（思想矛盾），越是这样就越害怕（精神交互作用），越害怕就越想排斥这种恐惧，用不碰医院任何东西、总是端着手、经常换衣服、反复长时间洗澡来排斥被感染的可能（受容性低下），在医院和回到家里都是高度关注是不是可能被感染一事（注意固着），因此高度烦恼，影响了她的正常生活，所以才要求治疗。医生首先肯定了她重视预防病毒感染的正确性，但是同时指出她用应对高风险感染的方法去应对低风险感染是不恰当的，即想对了做错了。改变她的应对方法是第一步，她做到了，即等于改变了注意焦点，切断了精神交互作用，提高了对病毒感染恐惧的受容性，"被束缚"状态的程度降低，加上舍曲林的作用，强迫和恐惧症状随之改善，药物减量后，情绪依然稳定，强迫症状逐渐消失。

第二节 强迫症的短程住院森田疗法实践

森田疗法以其经典住院疗法闻名，它可以在短短的一个多月的住院治疗中改善以往经过数年都难以治愈的疾病，但是由于其管理、限制太严格，需要特殊的人员和病房配置，而且现代抗精神病药物不断增多，服药治疗方法简单，越来越多的患者不愿意接受这种治疗，所以经典的住院森田疗法设施越来越少，随之而来的是改良的住院森田疗法和短程住院森田疗法。短程住院森田疗法的特点是在短暂的住院时间内，集中进行森田疗法指导和重点督促患者每天进行有建设性意义行动，配合药物治疗和经颅磁刺激仪治疗，去掉了卧床的阶段，等于直接进入作业阶段，这样大大缩短了住院时间，加快了康复进程。

例1 患者吴先生，34岁，父母离异多年，患者系"反复怀疑、思考，伴反复洗涤、检查12年，加重2个月"入院。

【相关病史】

患者从小容易胆小害怕，担心的事特别多，不敢一人在家，父母离开就焦虑、胡思乱想。初一时父母吵架，爸爸把镜子砸了，他感到非常恐惧。高三时父母经常闹离婚，那时起开始钻牛角尖，往坏了想，一次关门关不好，就关 6 次门，不能关 4 次，每天都这样反复。12 年前他患了风疹，父亲带他到医院化验检查，他害怕针头抽血时带来艾滋病毒，之后连续血液检测 3 次是不是有艾滋病，经常打电话咨询关于艾滋病的事，经常感觉到焦虑、胸闷，时好时坏。10 年前在外市医院就诊，诊断为强迫症，予以氟西汀、丁螺环酮治疗，上述症状略改善。后来又到大城市的知名医院求治，诊断同前，改用帕罗西汀、劳拉西泮对症治疗，焦虑、躯体不适症状明显改善，强迫症状无改善。1 年前患者又增加了怕脏、反复洗手，在家准备考试，有些问题想不通就不停地洗手，焦虑又加重，难过，容易受到心理暗示。最近 2 个月患者在家洗手、洗澡时需反复计数到 149，做什么事都不放心，做事时间延长，还是继续反复检查门；需母亲照顾自己的生活，又怕什么事做得不好会影响到下一代等，情绪烦躁，脾气大，为求进一步诊治，遂来本院心理科要求住院治疗，拟"强迫性障碍"收治，病程中患者饮食和睡眠可，大小便正常，体重未见明显减轻。

查体：神志清楚，呼吸平稳，颈软，五官端正，两肺呼吸音清，未闻及干湿性啰音，心率 74 次 / 分，律齐，各瓣膜听诊区未闻及明显杂音，腹部平坦柔软，无压痛、反跳痛，肝脾肋下未触及，神经系统无阳性体征。各种实验室、影像学检查无异常。

精神检查：意识清，接触可，有自知力，存在强迫行为，强烈恐惧艾滋病，易焦虑，易激惹，躯体不适感明显。

量表检查：SCL90 强迫重度，抑郁、焦虑、躯体化、人际关系敏感、敌对、恐惧、精神病性、其他轻度，偏执中度。强迫量表：强迫思维 10 分，强迫行为 18 分。EPQ 神经质。

诊断：强迫性障碍。

药物治疗：舍曲林，每天早上 50 mg，逐渐加到每天早上 200 mg。阿立哌唑，每天晚上 5 mg。

【住院第二天心理治疗】

医生：从你的病史中可以看出，你的问题还是比较多的，我们不可能一下子把你所有症状全部消灭，那么你能不能总结归纳一下，你的最主要的问题是什么呢?

吴先生：干什么事都不放心。这应该是最主要的问题。

医生：这个想法并不是什么毛病，对做任何事情不放心不算错误，关键是你不放心之后做了什么。做的对还是不对。

吴先生：那我做的事有什么不对吗?

医生：你不放心门没关好，这不是错呀，关好就是了，但是怕没有关好，就要反复关6次，关不到这个数就不甘心，还要重新来，导致有时这点事搞得没完没了，把时间都白白浪费了，结束了以后你自己都不开心，有时还有些后悔是吧?

吴先生：我也控制不住呀。

医生：你是想用这个方法去解决不放心的问题吧?

吴先生默许。

医生：但是这个方法不但解决不了你不放心的问题，反而还更不放心了，是吧?

吴先生：那我应该怎么办呢?

医生：屋子里的门，关上就可以了，不关也无关大局，又不是房子的大门，没有必要把精力都放在这里。

吴先生：那我控制不了啊，不好好关就难受啊。

医生：我们每个人的行动，不是根据难受不难受去做事的，而是根据需要不需要去做事。需要做的事，难受也得去做，不需要做的事，不难受也不去做。

吴先生：那不去做难受怎么办?

医生：难受时也不按照你以前的那种方法去做，不那样可能有些不习惯，甚至有些不好受，但是这时去干了别的事情，被别的事吸引注意力，这个事慢慢就淡了，这样做次数多了就习惯了，就没有那么不好受的感觉了。

吴先生：那我控制不住怎么办?

医生：根本就不需要控制，而是去选择，就是选择去干另一件事，而且要去做的事与关门无关。另一件事干完了，再干其他事，根本不去控制关门不关门的想法。

吴先生：我还有好多事都不放心。

医生：你怕患艾滋病，难道我们不怕吗? 关键是你反复到医院检查3次就可以放心了吗? 可你还是要打电话，打了一次还不行，要反复打电话，即使这样还是不放心，不是吗？

吴先生默许。

医生：所以你以前解决不放心的方法还是不对。还有你怕脏，这很对呀，可是反反复复洗手、洗澡就不怕脏了吗？

吴先生摇头。

医生：可是你还是反反复复地洗。所以你总结一下，你处理不放心的方法都是有问题的，而且会永无止境。你发现没有，你总是活在"万一"里面，你的担心，你的不放心几乎没有错，可是那些你担心的事，多数都不是那么容易发生的，或者说只是"万一"才会发生，而万一的事情是谁都可能无法避免的，那我们是不是活在"一万"里更好呢？为什么非要活在"万一"里面呢？

吴先生望着医生，没有说话。

医生：我们大家都是活在"一万"里的，对于"万一"会发生的事情，该预防就预防，剩下的就顺其自然会更好，难道不是吗？你看大家不是活得好好的吗？而只有你想万无一失，所以总是在防着那个"万一"，累得够呛，还很痛苦，为什么呢？是因为活在"万一"里的结果。

吴先生：那我该怎么办呢？

医生：从现在起活在"一万"里吧，大家都是这样的，那些"万一"会发生的事情，我们不能用全部或绝大部分的精力去对付呀。所以大家怎么做的，我就怎么做，总没有错。

吴先生：比较难。

医生：想获得就需要付出，想要获得安全感，不再像以前那样什么都不放心，按照医生说的去试试，做了就是付出，才可能有获得，这也是一种选择。你选择活在"万一"里，那你还是按照以前的方法去生活，结果是什么样，你肯定会预想到，你选择活在"一万"里，你就像大家一样生活就可以了。

吴先生：我能做到吗？

医生：那就看你想不想治好你的病了。

吴先生：那我不会怎么办呢？

医生：别人都是每天把主要精力放在学习、工作、生活方面。你现在在住院，治疗之余能干点什么有用的事就干点什么。

吴先生：根本就不知道从哪里入手。

医生：既然不知道，那就从每天走路散步开始做起吧。每天早上、下午、晚上到外面散步 3 次，每次 1 ～ 2 小时，中间累了就休息一会，先以把身体调整好为目标。散步回来听听歌曲、聊聊天都行。

吴先生：我试试吧。

【住院第 4 天心理治疗】

医生：这两天怎么样？

吴先生：不行，没什么改善。

医生：这两天你都干什么了？

吴先生：理疗，偶尔散散步，多数时间在床上躺着。

医生：不错，你还是出去散步了，偶尔在外面散步多久？

吴先生：十几分钟吧。

医生：那大多数时间怎么过的呢？

吴先生：躺在床上，关键是我哪里也不敢去，怕万一不小心感染了艾滋病毒怎么办？

医生：可以理解，你的那些症状怎么样呢？

吴先生：还是那样，没有什么变化。

医生：你希不希望快点好起来呢？

吴先生：当然希望快点好了。

医生：那你就要注意很好地利用时间了，你做每一件事时需要有所选择，当你想做强迫动作或者强迫思维时，需要问自己："有用吗？"强迫症状肯定是没有用的，那就选有用的事去做，如果你看书学习学不进去，就去走路、跑步、打乒乓球、唱歌都行。

吴先生：我不是去走路了吗？可是没有用啊。

医生：可是你偶尔走十几分钟连健身的目的都达不到，别说治病了。

吴先生：那我需要每天走多少时间啊。

医生：当然越多越好，不过这与你的体力有关，你希望快点就不能怕吃苦，累了可以休息，休息时可以听歌曲。

吴先生：强迫来了呢？

医生：它有用吗？没用就去做有用的事去。

吴先生：那我害怕艾滋病怎么办？

医生：怕艾滋病是正常的，我们大家都害怕，但是怕了没有用，那么去做有用的事，坚决不去做一切可能会患艾滋病的性活动，去增强体质，使自己增强对疾病的抵抗力，防止意外感染时而身体没有抵抗力。

吴先生：其实我一点也不喜欢运动。

医生：喜欢不喜欢不重要。想不想尽快摆脱自己这种胆小如鼠的"恐艾"状态？

吴先生：想啊。

医生：那就要为你想要的而付出点努力吧。

吴先生：那我怎么努力胆子能大起来？

医生：胆子不太容易大起来，但是身体要是强大了，能力、地位高了，胆子就跟着大了。

吴先生：那看来我不想运动也得动了。

医生：那你自己选择。

吴先生：那我尽量多走走路吧。

医生：好，就从这里开始。

【第 7 天心理治疗】

医生：这几天怎么样了？

吴先生：我比以前走路多多了，每天走了将近 1 小时，可是还是很害怕艾滋病呀，看来我是好不了了。

医生：太好了，看来你努力了，但是你的病也不是一天两天了，不可能一下子就治好了，还是需要时间的，就像你吃饭，吃了 200 口饭了，还是没有饱，就认为这个饭不好，怎么吃都不会饱，这样对吗？

吴先生：摇头，但是什么时候是个头啊。

医生：既然你想快点好，那就要多付出一些努力，就像买这个杯子，100 元一只，你每天都坚持付 2 角钱，那也要坚持付 500 天，如果每天付 2 元钱，那么这只杯子到手的时间就会加速 10 倍。所以你可以每天出去 3 次，每次步行 1 小时左右，每次中间可以休息几次，那会更好。

吴先生：好吧，我试试。

【住院第 10 天心理治疗】

医生：这几天怎么样了？

吴先生：还那样。

医生：哪样？还是特别怕艾滋病，还是不停地关门？

吴先生：那倒不是，我是说怕还是怕，不过不那样打电话确认艾滋病了，不那么反复关门了。

医生：这不就是进步了吗？你一定要知道，我们治疗强迫症的目标不是到不怕了才算治好，怕艾滋病是完全正确的事，不需要治疗，我们治的是过度在意这种"怕"，特别排斥这种"怕"。因为过度在意"怕"、排斥"怕"不仅没有任何帮助，反而对自己有害，使自己无法正常生活。

吴先生：是这样啊，除了怕还在以外，其他真的好多了。

医生：这几天你每天怎么过的？

吴先生：该做什么治疗就做什么治疗，没事了就出去溜达。

医生：每天在外面散步多少时间？

吴先生：大概1个多小时吧。

医生：不错，有付出就会有收获。不过我发现一个问题，就是你对你的进步好像高兴的感觉不大，而对不好的方面感觉挺大。

吴先生：是的，我是有点这样。

医生：这是一种负向思维模式。

吴先生：什么是负向思维模式？

医生：就是对人和对事总是关注负面的信息，而对正面信息不怎么关注。

吴先生：我是有点这样，这样有什么不好？

医生：人或者事物都是一分为二的，既有正面也有负面，既有好也有坏，既有优点也有缺点。如果你只关注负面信息，就容易产生负面情绪，容易产生悲观、恐惧、抑郁、焦虑等负面情绪，产生片面的思维。而强迫症状往往与恐惧有关，比如你怕不安全，所以反复关门；怕关门次数涉及不吉利数字，就一边关门一边数数到吉利数字，而避开不吉利数字；怕艾滋病就反复到医院检查，反复打电话确认等，这些强迫症状背后都与"怕"有关。可是你因为"怕"而采取这些强迫行为也没有用，仍然是怕，还是会再反复重复强迫行为，永无宁日。所以改变单纯的负向思维模式、增加思维的维度，多从几个侧面考虑问题，这对治疗你的疾病很重要。

吴先生：怎么改变呢？

医生：从现在开始经常练习对待事物能够全面地判断，而不是单纯地从负面去判断事物，比如怕门没关好家里受损失，可是从正面来看这件事，由于没有关好门受到损失的情况极少极少，而由于自己对这件事过于在意对自己影响太大，从这个角度来看不需要把这件事看得太重。比如怕患艾滋病，负面角度看一旦患了艾滋病可能有生命危险，可是从正面角度来看，患这种病的机会很少很少，真可谓只有"万一"的情况才可能发生，如果这么看待这件事就不会那么紧张了。你去医院检查，没有检查出问题，负面思维会认为白花钱了，一定是有毛病没有检查出来；正向思维是认为，太好了，原来我没有毛病，我是健康的。所以你从现在起，治疗和出去散步之余要练习一下，当想到一件事负面的时候，去想想它的正面思维应该是什么？

吴先生：比较难。

医生：但是很重要。

吴先生：我试试吧。

【住院第15天心理治疗】

医生：这几天怎么样了，每天怎么过的呢？

吴先生：就按照您说的去做的，经常去散步，每天出去3次左右，每次2~3小时。心里好像不总是想着艾滋病的事了，也不惦记门关没关好的事了，也不像过去那样摸到哪就害怕感染艾滋病毒了，所以也不用动不动就反复洗手了。虽然我还忘不了这些事。

医生：太好了，你进步太大了，你不需要忘记艾滋病、脏不脏的事情，该洗的时候就洗，该注意的还要注意，比如防止性伴侣混乱、平时注意卫生等，但是绝不过度注意。不是这件事过了不好，什么事情都是过度了不好，比如喜欢吃鱼、吃肉就猛吃，长期过度吃这些食物就会出现肥胖、高血糖、高血脂等问题，道理是一样的。怎样做到不过度？就是经常把精力放在更需要重视的地方，比如工作、学习、恋爱、锻炼身体、娱乐、家务等。你在之前几乎对这些方面的重视都是零，所以精力都跑到强迫那里去了。

吴先生：我现在没有经常检查身体了，没有经常咨询艾滋病的事了，但还是经常洗手、洗澡。

医生：并不是洗手、洗澡就一定是强迫症。上厕所前后、吃饭和水果前后、干活前后等要洗手，每天晚上洗澡都是正常的，反而该洗手、洗澡时不洗不太好。关键是有没有没完没了地洗，过分地洗，甚至影响正常生活。

吴先生：好像比过去洗的时间少了，次数也少了。

医生：那就好，继续努力。

吴先生：好的。

【预后】

吴先生住院20天出院，强迫症状明显改善，出院后2～3周复诊一次，继续服药，按照医生指导的去行动。2个月以后开始工作，这时舍曲林减到每日150 mg，阿立哌唑减到每日2.5 mg，家属反映以前的强迫症状基本消失，仍比较爱干净，但是已经算不上洁癖了。4个月后舍曲林减到每日100 mg，阿立哌唑半片。他找了工作，有时工作不顺利，就门诊密度加大，每周一次，经过指导，获得信心，维持疗效。出院1年仍维持上述治疗方案。

【病例讨论】

吴先生具有神经质性格，而且病史较长，他认为可能没关门会不安全，可能会患艾滋病（思想矛盾，其实那些危险只是"万一"可能会发生，而不是他想象的那样）。无论是反复关门，还是害怕患艾滋病，反复检查身体，反复确认有没有艾滋病，反复洗手、计数，都是恐惧在其背后作怪，越怕就越是排斥这些症状，越排斥就越怕（精神交互作用），每天都关注着这些事情（注意固着），使用各种方法排斥自己的恐惧对象（受容性低下），生活、学习受到影响（身体社会功能低下），陷入被束缚精神病理状态。由于患病时间较长，被束缚程度较严重，门诊治疗比较困难，于是收该患者住院治疗。该患者对治疗的一个最大的阻碍就是抵抗，一方面想治好病，另一方面对医生的指导不能付诸于实施。住院以后，医生进行了密集的反复的心理治疗，对于抵抗，先肯定，再疑问，再否定，把围绕死的恐惧的行动引导到围绕生的欲望去行动，先从最简单的步行开始，循序渐进，使他的行动一点一点地转变，离开围绕死的恐惧的行动，减少对负面思维的关注，有益于切断精神交互作用，减少注意固着在强迫症状上的时间，减少对怕脏的排斥。因为他强迫症状达到目前的程度，往往其他说教很难听进去，其他的事情很难做下去，从步行开始是最容易、可行的事情了，尽管如此容易的事，也得医生巧妙地督促他去做，他需要不断地获得一定推动力，否则很难坚持下去。门诊治疗密度往往达不到他所需的督促密度，医生一次门诊指导的推动力对他来说往往3～4天后就逐渐衰减，慢慢使其失去信心，不愿意去行动。而住院期间医生心理治疗密度达到2～3天一次，对他有较大督促作用，使其获得所需的动力坚持按照医生的指导去行动下去。即使每天安排一定时间去外出步行，仍有许多时间没有事情可做，此时思想和行动容易回到强迫症状上，所以安排他外出散步之余，训练他改变单维度的负面思维（只有负向而几乎没有正向思维），这是他治疗中的一大障碍。在住院期间矫正负向思维算作一项治疗内容，一点一点地训练，也可以减少他关注和围绕强迫症状的时间。治疗中他经常会用一个"挡箭牌"来对医生的指导进行抵抗，就是他"怕"这"怕"那。医生把他的"怕"正常化，怕是人的一种正常的情感，既然是正常的情感，就不需要故意去排斥，这也是一个化解他抵抗的重要方法，强调为了使自己胆子大一点应该怎么做，并且不断督促其按照医生指导的方向做下去，重点讨论行动的正确和不正确。这个患者虽然经过短程的住院治疗，强迫症状明显减轻，但是由于病史较长，不容易在这么短的时间就彻底治愈，但起码已经有了明确的行动方向，出院以后需要长期治疗，期间不断去修正各种问题，指导其行动方向。

例 2 栗先生，男，未婚，27 岁，小公司经理，强迫症状 6 年。

【相关病史】

患者自幼性格小心谨慎，怕死，完美主义。6 年前有过一次冶游史，当时有安全措施，一周后从电视看到关于艾滋病的节目，开始担心自己患了艾滋病，自此反复不断到医院去化验检测，开始是一周查一次，有时一天抽血检查 3 次，无视阴性结果仍反复检查，反反复复给医生打电话咨询，挂号咨询，每次问的都是一个问题，"我到底能不能患艾滋病"，无论医生怎样解释都不相信，坚决要求检查，或者换另一家医院检查，特别在意数值结果，数值比上次高了 0.1 ～ 0.2 就不行，一直要反复检测。各种检测费用超过十万元。2 年前去精神病院门诊求治，诊断"强迫症"，予帕罗西汀等治疗，效果不明显。1 年前在本院心理科门诊求治，诊断同前，予舍曲林 150 mg/d，加上森田疗法门诊心理指导。3 个月以后艾滋病恐惧、强迫化验检查的症状基本消失。他开了一个小公司，当起了老板，但是过一段时间又开始经常反复做一些无意义的事情，比如反复开车压井盖，反复对能看到的指示牌、广告牌、电话号码拍照，不拍照片就心里不踏实，拍照了也不再看了；有时开车过去很远觉得刚才路过的一个地方应该拍个照片，于是绕过去拍了照片才算了事；有时外地出差回来，突然想起来那个地方应该拍一张照片，于是就再次开车几个小时到那里，拍过了再回来；一次因脸上长青春痘到医院皮肤科就诊，出门时想起来没看清楚处方标识，忍了觉得已经没办法了，忍耐 20 天；20 天后再次来医院想好好看看处方标识，回家了又觉得墙上的字没有看清楚，看完病还是在医院多待了 2 小时。这样反反复复纠结，感到痛苦，特别影响自己的工作及生活，来我科就诊，因强迫性障碍收入院。病程中，饮食、睡眠尚可，二便正常。

身体检查：无阳性体征。

精神检查：意识清，接触可，有自知力，强迫行为明显，恐惧患病，易焦虑，无幻觉妄想，影响正常生活。

心理量表检查：EPQ 神经质、精神质，强迫量表 30 分。SCL90 强迫重度，恐惧、偏执中度，其余轻度。

诊断：强迫性障碍。

药物治疗：舍曲林，每天早上 100 mg，阿立哌唑；每晚 5 mg，口服。

【住院第 2 天心理治疗】

医生：你以前那个怕艾滋病而反反复复抽血化验的毛病好不容易治好了，现在怎么又陷到这个反复确认或者拍照的状态了呢？

栗先生：那个问题确实好了，现在不那么在意那件事了。可是这一段时间，我经常突然想起来要对一些看到过的字、标语、广告拍照，或者确认看到过的某一句话，要是不做就很难受，做了就好了，可是下一次又来临，控制不住。

医生：为什么呢？

栗先生：就是觉得想到的就要做，不做就难受。

医生：可以理解。想吃肉就吃到了，心里就开心了，想吃肉但是总吃不到确实很难受；想去旅游就去旅游了，也挺开心，不让去了确实很难受；想上大学就考上大学了，就很开心，而没有考上大学就难受了，是有这么回事，可不是所有的事都适合这个道理呀。

栗先生：为什么呢？

医生：你看到一个女孩特别漂亮，就想和她好，可是人家结婚了，不能和你好，你的愿望没有实现很难受，可是为了消除难受就可以不择手段地去实现自己刚才的想法吗？那就犯罪了。你看到某人非常有钱，大把花钱是真痛快，自己也想和他一样消费来痛快痛快，可是你手里没有那么多钱，肯定就不好难受了呀，难道非要不择手段、不计后果地去消费来消除不痛快吗？

栗先生低头不语。

医生：人生中大多的事是不能想怎么干就怎么干的。尽管不按自己的想法去做会很难受，也要忍耐，然后去做我们可以做的事情，从这些事情的成功中获得快乐，而不是从想干什么就干什么来消除痛苦、不快、难受的感觉。

栗先生：我也知道这样做不好，我也懂这事强迫。

医生：首先是要知道自己的行为好还是不好，这很重要。如果好坏不知，那就麻烦大了。但是知道了还只等于零，是不是向1，2，3……方向迈进，那要看你怎么行动，也就是说行动更重要。就像你知道创业比较好，可是你不行动，就永远无法创业。

栗先生：但是我一旦想起来要确认的事，实在控制不了不去做啊，不做实在是太难受了，一直惦记这件事。

医生：其实只要知道了这事是好事还是坏事就可以了，接下来不是去控制，而是去选择，是选择"想干什么就干什么"，还是选择"想了去给某个广告牌或墙上的某句话拍照"。做今天计划该做的事，即使今天的事情都做完了，也不做那个没有用的事，也可以去找个事来做，比如去听听歌、看看电视、打打球、游游泳等。

栗先生：就算这样做了那个事也忘不了，不知什么时候想起来又去做了。怎么才能想起来不去做这件事而去做别的事呢？

医生：记住一句话，"想归想，做归做"。比如有一件事，你想了，但是觉得不重要，没有用，或者做了不合适，那就即使想了、即使做了可能会很舒服，也不去做，而是选择去做别的更有用的事，对这个想法不去理睬。开始按照这个原则做事时可能有些不适应，甚至有些难受，但是难受了也没去管它，还是坚持选择干别的事去了，这样做次数多了就习惯了，习惯就成自然了。

栗先生：我倒没有这样想过，我还得好好琢磨琢磨，怕记不住。

医生：可以试着想想是不是这个理。然后去把精力放在你该做的事情上和怎么能做得更好的事情上，精力都用到这个方面，自然那个方面就关注少了。

栗先生：是呀，以前我怕得艾滋病，可是经常锻炼身体以后，感觉身体好了，自然对那些极端的想法就不那么在意了，可是好了以后我又减少了运动，注意力又跑到这方面来了。

医生：你以前的症状好了以后，你还开了公司，非常了不起，可是不能好了伤疤忘了痛啊。

栗先生：也是，就是没事跑跑步也比没事到处去看墙上的字强啊。

医生：你现在已经不是没事时到处去拍照、确认了，而是把这事当成第一件大事，一旦想去确认，不管多远、不管过去多长时间、不管有意义还是没有意义，一律都去做，做了还后悔，不是吗？

栗先生点头。

医生：如果有人说你好坏不知、轻重不知、前后不知，你一定很生气吧，可是你目前所作的是什么呢?

栗先生好像很诧异、没有明白。

医生:你知道这么做不好是吧?你知道有比这个事更重要的事是吧?你知道每天应该最先干什么,然后干什么是吧?可是你的实际行动好像是不知道这些,这是怎么回事?

栗先生:我从来没有这么想过。

医生:那就从现在开始,遇到类似的事想想好坏、轻重、值不值得马上就去做,或者值不值得放下该做的事去做这个事。明白了就选择去干好的、重要的、最先该做的事,以此类推。

栗先生:好的。

【住院第 4 天心理治疗】

医生:这 2 天你怎么过的?

栗先生:检查、仪器治疗、接受主治医生指导、出去散散步。走路过程中看到哪个地方有标语就想确认一下,这几天忍着没有去注意这些,不过忍着很难受。

医生:注意力不需要放在忍着不去关注标语、广告什么的,而是去选择做事、运动、娱乐,只要是比较有用的事都可以,聊聊天可以增进朋友的感情,散散步、跑跑步会强壮身体,听听歌会感到快乐。

栗先生:这些天没上班,每天还有很多时间。

医生:你还有许多时间在干什么?

栗先生:躺着看看手机,胡思乱想。

医生:从你前面说的情况来看,你已经在按照医生说的方向去做了,很好。还需要注意的是时间的安排,希望更合理地安排时间,不要荒废了哪怕是一个小时,该做的事情做好了以后,可以适当地休息,然后再找点什么有意义的事情去做。

栗先生:做点什么事比较好呢?

医生:这个最好你自己选择,先把该做的治疗、检查去做了,散步或跑步的时间可以多增加几次,之后看看书,听听歌,总之有用的事就可以。

栗先生:好的。

【住院第 7 天心理治疗】

医生:这几天怎么样?

栗先生:这几天在按照医生指导的去做了,虽然感到不容易,还是一点一点地做了，真的减少了不少以前的那些事，没怎么去拍照，没有像以前那样看到什么就去确认、拍照，不做也不那么难受了。

医生：太好了。你遇到什么困难了吗？

栗先生：就是有时还是看到墙上的字还有想要确认一下的冲动，然后就纠结是不是去拍照，虽然没有去搞，不过还是挺难受的。不知道我能不能坚持住。

医生：还是精力放在哪里的问题，你把大把大把的时间和精力放在了对你来说有用的地方去了，其他的地方就没有那么多的精力去关注了，就是看到了哪里有一行字，也没有时间去关心那是什么。比如你从很远的地方走回家，已经很累了，还要走上楼，本来都很辛苦了，哪还有心思去数楼梯是多少个台阶呢，再说台阶是多少也没有必要去数啊，所以就算在这个楼里住了多少年也很少有人去数楼梯是多少台阶是吧？

栗先生：是的。不过我有时候好像不由自主地就去关注那些墙上的字，不由自主地就想要仔细看个究竟。

医生：如果是有用的事，你就仔细看呗。可是如果没有什么意义，把时间都浪费在这里就不好了是吧。

栗先生：我不看哪知道有没有用呢？

医生：你说的也是，可是如果像你说的那样非要去把你所遇到的所有文字都看清楚了才可以安心下来，那恐怕你这辈子几乎什么事情也干不成了。人生遇到的事太多太多，可是我们能够有精力去搞清楚的事情是很少的，如果你非要用你有限的精力去消耗在这些你自己做了就后悔的事情上，你自己想想后果。所以要怎么做你自己去选择，是不该做的还去做，还是再难受不该做的就是不做而是选择干别的事去做。把该做的事排排队，不该做的事永远排不到前面来。

栗先生：我来住院不就是不想再做下去了吗？我知道像以前那样下去不好，就是不做还是比较难受。

医生：之前我说了，即使难受也是治好病需要付出的代价。有的人为了治病需要手术、打针，这样即使再痛，忍耐一阵子，慢慢就好了。

栗先生：也是，我继续坚持，希望能够挺过去。

医生：不是坚持，是不断选择有用的事做下去，我相信你可以。

栗先生：谢谢。

【住院第 9 天心理治疗】

医生：这几天怎么样了？

栗先生：还是挺难受的，不过除了治疗该做的事情以外，我不断地忙起来，散步走很远，散步以后练习气功，然后看会手机，再去散步，几乎忙个不停。

医生：非常好，你付出的代价也非常值得，一旦你好了以后，去把你的公司搞好，再找个好对象，今后有无限的发展。

栗先生：我一开始还信心不足，觉得能行吗？别花了钱、遭了罪还治不好病怎么办呐？一直没有全力以赴。现在觉得进步很大，所以越干越有劲了。

医生：你终于明白了道理，而且走上了轨道。人生的道路也像走路，方向最重要，以往的方向错了，那就越走越偏，现在方向对了，越走越接近目标，每个人都应该是自己的司令官，是吧？

栗先生：是的，可是我却有时候控制不了自己，就好像不是自己的司令官了。

医生：要是一个军队出现了这样的状态还了得？怎么办？2个字"训练"。所以你走路、跑步、做气功都是在训练，通过训练，你慢慢可以找回自己是自己的司令官的感觉。

栗先生：好，我现在有信心了。

【住院 12 天心理治疗】

医生：这两天周六、日都怎么安排的？

栗先生：这两天我做什么事都特别有劲，每天跑步、散步 3 次以上，上下楼都是不乘电梯的。练气功，和其他患者聊天，讲自己的体会，这么一讲好像又明白了不少。每天过得很充实，那种难受的感觉越来越少了，还真的很神奇，我是不是可以回家了？

医生：非常好，我说你能行吧，很棒！想回家，说明你已经在计划下面的事情了，再坚持几天就可以考虑了，记住"做"最重要，加油。

栗先生：好的。

【住院 14 天心理治疗】

医生：这两天怎么样？

栗先生：非常好，每天没有难受的感觉了，没有控制不住要去看这看那然后要去确认的感觉了。我有方向了，出院以后没有这么多时间训练了，那会不会复发？

医生：你目前的各种训练是有意义的，工作也是有意义的。一旦休息了，自己去安排些有意义的事去做。记住，不管多闲着，没有用的事坚决不干，赶紧去寻找有意义的事去做，即使休息也不做那些没有意义而且做了还后悔的事。

栗先生：好的。我是不是可以出院了？

医生：可以准备出院吧。

栗先生：太好了，谢谢医生。

【预后】

栗先生住院 16 天后出院，以往的强迫症状基本消失，出院即恢复工作。半个月复诊一次，1 个半月后每个月复诊一次，药物同前，坚持每天慢跑半小时，散步半小时（跑一段走一段）。到现在为止出院 1 年了，中间有时会出现情绪波动，一到这个时候就容易出现强迫症状。可以每次经过复诊时医生指导以后，纠正行为方式，很快就能恢复正常。

【病例讨论】

栗先生存在神经质特征，最初发病是以冶游史为背景，以看到艾滋病宣传片联想到自己的行为而产生了恐惧感为契机而逐渐发病的。核心症状就是恐惧自己患艾滋病，表现为不断地重复检查是否患艾滋病，害怕自己患病没有被检查出来，反复咨询医生（极其排斥患艾滋病的可能，受容性低下），可是越是这样就越是心里没有底，反而越来越害怕（精神交互作用）。根据检查结果医生判断他没有患艾滋病，栗先生不相信，好像医生没有说真话，好像凭自己的感觉自己已经患了艾滋病（思想矛盾），每天就想着这件事（注意固着），不能正常生活、工作（身体社会功能降低），陷入被束缚精神病理状态中，使其强迫症状不断加重。在某精神病医院治疗，只是应用抗抑郁药物，没有针对被束缚精神病理状态治疗，而被束缚是强迫症状的精神动力，不打破它，效果自然不佳。转入本院门诊以后，改为舍曲林治疗，同时给予心理治疗，给他的任务就是每天去跑步，切断精神交互作用，效果良好，治愈后还开了一家公司。不过由于治愈后就停止了锻炼，虽然还在服药，生活中总会遇到种种问题，在他追求完美主义的性格作用下，遇到小事情时，他的精力又倾向于去追个究竟，不这样做就难过，做了就会一时舒服了，所以越这样就越是停不下来（精神交互作用）。每次事先不去分辨是否需要做此事，事后又觉得后悔，不这样就会产生不好的感觉，这样做了就会产生一时的舒服的感觉。他会认为这种方法会帮助自己消除不好受感觉，产生舒服感觉（思想矛盾），所以一直关注这样的机会，到处都有标语、广告，他就不断专注（注意固着），反复确认，忽略了是不是值得去追根，而事情过去了才注意到这一点，所以又后悔，他又不容忍这种确认不到就不舒服的感觉存在（受容性低下），因此越来越难以自拔，有时甚至耽误工作，影响生活（社会功能低下），就又陷入新的被束缚精神病理状态之中。以往的药物还在继续吃，又产生了新的强迫症状，而且强迫症状不断加重，再继续增加药量也容易增加副作用，所以从心理治疗方面增加治疗力度是一个很好的选择，住院治疗对于治疗强迫症状有一个好的氛围，每天遇到的事情变了，需要做的事情变了，加上医生不断地指导、不断地督促其去进行有意义的行动，就帮助他切断精神交互作用，减少对那些没有意义的事情的关注。住院期间每隔 1 ～ 2 天的短暂指导可以起到督促去行动、解决遇到的困难、减少行动的阻力的作用。门诊的短暂指导所产生的作用有时仅在几天以后就被淡化，然后就又按照自己的模式去做事了，这样一来强迫症状就难以消除。

本次住院之所以在短期内就使很严重的强迫症状得到改善，一是由于以往对森田疗法有一定基础，对医生有一定信任；二是求治欲强，行动力还不错；三是医生密集进行心理指导，不断督促其前进，使其不断获得行动的动力。这也是仅在 16 天就使强迫症状得到显著改善的原因。一般人，如果医生指导一个原则，就能根据这个原则不断派生出各种有意义的行动，那效果一定很好，但是强迫症患者往往需要具体的指导意见。多数患者强迫症开始阶段往往不能按照医生指导的去做，如果能够按照医生指导的去做，哪怕打折做都是很不错的，这是有可能得到改善的指标，医生要表扬好的部分，使其不断发扬下去；如果不能按照医生指导做下去，患者一定会说出一些理由，这些理由往往是个借口，是抵抗，医生在肯定其有一定道理的同时，要找出去做的理由，帮助去解决目前遇到的困境，继续做下去，这样才可以打破被束缚精神病理状态，使强迫症状失去精神动力，得到改善。

例 3 盖先生，25 岁，未婚，大学毕业第二年找到中学教师工作，工作 1 年后辞职，辞职已经 1 年。

【相关病史】

8 年前上高中三年级，学习刻苦，成绩好，仍对自己的成绩不够满意，再加劲，却还是不能进一步提高，出现失眠、心情不好、焦虑，胡思乱想。曾到当地某大医院就诊，诊断为抑郁症，服药不详。治疗以后，焦虑和抑郁症状有所改善，但是胡思乱想没有改善。经常刻意地去胡思乱想，胡思乱想时别人不能打扰，一直到想透了为止，有时因此感到头疼。虽然也考上大学，但是觉得自己的实力没有发挥好，一直对考大学时没发挥好耿耿于怀。4 年前在某大医院心理科住院一次，胡思乱想的症状没有改善，做过精神分析 1 年半，没有效果；几个月前再次住院，控制不住胡思乱想的症状仍然没有改善。胡思乱想时表现发呆，伴有持续腹部疼痛、胸闷、关节痛、失眠，闲暇时胡思乱想加重，开心时这个症状减少，不爱动。害怕到人多的场合。很难注意力集中，不愿意见人。特意从外地前来本院求治，收治住院。

体格检查：无阳性体征，实验室、影像学检查无异常。

精神检查：意识清，表情有些痛苦，有自知力，强迫思维，强迫行为，躯体不适感明显，情绪有些低沉，不能工作。

量表治疗：强迫量表强迫思维 12 分，强迫行为 10 分。SCL90 躯体化、强迫、偏执重度，抑郁、焦虑、恐惧中度，其余轻度。EPQ 神经质。

诊断：强迫性障碍共病抑郁症。

药物治疗：舍曲林，每天早上 100 mg；氟哌噻吨美利曲辛片（黛力新），每天早上、中午各 10.5 mg。

【住院第 2 天心理治疗】

医生：从你的病史中感到你的症状比较多，你好像有好多的问题，我们一下子很难全都解决，你能不能把主要的问题挑出来，哪些是最先想要解决的问题？

盖先生：最想解决的就是控制不住地去胡思乱想、无法阻挡，不想去想也不行，想的时候谁也不能打扰我，想完了才可以干别的事。

医生：那身体难受那些症状暂时该怎么用药治疗就怎么用药，医生会帮你想办法，你不用去关注它，我们就说胡思乱想这个问题该怎么去解决好吗？

盖先生：好。

医生：你为什么总是要胡思乱想呢？

盖先生：我也不知道为什么，就是觉得不想不行，不想很难受，想了就放心了，才可以干其他事情。

医生：什么时候开始出现这个症状的呢？

盖先生：其实高中的时候就开始了，那时学习比较忙，从早学到晚，而且没有节假日，都在学习，比较累，逐渐出现注意力不集中，于是就开始经常胡思乱想了，胡思乱想一阵子以后就好些了，可以继续学习下去了，所以从那个时候就开始了。

医生：这么说你的这个症状都已经好几年了是吧？

盖先生：是的。

医生：高中的时候，学习比较紧张，长期的注意力高度集中在学习上而不能得到很好的休息，注意力资源的消耗大，身体疲劳，导致注意力不集中。如果这时能够经常坚持运动，经常锻炼身体，那么注意力会得到改善。可是你的大多数时间都用在学习方面，而没有重视运动的事，上述注意力不集中症状越来越加重，这种恶性循环使你的胡思乱想得不到改善。可是胡思乱想的时候，注意力从高度关注学习的状态脱离出来，胡思乱想了一阵子以后，似乎注意力不集中的状态得到了一定的改善，经常这样就形成了一种习惯，是不是这样呢？

盖先生：好像是这么回事，可是久而久之就改不了了，而且胡思乱想越来越多，搞得我头晕脑胀，浑身不舒服，哪里都难受，治也治不好。非常郁闷。

医生：既然这个控制不住的胡思乱想是你最最想解决的问题，那就集中力量解决这个问题，这个问题解决了，也许其他问题也就迎刃而解了。就像战争中，敌人的主要力量被消灭了，其他部队就容易兵败如山倒了，不击自溃了。

盖先生：那就太好了。

医生：你知道应该怎么样做才有利于改善这种状态吗？

盖先生：我不知道。

医生：这需要你的配合、你的努力。

盖先生：我怎么配合和努力呀。

医生：一种胡思乱想是一边做事一边胡思乱想，这种胡思乱想不耽误做事；另一种胡思乱想是几乎需要停下来，不能做事，再胡思乱想，这会耽误做事。你似乎属于后者，是吧？

盖先生：基本是这样，我控制不住这样。

医生：这种情况需要时间和空间，比如一天几次，每次多少分钟这样。需要在一个比较单独的地方，如果在人多的地方呆呆地胡思乱想，你会很尴尬，所以你不愿意出现在人多的地方，是吧？

盖先生：是这样的，所以没事的时候、晚上的时候胡思乱想多些，严重的时候没办法工作，所以工作辞了。

医生：所以治疗时你要配合不给胡思乱想时间和空间，每天尽可能不单独在一个房间，尽可能到外面去活动，尽量多做事。

盖先生：那我可不喜欢也特别不愿意出去，不愿意运动。不停地做事不是会累死吗？

医生：这是一种选择，在你想治好目前使你烦恼的病和不喜欢做的事之间选择其一。什么事都做完了，看电视、看书也是在做事呀。看书、看电视累了就可以出去溜达了。

盖先生：那我当然选择治好病了。

医生：既然这样，那你就要配合医生的指导了。不去配合，不把时间和空间安排好，那就治不好你的病呀。你从那么远的地方过来到我们医院不就是为了这个目标吗？那你还有什么可放不下的呢？

盖先生：我觉得这样太难了。

医生：你既然选择了治好病为首要任务，那按照医生指导的去做就是最佳捷径啊。可以使你快速地好起来，即使难点儿，难倒不值得吗？你现在工作也辞了，有更多的时间去满足你的胡思乱想，所以不上班不仅你的症状不能改善，反而会加重，是吧？

盖先生：是的。

医生：那你就去工作吧，工作期间没有时间和空间想这个症状，可是你目前的状态又难以胜任工作，你的症状影响你的工作，你又想治好病，那只有按照医生说的每天多出去，到公园、体育场多散散步、跑跑步都可以。

盖先生：也是，我试试看吧。

【住院第4天心理治疗】

医生：这两天这么过的？

盖先生：还是忍不住在胡思乱想，控制不住啊，没办法出去，外面也老下雨，身体还不舒服，哪里都难过。好像胡思乱想还加重了，这心情能好吗？

医生：可以理解，要是不严重也不会从那么远的地方过来求治。那你每天就待在房间里吗？

盖先生：基本是这样，有时走廊里没有人的时候也出来。有的时候就站在那里发呆。

医生：不管怎么样，你还记得医生说的话，在尽量地努力。不错。刚开始都是比较困难的，但是你已经开始尝试按照医生说的去做了。

盖先生：我真没用。

医生：今天天气不错，首先走出去，在外面多走走，走累了就随处坐在路旁休息一会，然后再溜达就可以了。这是万里长征的第一步，迈过这个坎就好了。

盖先生：点点头。

【住院第 6 天心理治疗】

医生：这两天这么过的？

盖先生：我想出去，可是走到走廊里就不想走了，有时候就站在走廊里，或者就蹲在走廊里发呆。

医生：你已经在努力了，你在和你自己斗争，单独在自己的空间里少了，这也是一个进步。

盖先生：好像有人在拉我，不听他的不行似的。

医生：听他的你就变成奴隶了，结果就越来越不好治了。

盖先生：是的。

医生：不管怎样，从能做的开始做起，上下楼不乘电梯，走楼梯，走累了就休息，接着再走；还可以做气功练习，怎么做，到网上去查，这些事交替去做，一件事做多了会疲劳，就换一件。

盖先生：好的。

【住院第 9 天心理治疗】

医生：这几天怎么样？

盖先生：这几天还是会胡思乱想。

医生：每天怎么过的呢？

盖先生：我也出去走了，也不坐电梯上楼下楼了。

医生：太好了，很大的突破。

盖先生：可是怎么还是胡思乱想呢？

医生：胡思乱想还在，这是情理之中的事，即使你已经开始按照医生指导的方向行动了，也不可能在几天之内就一下子好了，也是有一个过程的，这几天胡思乱想没有觉得少点吗？

盖先生：是少了一点。

医生：你看，你付出了一点，就有一点收获，你还想收获更多，那就要再多付出一些，收获与付出是成正比的。

盖先生：那得什么时候能完全好啊？

医生：你向着山顶爬山时，如果望着山顶，就会觉得山很高很高，就会觉得目标太遥远，容易失去信心。如果你只是看着眼前的台阶一步一步地攀爬，就会不知不觉地爬上去了。

盖先生：我治好了病就一点也不会胡思乱想了吗？

医生：治好了一般就不会像以前那样胡思乱想了，即使有时还会有点胡思乱想，也不会很在意它，最关键的是能正常的工作、生活，不受它影响了。

盖先生：当我看到或听到负面信息时是不去想它好呢？还是故意去想它好的一面或正面信息好呢？

医生：对负面信息的过分关注或思考是不好的事情，而且还对你改善目前的症状有不好的影响，所以不关注它最好，也没有必要看到一个负面信息就故意想一个它的正面信息去对抗它，避免变成另一种强迫，但是你必须能够正确地判断负面信息的后面还有正的一面。比如别人批评你，不愉快的同时也有好的一面，可以使你改正缺点。所以你在闲暇的时候去训练一下自己的正向思维还是可以的。单纯地关注负性信息往往产生负面思维。

盖先生：好的。

【住院第 11 天心理治疗】

医生：这两天这么样？

盖先生：这两天胡思乱想好像少一点了。好像身体不舒服也少了不少。心情还不错。

医生：这两天都干什么了？

盖先生：每天出去 3 次，在外面转的时间加到一起 4～5 小时，回来了练气功，开始看您的《森田心理疗法解析》这本书，还是很有体会的。

医生：很好。

盖先生：我发现了我的一个大问题就是目标太高，行动力不足，而且特别好拖延，这样一来目标肯定达不到，达不到目标就气馁、沮丧、胡思乱想，而不会从自身找原因。

医生：太好了，你进步太大了，认识到问题所在，这是解决问题的第一步。但是只是自责还不能完全解决问题，按照目前的这个方向继续做下去，一旦身体状态好起来了，能够集中注意力做事了，再一步一步地走下去。

盖先生：怎么才能帮助我改正拖延呢？

医生：拖延可以使眼前压力减少，短时间内舒服，可是长远来看是不好的，所以当你想拖延时，往远处想想，看看好不好。如果不好，那么就坚决不这么做，宁可现在压力大一点也要坚持，这样坚持几次慢慢就习惯用不拖延的方法做事了。

盖先生：好的，我试试。

【住院第 13 天心理治疗 】

医生：这两天怎么样？

盖先生：胡思乱想少了些，但还是会有。

医生：每次胡思乱想来了，你在时间和空间是怎么安排的？

盖先生：我尽量地安排别的事情去做，除了每天外出，回来做气功，就是研究您那本书，外出的时候胡思乱想少些，起码没有停下来胡思乱想。不活动的时候就相对容易胡思乱想。

医生：你有这样的体会很好，那么现阶段就尽量安排外出的活动时间，即使在做事的时候，出现了胡思乱想，也不要去管它，就当是天上的云彩飘过，你该干什么还是干什么。比如我们在上课，快到中午了肚子有些饿，想起来书包里面有好吃的，虽然想吃，但还是继续上课，这就是对的。

盖先生：好的，我继续坚持按照您说的办法去做。

【住院第 16 天心理治疗 】

医生：这几天怎么样了？拖延的情况怎么样呢？

盖先生：拖延好像有点进步，可还是拖延，挺顽固的。

医生：我们一定要看到进步，才能看到希望，可以不断提高干劲，否则容易气馁。

盖先生：也是，要说进步还是有进步的，不过有时还是容易忘记，又磨蹭起来了。比如想外出，迟迟出不去，好像怕落下什么东西，怕什么事情被忘记了，等等。

医生：如果你还是解决拖延问题，那么做什么事情时给自己定时间，限定在多少时间内必须做到，有了时间限制，而且一定坚决执行这个规定，也许会好些。

盖先生：好的。

【住院第 18 天心理治疗 】

医生：这两天这么样？

盖先生：这些天有一个大的变化就是身体有不舒服的症状，有时胸闷，还有失眠，但是对这些症状没怎么管，就是吃你们的药，每天锻炼，不知不觉地就好了，睡得好，吃得香，身体的症状都不知不觉地没有了。

医生：我说过嘛，抓住主要问题去解决，这些次要问题会迎刃而解的。

盖先生：确实是这样，身体症状改善了以后，胡思乱想也少了许多。现在我越来越有信心了，心情也好了起来。

医生：太好了，因为经过各种检查没有发现你身体实质性的病变，所以重点把情绪、睡眠改善好以后，这些症状会自然改善的。你每天锻炼身体，自然会吃得好睡得香。

盖先生：太神了，原来是身体越不好就越不想动，越不想动就越不舒服，就更往坏了想，越胡思乱想就越严重，恶性循环。

医生：你终于明白了这个道理。

盖先生：是啊，原来我不相信动起来对我有这么大的好处。

医生：我们每个人都应该是自己的司令官，自己可以指挥自己的，而自己指挥不了自己了，自己不想胡思乱想，却控制不了了，就像司令官控制不了自己的部队了，那还了得？应该赶紧加紧训练部队不是吗？

盖先生：你这个比喻比较容易懂，是这么回事。

医生：你现在第一步的目标基本实现了，第二步就是在前面的基础上，就是在完成前些天每天该做的事情同时，改变一切不良习惯，比如继续改变拖延习惯，早上起不来睡懒觉，晚上就睡不着等。

盖先生：拖延情况也好多了。早上7点以前实在起不来。一般都是8点多以后才起床。

医生：睡眠也和其他事情一样，容易形成习惯。你习惯了8点以后起床，那早了就有点难受，但是我之前说过：不能以舒不舒服或好不好受来完全左右自己的行动，而是看我们需要做什么，如果工作或者健康需要适当早起，就算不舒服也得早起；工作或者健康不需要睡懒觉，那就算睡懒觉舒服也不能睡懒觉。

盖先生：我尽量去做。

医生：为了尽快治好病，你按照医生指导的去做了，就会对治疗有帮助。

盖先生：好，我尽量改。

【住院第21天心理治疗】

医生：这两天这么样？

盖先生：早起还是比较难的。不过比以前早起来半小时。起来以后洗漱比以前快了一点，但还是有点慢。

医生：有进步，这就挺好，继续努力。

盖先生：我现在在外面跑步、走路比较有劲，一点也不犯愁，去运动也不拖延了，而且胡思乱想少多了。

医生：太好了。想一想今后怎么样才能生活得更充实一些。

盖先生：我是不是出院可以找工作了。

医生：找工作是一个选择。你觉得可以工作了吗？

盖先生：我还是没有把握。出院以后一边找工作，一边继续训练吧。

医生：出院以后还可以训练一下生活能力，比如自己做饭、做菜、做家务。

盖先生：这个确实需要学习做一做。

医生：其实生活中有太多的事需要去做，可以根据重要的程度去把这些事情排排队，不同的时期，重要的事情不一样，比如目前是在治病阶段，所以最优先要做的事情是对治病有好处的事情，回家以后，那就是工作、健康、社交、家庭生活等等，怎么排也轮不到胡思乱想排在前面而每天优先做这件事吧。

盖先生：是的。

医生：生活要有目标，不能糊里糊涂地过，那就要适当地安排每天要做的事情，而不能把时间白白地浪费掉。

盖先生：以前我根本没有考虑过这些。

医生：如果你正事考虑的少，那没有用的事就自然而然的多了。

盖先生：确实是这么回事。

医生：按照这个思路去调整。

盖先生：好的。

【住院第 24 天心理治疗】

医生：这两天这么样？

盖先生：越来越好了，这次真是没有白来。我已经着急出院，想上班了。已经在网上开始找工作了。

医生：太好了，如果有合适的工作就去争取吧。

盖先生：好的。

【预后】

住院 26 天，强迫思维、躯体不适症状消失，情绪改善。2 个月以后来短信说已经开始工作，氟哌噻吨美利曲辛片（黛力新）减到每日 10.5 mg，舍曲林还是每天 100 mg；半年以后黛力新每天 10.5 mg，舍曲林 50 mg。工作、生活很顺利，一直巩固治疗。

【病例讨论】

盖先生性格好追求完美，他的目标很高，以至于用他当时的能力无法实现其目标，达不到目标。他不是在想办法解决困难、解决问题或者降低目标、分解目标方面下功夫，而是沮丧、情绪低落，用错误的方法去排斥这种无法达到目标的状态，比如胡思乱想，说明他错误地判断了自己当时学习成绩不理想的原因（思想矛盾），越是这样，他的成绩越不能提高，越不提高成绩，他就越沮丧，越胡思乱想（精神交互作用）。他无法接受这一事实，就更反感这种状态（受容性低下），所以注意力经常在负面情绪或者在胡思乱想上（注意固着）。他的情绪与强迫症状往往多是交替出现，有一个阶段情绪低沉、躯体不适比较突出，有一个阶段往往强迫思维、强迫性穷思竭虑比较突出。当他的注意力集中关注某一方面时，这个方面的问题就会比较突出。

　　本次住院之初，强迫症状、躯体不适、情绪低落都存在，但是询问其自身体验，自认为强迫症状最令其烦恼。而我们把治疗的重点都放在治疗强迫方面时，对躯体不适的关注较少、对情绪低沉的关注较少，但是这些症状并没有不断加重，提示关注情绪和躯体不适症状可能会加重这些症状，而减少关注它们有益于减轻这些症状。医生让他去挖掘主要症状，以便于在治疗中抓住主要矛盾，他自我感觉强迫症状对自己负面影响较大。他越是想消除强迫性地胡思乱想、强迫性地穷思竭虑，就越是控制不住地胡思乱想（精神交互作用），他不愿意接受这种状态，极力排斥，即使做过多少精神分析也无法改善强迫症状，注意力多关注在这些胡思乱想上（注意固着），为此十分烦恼，想尽各种办法去排斥胡思乱想，却无法实现（症状受容性低下），在这种状态下强迫症状就难以改善。住院以后，抗抑郁药物治疗的同时，以提高增加他的身体活动开始，不断指导他把每天注意的焦点转移到身体活动上来，不断克服他的抵抗，逐渐增加气功训练，看森田疗法的书籍，这样一来就减少对躯体不适、过去负面信息的关注，减轻注意固着，减少胡思乱想的时间，切断其精神交互作用，减轻"被束缚"状态，使其强迫症状和躯体不适、负性情绪不断减轻。通过住院训练出来的生活模式，出院以后继续按照这种生活方式去生活，症状进一步改善，以至于完全恢复了正常的工作和生活状态。这个患者的特殊之处是强迫症状和抑郁症状共病，互相影响，所以才使上述症状长期持续存在，难以治愈。抓住重点，解决主要矛盾是解决这类病例的一个重要经验。

第八章　恐惧症与强迫症森田疗法相关问题答疑

第一节　关于强迫症状的答疑

问题 1. 我已经有杂念多年了，严重影响我的生活。近期我按照森田疗法指导去运动，已经每天去运动、做有意义的事情了，已经运动半个月了，按理说精神能量一定会从死的恐惧转向生的欲望，那么原有的症状就应该会减轻，可是还是有杂念啊，是不是这意味着没有治疗效果呢？

答疑：干任何事情都是需要一个过程的。买一台 10 万元的汽车，每天付一千元，也要付 1 百天。所以即使你去按照医生的指导去做了，恢复到理想的状态也是需要一些时间的。另外是你对治愈的概念，如果你对治愈的概念是一点杂念都没有了，那这一点就不容易达到了。因为每一个正常人也不是一点杂念都没有的，有人会经常想升大官，明明是小老百姓，升大官根本不靠谱，可是这个念头出来了也没有办法控制；有的人总想发大财，明明是穷得叮当响，发什么大财呀？不是白日梦吗？有的人想取美女为妻，可是自己长得很难看，既没有钱，又没有势，娶什么娶呀？这不是杂念吗？可是有这些杂念的人，没有把这些杂念当回事，就不会影响自己。而你对你的杂念十分反感、排斥，欲除之而后快，越是这样，你就越是关注它，它对你的影响就越大。其实有时有一点杂念不能算是异常。有时我们会想金钱、美酒，想到国外玩玩，甚至想一些不靠谱的事，我们不去关注它，它就过去了，自己就不会受到影响。另外，我们去运动也好，做家务也好，是为了健身、过有意义的生活，也不仅仅是单纯为了消除杂念。如果是想着为了消除杂念而做这些事，那么等于还是在关注着症状，那么注意与感觉的精神交互作用还是无法被切断，效果就会受到影响。经过你进行有意义的行动，切断精神交互作用，真正的效果就会出现，使以往很在意并受其影响的症状，现在不被在意了，这样一来它也不影响你了，这就达到目的了。但这也需要一定时间的，坚持做下去，效果就会出现。对比较严重的杂念，一边进行有建设性意义的活动，一边按照医生指导服药，效果会快很多；而没有药物干预，只是单纯的改变行动，对于那些比较严重的杂念，可能需要的时间会比较长。

问题 2. 强迫思维在脑子里出现了怎么办?

答疑：强迫思维在脑子里出现了就围着它转，而不去干其他事情，那么它就很难得到解决，而越是讨厌它、排斥它，越是无法消除它，不管是围着它转还是拼命排斥它，都会使强迫思维越来越重，这也是强迫思维难以治愈的原因之一。所以如果想治好这个症状，就不能围着它转，思维归思维，行为归行为，想法归想法，做法归做法。强迫症患者应该可以辨别哪些是强迫思维的，既然可以辨别，那么一旦它出现了，最好的方法是不理它，接着去做此时此刻最应该去做的事情，比如脑子里要回想过去的事情，行动上安排去公园散步，去买菜、唱歌等，越是这样做，对强迫思维的改善越有利。

问题 3. 强迫动作的冲动出来以后怎么办?

答疑：想要去做强迫动作的想法或者冲动出现以后，就去实现，这就是强迫症。但是如果不去做，往往很难过，所以强迫症都是控制不住冲动，按照冲动去做了就可以缓解一下难过，就可以稍微舒服一下，可是做了以后又后悔，这样就永无止境。所以想要治好强迫动作，就需要付出一定代价，去努力做到"想归想，做归做"。想可以允许想，但是行动上把自己一天该做的事情计划好，不管有什么冲动出现，也按照这个计划去行动。症状严重者按照医生指导服药，这样可以减轻这种不去按照冲动去做事的痛苦。只要这样做了，即"想归想，做归做"，虽然开始有些困难，甚至有些痛苦，付出这点代价，继续按计划做下去，慢慢就可以改变目前的周而复始的强迫状态。因为关注的目标发生了改变，原有的精神交互作用就等于被切断，冲动所需的精神能量就会减少，冲动逐渐减弱，慢慢达到强迫症状改善的目的。这种改善可能不是一帆风顺，只要按照这个原则坚持下去，就会越来越好。

问题 4. 当强迫的冲动来时，难倒我要强迫自己别去做强迫动作吗?

答疑：你想治好强迫症状，好了以后就可以自由地生活，你很向往这一天。那当你从决心想治好强迫动作时开始，就要为治好而努力，在强迫动作（无意义的动作）和有意义的行动之间去选择，尽可能地去做有建设性意义的行动，如运动（打球、跑步、散步、游泳等）、写字、画画、唱歌、工作、交友等。当强迫冲动来时，这时不是强迫自己不去做强迫动作，而是再一次在强迫动作和上述这些有建设性意义的行动之间做一次选择。如果你真的是想要治好强迫动作，那你应该知道怎样选择，不管遇到什么困难、什么痛苦，这都是我们需要付出的代价。当然如果在治疗时配合适当的药物治疗，这样做的痛苦会减轻很多，治疗速度也会加快，那么痛苦就会减少，成功率也会提高。关键点就是两者选择时，不能为了缓解心里没有得到强迫动作后痛苦而总是原谅自己，不能总是从下一次开始治疗，这次满足最后一次，这样下去，效果会受到影响。

问题 5. 我是一个强迫症患者，医生对我的指导，我经常会忘记怎么办？

答疑：有些患者为了治好自己的强迫症状，不远百里、千里甚至万里来求医，交通费、住宿费、检查费等花了不少钱，排了很长时间的队，好不容易见到医生。按理说医生指导的每一句话应该非常珍贵，患者应该记得很清楚，可是过不了几天，医生讲的话就被忘记了，又不由自主地去选择做强迫动作、强迫思维了，强迫症状发生过后又自责，却还是按照以往的行为方式去行动。这往往是一种对治疗的抵抗，一方面想治好强迫症状，另一方面又想用强迫行为或强迫思维去缓解内心的冲动，这个时候，需要治好强迫症状的目标好像迷失了。所以在刚刚开始治疗的时候，为了防止治疗目标的迷失，在自己强迫症状最多的地方，比如自己的房间、家里的客厅等地方挂上"想要治愈强迫症状，就选择有意义的事去做"的标语，在自己的口袋里，放一块小标语牌，经常看一眼，提醒自己；周围家人要经常提醒，只要做得好，家属就要经常给予表扬，这样就会逐渐改变目前的状态。

问题 6. 我对"四"和"死"这些不吉利的字眼特别敏感，设法回避，有时又回避不了，怎么办？

答疑：其实不吉利的字也好，不吉利的事情也好，对其讨厌或者反感并没有什么不对。中国传统文化中就有喜欢吉利，在吉利的日子结婚、办大事等习俗，买手机号、汽车牌照挑吉利的号码。既然这是正常的事，就不需要特别关注这件事，过度关注往往会影响社会生活，如果影响了社会生活就需要干预。干预的重点，不是打压这些字的出现或者怎样去躲避这些字或词，不是不断地搜索是不是有不吉利的字或事情出现，而是设法多关注生活中其他更重要的事情，在安全的背景下围着更重要的事情去做，让生活更充实。生活中出现不吉利的事情是少数，那我们为什么不活在多数的这边呢。

问题 7. 我是一名会计，经常对自己数过的钱不放心，反反复复地数钱。数到途中，有人说话打扰了我，我怕数错，还是要重新数。现在有数钞机器了，我也总是比别人多数几遍。这是不是有强迫症？

答疑：会计工作确实马虎不得，你比较认真，生怕把钱数错了，这没有错。多数一两遍总比搞错了要好得多；就是点钞机数钱，多数一两次也没有什么不好，不一定是强迫症。只不过这样一来，工作效率可能降低，在比较忙的时候就要考虑工作效率了，所以就不能仅考虑正确性，不考虑工作效率了。

问题 8. 我有洁癖，过多地关注卫生问题，我的东西摆放一定要整整齐齐，别人碰了就生气，这是强迫症吗？

答疑：喜欢干净、整洁是一个好习惯。爱干净、整洁不一定是强迫症。但是什么事都不能过度，过度关注干净、整洁，每天把太多的时间都用在了这些方面，就可能忽视其他事情，比如因为一点干净不干净、整洁不整洁的事与家人、同事、朋友发生矛盾、争吵，人际关系出问题等，心情也不好。这样发展下去，也会比别人患强迫症的概率要高些。

问题 9. 森田疗法治疗强迫症还需要服药吗？

答疑：强迫症的治疗往往比较困难，森田疗法治疗也需要一定长的时间，时间太长不仅花钱较多，也会影响患者的治疗信心。服用抗抑郁药物可以减轻强迫症状，减轻负性情绪，所以一边服药一边心理治疗效果更好，可以大大加快起效的速度，缩短治疗时间。

问题 10. 道理我都懂，可还是控制不住地去胡思乱想怎么办？

答疑：很多强迫症患者为了治好病，不惜花时间去查各种治疗信息、方法，看书研究，网上查询，找知名专家咨询等，所以懂了很多关于强迫症治疗的知识。但是一定要知道，对于治疗强迫症，懂了点知识仅仅是万里长征的第一步，还远远不够，还要按照所学知识去行动、实践，而不是去控制想法。脑子里的想法不需要控制，想就想，但不能停下来什么也不干地去胡思乱想，而应该干什么就去干什么。如果胡思乱想十分严重，根本没有办法专心做事，那就走路、跑步、唱歌、正念、气功、太极拳等都可以。让自己的身体动起来，慢慢做下去，胡思乱想得不到关注和精神能量的支持，就会自动减少，并逐渐不被在意了。

问题 11. 医生指导我进行有建设性意义的生活活动，可是我因为有强迫症状，就是坚持不下去，该怎么办？

答疑：强迫症状如果越来越多，会影响正常生活、工作、学习、人际交往。去做建设性意义的活动，就是说去做对家庭、工作、学习、社会、人际交往等有益的事都属于有建设性意义的活动，而且坚持下去就会有益于强迫症状的治疗，加快强迫症状的改善。但是由于强迫症状严重，无法坚持做这些事情，那就根据自己的情况，先做一些力所能及的事，比如沙盘、正念等治疗活动。虽然这些治疗不属于森田疗法，但是在做这些活动的时候就已经脱离了围绕强迫症状的行动，脱离了对强迫症状的排斥行动，这样会有益于切断精神交互作用，有益于强迫症状的恢复。一旦强迫症状有了一点改善，已经可以坚持去参加有建设性意义的活动了，再去按照森田疗法理念去参加有建设性意义的活动即可。

问题 12. 在治疗强迫症的时候担心的事太多怎么办？

答疑：这时你问自己你的担心错了吗？担心有用吗？如果答案是"没有错，也没有用"，那就不去关注它，让他顺其自然，不去管它，你尽管去为所当为，该干什么就去干什么，而且是干有用的事情。也就是说，置强迫症状于不顾，而去选择干当前最有用的事。这是一个明智的选择，虽然不容易，却是走出强迫的捷径。此时不要去想干这个事会不会治好病，就是持之以恒、一天一天地做下去，当你感觉一心不能二用，你确实是一心一意地在做事了，那就离你摆脱强迫不远了。

第二节 关于恐惧症状的答疑

问题 1. 孩子睡觉总是不敢闭灯，怎么办？

答疑：孩子胆小可能是由于他过去哭闹时，家人总是用一些鬼神之类的话吓唬他，或者以前某一次天黑时受到惊吓所致。开灯睡觉是为了消除黑暗带来的内心恐惧，一段时间陪孩子睡是一种减缓恐惧的方法。在此期间，多带孩子进行体育训练，打球、游泳、跑步、打拳等，训练一段时间以后孩子会自然不在意睡觉关灯的事了。在此期间顺其自然，开灯睡就开灯睡，不开灯睡就不开灯。训练到已经不在意此事很长一段时间为止。

问题 2. 5 岁的孩子还是不敢一个人睡怎么办？

答疑：原来孩子一直和爸爸妈妈一起睡，突然要与父母分开，孩子有些不习惯也是正常的。所以孩子不愿意与父母分开睡也不要批评他，要慢慢做工作，讲清楚分开的好处，比如一个人睡，床比较宽，舒服多了，不再受到爸爸妈妈打呼噜的影响，不会再被父母翻身压到自己，不会再被父母早上起来把自己先吵醒等。而且先把一个房间定下来给孩子，让他觉得这是自己的房间，白天睡午觉时就在自己房间睡，慢慢就会接受一个人睡的事了。有的孩子一时不习惯，也不要着急，给他一个习惯的过程。

问题 3. 3 岁孩子总是不敢离开爸爸妈妈，如果爸爸妈妈都走了就哭得不停，怎么办？

答疑：这个不是异常现象，除了经常领孩子玩耍，父母不能时时刻刻地跟着他，而要给他自己玩耍的时间，也不要过于溺爱他。有些事父母不允许孩子做，要讲清道理，不能总是他想怎样就怎样；有必要经常鼓励孩子去做各项娱乐活动，孩子有自己的乐趣，每天过得很充实。爸爸妈妈上班时，教孩子跟爸爸妈妈说再见，说得好就表扬，即使孩子哭闹也哄一哄、亲一下就离开，慢慢孩子就会适应的。父母离开时，如果孩子一哭父母马上就妥协，像这样不断的强化，就很难改变这种状态了。

问题 4. 开会总是想坐在后面，害怕坐前排，怎么办？

答疑：这个不影响什么事，那就最好顺其自然，开会时愿意坐哪里就坐哪里，毕竟开会坐在哪里都是正常的，没有特别规定哪里好哪里不好。如果这个事使你烦恼，为了躲避恐惧才在开会时特意坐后面，见到别人总是特意低头不打招呼，或者特意避开别人视线，那就算一个问题，需要应对。应对方法就是：开会时需要不需要坐在前排，觉得见到熟人时需要不需要打招呼，与人对话时需要不需要看着对方，如果是需要，那就不管坐在前排、打招呼、看着对方时心里难过不难过，该怎么做就怎么做，时间长了慢慢就会适应；而如果不管需要不需要一直躲避，那么就不能改变这种状态。

问题 5. 我总是怕脸红怎么办？

答疑：人在一些特殊的情况下会出现脸红，比如激动、过度紧张、感到尴尬时等，这是正常现象、正常状态，所以大部分人并不在意这种现象。但是一部分人特别在意或者反感这种现象，于是就特别关注脸红的事，认为脸红不好，没出息，越是关注脸红，往往脸红会越逐渐加重。所以脸红时怎么办？最好的办法是脸红就红，这是正常现象，不要去管它，这个时候该干什么干什么，多次以后往往就不会在意了。如果是比较严重的情况，可以看心理科，请医生开药，一边服药，一边按照上述方法去做，这样疗效较快。

问题 6. 我害怕考试怎么办？

答疑：害怕考试可能是由于对考试没有准备好，考试时心里没有底，或者是对自己要求太高，每次考试成绩总是达不到自己的理想要求。应对害怕考试，一方面考试前要做好充分准备，另一方面不要把自己的目标定的太高。考试时大家都会产生不同程度的紧张，不要把紧张当成敌人，越是排斥紧张，紧张就越会加重，产生不愉快的感觉，下次就更讨厌考试了。考试时紧张就紧张，这是应该的，这是你重视考试的表现，所以不必在意。一边深呼吸一边考试，然后该怎么回答就怎么回答，就可以了。

问题 7. 我每次到狭小的空间就紧张、恐惧，心慌得不得了，就不敢去这些地方了，这可怎么办？

答疑：你首先要认识到不是狭小的空间有问题，而是你自己有问题。也许第一次你在类似狭小的地方出现了紧张或者不舒服的反应，于是你就越来越不喜欢去这些地方，越是这样你就有可能越对这些地方比较反感，不愿意去，甚至是害怕去这些地方，害怕在狭小的地方出现紧张、恐惧、心慌。越是这样就越是不敢去这些地方，躲避这些地方，在这些地方就容易恐惧。这种情况下也不能逼自己去这些地方，但是也不能就是躲避，因为越躲就越不敢去这些地方。既然自己胆子这样小，而使胆子大起来的药物还没有，那从现在起开始锻炼身体，使身体强壮起来，身体越来越强大了，胆子才会大起来，以后就不那么轻易地紧张恐惧了。另外，到哪里去不是首先看这个地方是狭小还是不狭小，而是看到那个地方是要干什么，然后该干什么就干什么，即使是有些紧张了、恐惧了、心慌了，不是等不紧张、不心慌、不恐惧了才去做事，而是即使紧张了、恐惧了、心慌了，但是该干什么就干什么，次数多了也就习以为常了。

问题 8. 我原来特别害怕到狭小空间，一到这些地方就心慌、胸闷，现在经过治疗已经好多了，敢去这些地方了，但是不敢呆时间长，时间一长就又怕起来了，甚至又会发生以前的那样心慌胸闷发作，应该怎么办？

答：在狭小的地方会有心慌、胸闷发作，不一定就是因为你去的空间狭小而导致，而可能是你对此空间产生恐惧感所致，现在你已经好些了，真是太好了。但是你现在又开始关注所在空间的时间长短，把在这些地方产生的不适感觉归结于时间长了有关，这个不能一概而论。也许是空间小，人多，还有人吸烟，会产生不好的感觉，但是同样是一个地方，为什么别人没有事，而你却会诱发心慌、胸闷发作呢？还是你对此空间过分关注，产生恐惧感，经过精神交互作用，也就容易诱发心慌、胸闷发作，在这个过程中精神交互作用是关键，就是说你越关注这个空间和在这地方所待的时间长短与自己身体的感觉之间的联系，就越容易诱发你原有的症状，即越容易心慌、胸闷发作。每个人每天都有很多事情要去做，什么事应该到什么地方办，因事而定，不是因大小、长短空间而定，不去关注所去地方的大小，待的时间长短，而是关注要办什么事，怎么办事就可以了。即使注意到了你所待的地方大小和你待在那里的时间长短，也不去在意它，就不会引起精神交互作用。所以你要想解决你所说的问题，就不要去关注你在什么地方和待的时间长短，而是关注自己在干什么，怎么干好事情就可以了，这样对你才更有利。

问题 9. 我特别怕看到死人，甚至是看电视时遇到死人的场面，我都受不了，马上闭上眼睛，这可怎么办？

答疑：应该说大多数人都是不喜欢看到死人的。如果不小心看到了，或者不得不看的情况下看到了死人，或者是我们看到了我们的亲朋好友去世，即使心里不好受，即使有些恐惧，但该怎么面对就怎么面对就可以了。电视上看到了死人的场面有不愉快的感觉或者痛苦的感觉，留了泪或者心里有些沉重、低下了头，也不一定是不正常。但是每次电视上看到死人都吓得马上就需要逃避，这可能有些过分，你越是这样就越是胆小恐惧。虽然现在还没有影响社会功能，但是胆子小到这个程度，将来可能会影响社会功能。需要经常锻炼身体，强壮体格，这样坚持一段时间，使身体越来越健壮；身体健壮，胆子就会大些，会使这种情况有所改善。

问题 10. 我经常害怕在别人面前出丑，害怕被狗咬，害怕打雷，有什么方法使我什么都不怕就好了。

答疑：其实你害怕在别人面前出丑完全是正常的现象，难道别人就不怕出丑了吗？有的人出了丑也看起来没有害怕，不是不害怕，是没在意。如果在意，就可能害怕出丑。你害怕被狗咬，难倒别人就不怕被狗咬吗？你害怕打雷，别人就很喜欢听到打雷声吗？所以你一定要注意，不要把正常的现象当做不正常。一旦把正常的事情当做不正常，就很可能会高度关注这些事情，导致自己越来越不正常了。人有7情（喜、怒、忧、思、悲、恐、惊），缺一不可，如果人遇到该恐惧的事没有了恐惧感，在人面前做了错事、傻事还不知道纠正、不知道羞耻，被狗咬了还不知道事情有多么严重，也不着急打狂犬疫苗，打雷了还不知道躲避，不就变成傻子了吗？所以对以上害怕的事尽管害怕，关键是害怕的时候知道应该怎么处理和应对，应对的恰当就可以了。

问题 11. 我是一个男生，害怕别人说自己色，不敢看女生，是有病吗？

答疑：男生对女生有好感，有时情不自禁地多看几眼，甚至心里感叹"太美了"，这也是正常的。别人评价你色还是不色，不是凭你看了女生几眼，感叹没感叹，而是凭你每天都做了什么，比如你根本没有色眯眯地看女生，而是今天约这个女生吃饭、开房，而明天又勾引另一个女生，这才是色呢。所以害怕就害怕，对自己所爱的女孩以外没有过分的行动，就可以心安理得，没有必要去管别人说什么。

问题 12. 我不敢去火葬场，该怎么办？

答疑：如果由于你恐惧火葬场，不管遇到谁的葬礼都躲着不去参加，即使这样躲避也治不好你的葬礼恐惧，反而使你彻底失去了这个功能，即人家可以去的地方，自己没有办法去。谁都知道火葬场是什么地方，也许可以说没有人喜欢去这个地方。可是如果需要去了，因为去世的人是我们的亲密好友，至亲的亲人，无论从情还是从理都必须要去送一送，那么即使害怕，也仍然要去，其结果虽然很不舒服，很恐惧，甚至战战兢兢，但是坚持下来了，也就过去了。这样的事情遇到次数多了，也就慢慢习惯了，你的问题也就解决了。

问题 13. 恐惧症的治疗一定要服药吗？

答疑：如果只是经过心理医生的指导就可以改善以往的恐惧症状，那不服药不是更好吗？所以往往比较轻的恐惧症患者，也许经过心理指导以后就可以改善。而多数恐惧症患者不到一定程度是不会去医院求治的，一旦到了不治疗不行的程度时，往往心理治疗也需要很长时间，而时间太长，就会很难过，同时容易失去治疗信心，所以一边服药一边心理治疗往往效果更快、更好。

问题 14. 我不敢到人多的地方怎么办？

答疑：不敢去人多的地方一定有你的理由，比如说去人多地方会紧张等，这可以理解。但是如果不敢去就不去了，那么就会逐渐丧失去人多的地方的能力，就越来越不敢去人多的地方。想要解决这个问题，对于这件事的态度是"害怕就害怕，紧张就紧张，不敢就不敢"，但是要问自己该不该去人多的地方。如果是该去的，那还是要去，要把事情办了，这样做的次数多了就习惯了，原有的恐惧感也会随之消失。

问题 15. 我总是特怕别人瞧不起自己，怕笑话自己怎么办？

答疑：你不怕别人瞧不起自己、笑话自己没有错，你怕别人瞧不起自己、笑话自己也是对的，既然是对的事情就不需要关注它。关键是你怕别人瞧不起自己、笑话自己时，你应该怎么办？这是最主要的。有的人怕了以后就尽量地躲避，但是这样一来就更是让人瞧不起你、笑话你，有了瞧不起和笑话你的具体素材。所以越是觉得别人瞧不起自己、笑话自己，就越是要不断提高自己的各种能力，一旦你的能力事实上大大超过了以前笑话你、瞧不起你的人，大多数以前瞧不起、笑话你的人也会改变的；如果你越是有能力，别人越是瞧不起你、笑话你，那这样的人也不值得去关注和理会。

参 考 文 献

[1] 北西憲二，藍沢鎮雄，丸山晋，等．森田神経質基準をめぐって．日本森田療法学会雑誌，1995，6（1）：15-24.

[2] 李江波，黄挙坤，中村敬，等．森田療法と他の精神療法との共通面に関する検討．日本森田療法学会雑誌，2000，11（2）：315-319.

[3] 李江波，刘培培，戎伟，等．中文版神经症被束缚自评量表信度、效度．中国健康心理学杂志，2016，24（6）：897-900.

[4] 李江波．森田心理疗法解析．北京：北京大学医学出版社，2019.

[5] 戎伟，何思忠，李江波，等．恐怖性不安障害、強迫性障害のとらわれの精神病理に関する研究（その3）．研究助成報告集，2014，25：125-130.

[6] 李江波，黄挙坤，久保田幹子，等．神経症とらわれ自己評価スケールの有用性に関する研究．日本森田療法学会誌，2003，14（2）：167-176.

[7] 国家卫生健康委员会．国家卫生健康委关于印发国际疾病分类第十一次修订本（ICD-11）中文版的通知：国卫医发（2018）52号．北京：国家卫生健康委员会，2018：12.

[8] 健康中国行动推进委员会．健康中国行动（2019—2030）：总体要求、重大行动及主要指标．中国循环杂志，2019，34（9）：846-858.

[9] 李江波、王跃生，李树中，等．SSTN による神経症性障害 TORAWARE の精神病理に関する．研究研究助成報告集，2008，20：63-66.

[10] 中村敬．不安障害，東京：星和書店．2007：195-219.

[11] 李江波．强迫性障碍病例以及病例分析 // 崔玉华．强迫性障碍．北京：北京大学医学出版社，2016：160-166.

[12] 李江波．强迫性障碍的心理及社会因素 // 崔玉华．强迫性障碍．北京：北京大学医学出版社，2016：35-48.

[13] Huang Y，Wang Y，Wang H，et al. Prevalence of mental disorders in China：a cross-sectional epidemiological study. Lancet Psychiatry，2019，6（3）：211-224.

后　记

　　这些年来，作者作为武汉大学精神医学硕士研究生导师和武汉大学人民医院王高华教授共同指导研究生桂瑰、魏艳艳、吴胜娟、张楠、王芸，作为皖南医学院应用心理学硕士研究生导师指导研究生汪西莹并在国内核心期刊发表了多篇基础研究和与森田疗法相关的临床研究论文，指导武汉大学精神医学硕士研究生王芸在 *Front in Psychiatry* 杂志发表了一篇关于森田疗法相关的研究论文，2019 年笔者在北京大学医学出版社出版了《森田心理疗法解析》一书；通过这些年来的努力，对一些强迫症、恐惧症诊疗中的实际问题不断深入思考、反复探索，研究成果和实践经验的不断积累，最终完成本书的这些内容。希望把本书献给需要学习、了解强迫症、恐惧症实用森田疗法技术的专家学者、医生、教师、心理咨询师、心理治疗师、医学生、心理学学生以及需要心理治疗的患者和需要了解这方面知识的患者家属，希望能促进更多的人了解和掌握森田疗法治疗强迫症、恐惧症的关键方法，希望对促进强迫症和恐惧症患者恢复心理健康做出微薄的贡献。本书中若有不当之处，敬请读者批评指正。

李江波

致　　谢

　　向在本书出版过程中提出许多宝贵意见的北京大学医学出版社药蓉编审和袁帅军编辑等负责审稿、校对的老师们表示衷心的感谢。对多年来培养、教育、帮助过我的齐齐哈尔市第二机床厂中小学和齐齐哈尔医学院各位老师以及齐齐哈尔市第一神经精神病医院原院长殷祖成主任医生、原院长陈宝颂主任医生，日本东京慈惠会医科大学的中村敬教授、中山和彦教授、牛岛定信教授，日本鹿儿岛大学的乾明夫教授、浅川明弘教授，中国心理卫生协会森田疗法应用专业委员会名誉主任委员路英智教授，北京大学崔玉华教授，上海交通大学王祖承教授，空军军医大学施旺红教授，上海交通大学张海音教授，华东师范大学附属芜湖医院原院长孙礼侠教授、何思忠教授，四川省精神医学中心周波教授，简阳市人民医院的刘益民书记、陶飞院长，表示衷心感谢！

李江波